国家卫生健康委员会"十四五"规划教材

全国高等中医药教育教材

供中医学、针灸推拿学、中西医临床医学等专业用

循证医学

第3版

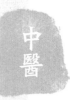

主　编　李国春

副主编　张俊华　郑景辉　季聪华

主　审　刘建平

人民卫生出版社

·北京·

图书在版编目（CIP）数据

循证医学 / 李国春主编 . —3 版 . —北京：人民
卫生出版社，2024.5
　ISBN 978-7-117-36268-9

　I.①循… 　Ⅱ.①李… 　Ⅲ.①循证医学－教材 　Ⅳ.
①R499

中国国家版本馆 CIP 数据核字（2024）第 087691 号

人卫智网	www.ipmph.com	医学教育、学术、考试、健康，购书智慧智能综合服务平台
人卫官网	www.pmph.com	人卫官方资讯发布平台

循 证 医 学
Xunzheng Yixue
第 3 版

主　　编：李国春
出版发行：人民卫生出版社（中继线 010-59780011）
地　　址：北京市朝阳区潘家园南里 19 号
邮　　编：100021
E - mail：pmph @ pmph.com
购书热线：010-59787592　010-59787584　010-65264830
印　　刷：北京市艺辉印刷有限公司
经　　销：新华书店
开　　本：850×1168　1/16　印张：16
字　　数：419 千字
版　　次：2012 年 5 月第 1 版　　2024 年 5 月第 3 版
印　　次：2024 年 6 月第 1 次印刷
标准书号：ISBN 978-7-117-36268-9
定　　价：62.00 元

打击盗版举报电话：010-59787491　E-mail：WQ @ pmph.com
质量问题联系电话：010-59787234　E-mail：zhiliang @ pmph.com
数字融合服务电话：4001118166　E-mail：zengzhi @ pmph.com

◇◇◇ 修 订 说 明 ◇◇◇

为了更好地贯彻落实党的二十大精神和《"十四五"中医药发展规划》《中医药振兴发展重大工程实施方案》及《教育部 国家卫生健康委 国家中医药管理局关于深化医教协同进一步推动中医药教育改革与高质量发展的实施意见》的要求，做好第四轮全国高等中医药教育教材建设工作，人民卫生出版社在教育部、国家卫生健康委员会、国家中医药管理局的领导下，在上一轮教材建设的基础上，组织和规划了全国高等中医药教育本科国家卫生健康委员会"十四五"规划教材的编写和修订工作。

党的二十大报告指出："加强教材建设和管理""加快建设高质量教育体系"。为做好新一轮教材的出版工作，人民卫生出版社在教育部高等学校中医学类专业教学指导委员会、中药学类专业教学指导委员会、中西医结合类专业教学指导委员会和第三届全国高等中医药教育教材建设指导委员会的大力支持下，先后成立了第四届全国高等中医药教育教材建设指导委员会和相应的教材评审委员会，以指导和组织教材的遴选、评审和修订工作，确保教材编写质量。

根据"十四五"期间高等中医药教育教学改革和高等中医药人才培养目标，在上述工作的基础上，人民卫生出版社规划、确定了中医学、针灸推拿学、中医骨伤科学、中药学、中西医临床医学、护理学、康复治疗学7个专业155种规划教材。教材主编、副主编和编委的遴选按照公开、公平、公正的原则进行。在全国60余所高等院校4 500余位专家和学者申报的基础上，3 000余位申报者经教材建设指导委员会、教材评审委员会审定批准，被聘任为主编、副主编、编委。

本套教材的主要特色如下：

1. **立德树人，思政教育** 教材以习近平新时代中国特色社会主义思想为引领，坚守"为党育人、为国育才"的初心和使命，坚持以文化人，以文载道，以德育人，以德为先。将立德树人深化到各学科、各领域，加强学生理想信念教育，厚植爱国主义情怀，把社会主义核心价值观融入教育教学全过程。根据不同专业人才培养特点和专业能力素质要求，科学合理地设计思政教育内容。教材中有机融入中医药文化元素和思想政治教育元素，形成专业课教学与思政理论教育、课程思政与专业思政紧密结合的教材建设格局。

2. **准确定位，联系实际** 教材的深度和广度符合各专业教学大纲的要求和特定学制、特定对象、特定层次的培养目标，紧扣教学活动和知识结构。以解决目前各院校教材使用中的突出问题为出发点和落脚点，对人才培养体系、课程体系、教材体系进行充分调研和论证，使之更加符合教改实际、适应中医药人才培养要求和社会需求。

3. **夯实基础，整体优化** 以科学严谨的治学态度，对教材体系进行科学设计、整体优化，体现中医药基本理论、基本知识、基本思维、基本技能；教材编写综合考虑学科的分化、交叉，既充分体现不同学科自身特点，又注意各学科之间有机衔接；确保理论体系完善，知识点结合完备，内容精练、完整，概念准确，切合教学实际。

4. **注重衔接，合理区分** 严格界定本科教材与职业教育教材、研究生教材、毕业后教育教材的知识范畴，认真总结、详细讨论现阶段中医药本科各课程的知识和理论框架，使其在教材中得以凸

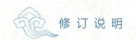

显,既要相互联系,又要在编写思路、框架设计、内容取舍等方面有一定的区分度。

5. 体现传承,突出特色 本套教材是培养复合型、创新型中医药人才的重要工具,是中医药文明传承的重要载体。传统的中医药文化是国家软实力的重要体现。因此,教材必须遵循中医药传承发展规律,既要反映原汁原味的中医药知识,培养学生的中医思维,又要使学生中西医学融会贯通;既要传承经典,又要创新发挥,体现新版教材"传承精华、守正创新"的特点。

6. 与时俱进,纸数融合 本套教材新增中医抗疫知识,培养学生的探索精神、创新精神,强化中医药防疫人才培养。同时,教材编写充分体现与时代融合、与现代科技融合、与现代医学融合的特色和理念,将移动互联、网络增值、慕课、翻转课堂等新的教学理念和教学技术、学习方式融入教材建设之中。书中设有随文二维码,通过扫码,学生可对教材的数字增值服务内容进行自主学习。

7. 创新形式,提高效用 教材在形式上仍将传承上版模块化编写的设计思路,图文并茂、版式精美;内容方面注重提高效用,同时应用问题导入、案例教学、探究教学等教材编写理念,以提高学生的学习兴趣和学习效果。

8. 突出实用,注重技能 增设技能教材、实验实训内容及相关栏目,适当增加实践教学学时数,增强学生综合运用所学知识的能力和动手能力,体现医学生早临床、多临床、反复临床的特点,使学生好学、临床好用、教师好教。

9. 立足精品,树立标准 始终坚持具有中国特色的教材建设机制和模式,编委会精心编写,出版社精心审校,全程全员坚持质量控制体系,把打造精品教材作为崇高的历史使命,严把各个环节质量关,力保教材的精品属性,使精品和金课互相促进,通过教材建设推动和深化高等中医药教育教学改革,力争打造国内外高等中医药教育标准化教材。

10. 三点兼顾,有机结合 以基本知识点作为主体内容,适度增加新进展、新技术、新方法,并与相关部门制定的职业技能鉴定规范和国家执业医师(药师)资格考试有效衔接,使知识点、创新点、执业点三点结合;紧密联系临床和科研实际情况,避免理论与实践脱节、教学与临床脱节。

本轮教材的修订编写,教育部、国家卫生健康委员会、国家中医药管理局有关领导和教育部高等学校中医学类专业教学指导委员会、中药学类专业教学指导委员会、中西医结合类专业教学指导委员会等相关专家给予了大力支持和指导,得到了全国各医药卫生院校和部分医院、科研机构领导、专家和教师的积极支持和参与,在此,对有关单位和个人表示衷心的感谢!为了保持教材内容的先进性,在本版教材使用过程中,我们力争做到教材纸质版内容不断勘误,数字内容与时俱进,实时更新。希望各院校在教学使用中,以及在探索课程体系、课程标准和教材建设与改革的进程中,及时提出宝贵意见或建议,以便不断修订和完善,为下一轮教材的修订工作奠定坚实的基础。

人民卫生出版社

2023 年 3 月

前　言

循证医学（evidence-based medicine）兴起于 20 世纪 90 年代，尽管是一个年轻的学科，但对医学实践和教育产生了深刻而深远的影响。循证医学引发了临床实践的"范式转移"，21 世纪临床医学已经迈向了循证医学时代。循证医学的核心思想是对患者照料和尊重，倡导运用正确的临床思维，理解和善于应用证据诊治患者，避免伤害。它助力医务工作者在日常诊疗病人的过程中认真履责，培养医师五种必备的能力，即构建问题、收集证据、评价证据、应用最佳证据和进行"医患共决策"的临床实践，从而有效地提高医生的诊疗水平，堪称科学求证和人文精神在医学实践中结合的典范。

循证医学促使医生不需依赖记忆、猜测或各种经验来行医，不再困惑于难以评估的新疗法，不必迷信过时的权威，确保医生以患者为中心，让医生们掌握最强大的医学资源用于最佳决策。应用循证医学尤其有助于实现如何从有限的医疗资源中获得最大的健康效应的目标，从而促进医疗卫生服务的高质量和高效率发展。《"健康中国 2030"规划纲要》的发布，明确了我国下一阶段推进健康中国建设的战略目标，其指导思想要求遵循健康优先、改革创新、科学发展和公平公正的原则。循证医学将会助力这一宏伟目标的实现，促进医疗实践服务优质发展和科学高效地应用当前最新研究成果。

为了推进健康中国建设，加强医学人才培养，提高医疗卫生服务水平，我国相关部门先后印发了《国务院办公厅关于深化医教协同进一步推进医学教育改革与发展的意见》《国务院办公厅关于加快医学教育创新发展的指导意见》和《"十四五"中医药发展规划》，文件中特别提出了切实提升医学生解决临床实际问题的能力，鼓励探索开展基于器官/系统的整合式教学和基于问题的小组讨论式教学，推进信息技术与医学教育融合，开展中医药循证医学评价研究。循证医学理论与方法完全契合这一人才培养目标，将会极大地促进高质量医学人才成长。

本次教材修订坚持"四个回归"，强调以人为本、回归初心和融合时代精神，服务于中医药"传承精华，守正创新"之需要。我们在修订过程中，试图准确把握循证医学的精神实质和中医药实践前沿，实现循证医学精品教材的本土化和超越。本次重点修订内容突出课程思政元素、强化隐性教育，调整章节结构使布局更加严密合理，精选了中医药领域杰出成就案例，融合了学科新的进展和加强了学生自主学习内容。本版教材谋篇布局立足于本科生的实际，紧紧围绕"查证"与"用证"展开。主要内容包括三个部分，绪论、上篇和下篇。绪论着重介绍循证医学产生的历史脉络和基本概念；上篇为证据查找与评价（第 1~10 章），重在"讲清"循证医学原理与方法，也是循证实践必备的基础知识；下篇为临床用证与实践（第 11~17 章），采用案例剖析"讲实"循证临床实践的流程，解决临床实践中医务人员需要面对的病因、诊断、治疗、预后和伤害等几类常见问题。

本教材不仅适用于全国高等中医药院校中医学、针灸推拿学、中西医临床医学等专业本科生，也可作为西医院校临床医学专业本科生的参考用书。本教材也可以作为从事中医药、中西医结合的临床医师、研究人员和科研管理人员的培训教材和科研参考书。

本次教材修订得到了南京中医药大学、北京中医药大学和江苏省中西医结合医院等单位的大力

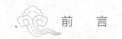

支持。孙瑾、高行素和宋博文三位老师为定稿会的顺利召开付出了辛苦工作,沈澍农教授、周学平教授、卫茂玲老师、高行素老师也协助了相关章节的审稿和文字校对工作,第2版教材编写的老师也为此版教材修订做出重要贡献,编者在此一并表示感谢!

　　限于编者的水平,疏漏在所难免,欢迎读者批评指正。

编者

2023 年 4 月

目　录

上篇　证据查找与评价

下篇　临床用证与实践

绪论

> **学习目标**
>
> 1. 通过学习循证医学产生的原因和历史背景,掌握循证医学的基本概念、原理和方法;
> 2. 熟悉循证医学的方法、内容和循证中医药学;
> 3. 了解循证医学与临床流行病学、计算机信息技术等相关学科的关系。

循证医学(evidence-based medicine,EBM)是近 30 年迅速发展起来的一个医学分支学科,尽管诞生的时间不长,但对医学实践和教育影响深远。在当代计算机和信息技术突飞猛进的助力下,它正悄然改变着传统的医学实践和教学模式,可谓是医学发展史上的"范式转移(paradigm shift)",使沿袭千年的基于经验的医学模式向着以最佳证据为基础,综合考虑临床经验和患者价值观及偏好的更为科学合理的决策模式转变,从而极大地促进了医疗卫生实践质量和应用效率的提高。循证医学自产生之日起就深刻影响着中医药,其原理与方法被借鉴、吸收和创新发展,极大地促进了中医药的发掘和创新,助力中医药现代化和国际化。

第一节　循证医学的产生与演变

一、循证医学的产生

(一)循证医学产生的根本原因

恩格斯曾经指出:"经济上的需要曾经是,而且愈来愈是对自然界认识进展的主要动力。"从本质上讲,循证医学之所以产生,是源于人们对医疗卫生服务质量和效率提高的不懈追求,医疗卫生系统应该建立在有效的防治措施基础之上,才能充分发挥疾病防治的真正作用。人类对医疗卫生服务高质量的追求是医学发展的根本目的,这关乎人类的健康与生死,在保证质量的前提下提高医疗卫生服务的效率是应对卫生资源有限性的最佳选择。

19 世纪的法国医生皮埃尔·路易斯(Pierre Charles Alexandre Louis,1787—1872)和后来者阿奇·科克伦(Archie Cochrane,1909—1988)的卓越远见,揭示了循证医学产生的动因。路易斯被誉为临床流行病学(clinical epidemiology)之父,他率先运用单纯的观察法和统计分析研究肺结核、伤寒和肺炎等疾病,将"数值计算法"应用于临床医学研究,开创了临床流行病学的先河。路易斯对医学最著名和最有影响力的工作是评估最古老的治疗方法——

放血疗法的疗效。他用"数值计算法"得出了放血疗法对肺炎治疗无效的结论。这是医学史上的一个重要转折点，它极大地动摇了医学界对放血疗法的信心，敲响了放血疗法的丧钟。此结论被后续研究的证据所证实，致使放血疗法退出历史舞台。路易斯在送给他的学生亨利·鲍迪奇（Henry I. Bowditch）照片上的题字表达了他的科学精神和对真理的不懈追求，"世界上比洞察力更为罕见的精神，就是对真理的追求，这种精神不允许我们停止一切仅仅只是有可能实现的科学工作，它迫使我们继续研究，直到我们获得研究的证据"。正是这种敢于质疑和进取的精神促进了医学干预效果真假的甄别和迭代优化，预示着医疗卫生服务质量和效率的提高。20 世纪 70 年代，英国的内科医生和临床流行病学家科克伦，发表了著名的《疗效与效益：医疗保健中的随机对照试验》一书，由此奠定了循证医学的基础。他明确提出："由于资源终将有限，应该使用已被恰当证明有明显效果的医疗保健措施。"由于当时随机对照试验已被用来评估治疗措施的效果，特别强调随机对照试验应该优先用于指导临床实践，因为它们更为可靠。科克伦为 20 世纪末兴起的循证医学浪潮作了开创性的工作。

知识链接

皮埃尔·路易斯与放血疗法

皮埃尔·路易斯是 19 世纪法国的一名临床医生和病理学家，但他更为人铭记的身份却是一位著名的临床流行病学开拓者。放血疗法最早可追溯到 2 300 多年前的希波克拉底时期，到公元 2 世纪时，罗马名医克劳迪亚斯·盖伦（Claudius Galenus）继承了希波克拉底的衣钵，认为血液是人体最重要的体液，只要切开静脉放血就能包治百病。一直到 16 世纪，放血疗法都被奉为圭臬，成为当时世界上许多疾病的主流治疗方法。19 世纪，法国医师弗朗索瓦-约瑟夫-维克多·布鲁塞（Franois-Joseph-Victor Broussais）提出了一个有影响力的理论，发热是器官发炎的结果，放血是治疗任何发热的有效方法。路易斯质疑了布鲁塞的理论，以其一贯的缜密和谨慎态度，通过数据获得有关放血在肺炎中自然效应的确凿证据。他得出放血对肺炎的治疗无效的结论。这一论断被后续研究所证实，致使该无效的疗法退出历史舞台。

医学的发展道路，是不断推翻和修补的过程。路易斯医生敢于质疑，利用严谨的数据挑战权威，使放血疗法在对先贤的盲目崇拜中消亡。人类每一次最具有革命意义的进步，都是依靠科学家深邃的思考和严谨的逻辑推理。

（二）循证医学产生条件

循证医学之所以在 20 世纪末期诞生，还得益于两个重要学科的突破性发展和成熟，一个是临床流行病学，另一个是计算机和信息技术。临床流行病学学科作为流行病学的一个分支学科，促进了临床科学研究方法成熟。

临床流行病学将流行病学的原理和方法应用于临床医学研究，解决有关疾病病因、危险因素、筛查、诊断、治疗、预后、康复和前期预防等临床问题。临床流行病学的核心思想是设计（design）、测量（measurement）与评价（evaluation），简称 DME，是临床研究的科研方法学，采用 DME 方法研究所得的结果是循证医学可靠的证据来源。图 0-1 显示了从流行病学到临床流行病学，直至循证医学的发展轨迹。

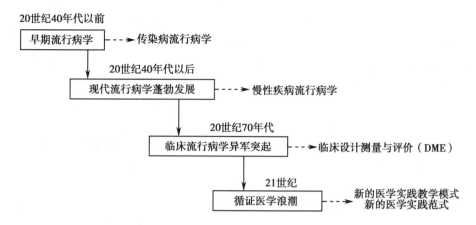

图 0-1 流行病学、DME 与循证医学的关系

20 世纪 40 年代以前的早期流行病学因解决传染病的病因和防控问题而产生,称为传染病流行病学,这一时期奠定了流行病学的方法学基础;20 世纪 40 年代以后,则以解决慢性疾病病因和防治难题的现代流行病学蓬勃发展为标志,其中知名研究为"英国医生研究"、美国"弗明汉心脏研究"和"链霉素随机对照试验"。

"英国医生研究"科学地论证了吸烟是引起人类肺癌的主要因素,"弗明汉心脏研究"首次科学严谨地揭示了高血压、高脂血症、吸烟、男性性别、高龄和糖尿病等是导致心脏病发生的主要危险因素。1948 年英国内科医生 Geoffrey Marshall 等在英国医学会会刊上发表了应用链霉素治疗肺结核的随机对照临床试验,这是人类历史上第一个临床随机对照试验,肯定了链霉素治疗肺结核的疗效,随机化分组方法的引入保证了组间可比和可以人为控制混杂,而盲法的应用减少了实施偏倚,从而从根本上改进了临床研究质量,解决了几百年来困扰临床研究中的偏倚和混杂问题。统计学家 Austin Bradford Hill 参与了这一临床研究设计,他对临床试验起到了科学的引领作用。

20 世纪 70~80 年代现代流行病学趋于成熟,其研究方法彻底突破了早期传染病流行病学的藩篱,转向慢性疾病的病因和防治研究,分析手段更为先进,相对危险度(RR)、比值比(OR)等影响深远的测量指标被提出,从而学科建立了从观察性研究到人群实验研究的系统方法。诸多学者对人群研究中的混杂和偏倚进行了深刻的揭示和阐发,如 1979 年 David Sackett 发文总结了分析性研究中可能发生的 35 种偏倚,Miettinen 给出了偏倚的分类:混杂偏倚、选择偏倚和信息偏倚三大类,其间其他研究者建立和完善了控制偏倚的分层分析法和 Logistic 回归模型。

现代流行病学方法的发展成熟孕育和滋养了 20 世纪 70 年代后的临床流行病学,由于预防医学和临床医学学科间相互交叉渗透,促进了临床流行病学迅速发展。实际上早在 1938 年,美国耶鲁大学的 John Paul 发现流行病学的理论和方法对临床研究很有帮助,就创造性地提出了"临床流行病学"的构想,但是其高速发展则是 20 世纪 70 年代以后。一方面,流行病学家们在研究疾病的病因、预防和自然史等过程中发现利用临床医学的重要性;另一方面则是临床医学面对慢性疾病病因研究和防治的复杂性,临床医学家们渐渐发现单从基于个体水平的生物医学角度出发,对临床上的许多问题无法给出满意的回答,迫切需要从群体角度出发,从宏观方面来研究临床医学。流行病学与临床医学的交叉渗透,导致现代临床流行病学的形成,Feinstein AR 和 Sackett DL 等人为之做出了重要贡献。1982 年国际临床流行病学网络(international clinical epidemiology network,INCLEN)成立,1989 年中国临床流行病学网(China clinical epidemiology network,ChinaCLEN)相继成立。临床流行病学的异军突起,为全球临床医学研究做出了杰出贡献,大大提高临床医学研究水平,其临床设计、测量与评价方法被国际上公认为最佳的临床科学方法学。正由于其方法的发展和应用,促进了临床医学研究,也使传统经验和基础医学研究成果不断向临床应用转化。临床随机对照试验被认可和广泛开展,为临床疗效真假的甄别提供了科学方法,从而产生了大量有科学价值的最佳研究成果。自1948年第一个临床随机对照试验发表以来,这类文献越积越多,为循证医学产生最佳证据用于指导临床实践提供了有证可循的前提条件。例如,科克伦及其同事于1974年起对产科领域的临床对照试验进行系统收集,并建立了产科专业临床试验数据库,至1985年已收录3 500个临床对照试验报告,这就为后续600篇系统综述提供了丰富的原始资源。

随着医学研究与医学文献激增,使得医学应用面临另一个难题,即如何全面高效获取这些文献用于综合分析,并应用于临床实践中。20世纪90年代中期,计算机网络技术的诞生,有效地实现将网络上各种分散的资源融合成有机的整体,进而实现资源的共享和有机协作,从而为人们获取医学信息提供更为便捷的途径,因特网(Internet)成为20世纪发展极为快速和应用广泛的科技成果之一。计算机和网络信息技术的突飞猛进发展,为信息的获取提供了检索速度快、检索范围广、检索入口多、内容新颖、功能强大和用户使用方便等独特的优势,为实践循证医学解决了文献全面获取和及时更新的难题。加之,形式多样的循证医学证据资源库和越来越智能化的证据查寻平台的出现,致使临床医生能快速获取全世界最新最好证据,缩短了从证据到实践的时间差,使临床的循证实践变成了现实。聊天机器人的出现将会进一步加速智能化的进程,它是人工智能技术驱动的自然语言处理工具,能够通过学习和理解人类的语言来进行对话。

综上所述,临床流行病学和计算机信息技术的发展,为循证医学产生扫除了临床科学研究方法和信息便捷获取及传播的障碍。临床流行病学解决了研究医学实践问题的方法论,由此产生了大量临床干预效果评价的可信文献,它们是产生临床实践的科学证据之源;而计算机信息技术发展和普及则是大大方便了医学文献的高效应用和有用信息的传播,方便了临床应用。

(三)循证医学的促成因素

临床科学研究方法的成熟和应用,提供了源源不断可供分析的文献资源,尤其是随机对照试验研究的大量发表。自1948年第一个随机对照试验发表以来的50年间,开展了约100万个临床随机对照试验。最新统计,全世界每年有200多万篇医学论文发表在22 000多种生物医学杂志上。海量文献的积累急需要转化应用于临床实践,由此循证医学进入了文献临床应用转化阶段。临床医生和决策者如何才能迅速从海量文献资料中提取所需信息,特别需要把经过科学评价的文献证据和结论及时应用于实践,促进真正有效的治疗手段推广应用,摒除治疗无效或有害的疗法显得尤其重要和急迫。面对类似指数级累积的文献,医生在日常工作中,要从中筛选出最佳证据,似乎是不可能实现的任务。

尽管临床流行病学引入临床医学,已经开展了大量临床研究,产生的研究证据越来越多,然而临床医疗行为并未因为有了新的证据而改变。其中主要原因之一是需要按照专业划分对医疗干预措施的疗效进行系统的整理、归纳和严谨评价,这就导致了循证医学对证据综合的方法迫切需求。因此,文献的系统综述或评价(systematic review)和多个同类研究结果定量合成方法的进展和成熟进一步加速了循证医学的发展。20世纪90年代之前,综合来自多个研究结果的工作基本归于叙述性综述(narrative review),也称为传统综述,它是由特定领域的某个专家阅读同一个主题的研究文献,然后综合其结果而得出一个结论。述评具有一定的局限性:一是其具有固有的主观性和缺乏透明性,因此结果也难以重复;二是当信息量很大时,述评的方法将无法进行有效的综合分析。由于上述原因,从20世纪80年代起,许多领域的研究者从述评转向系统综述和Meta分析。系统综述是使用明确方法对多个同类的原始研究进行全面的文献检索和批判性评估,并使用适当的统计技术将这些同质的真实研究合并起来的医学文献综述,其具有透明性和一定的可重复性。而Meta分析是对多个同类研究结果进行合并汇总的分析方法,可得到更加接近真实情况的综合分析结果。与医学相关的定量综合论文最早可追溯到Beecher于1955年发表的《安慰剂的功效》,1976年Glass首次命名"Meta分析"方法,1979年Cochrane提出应该将医学领域里所有相关的随机对照试验收集起来进行综合分析,并随着新的临床试验的出现不断更新,旨在得出更为可靠的结论。20世纪80年代,Cochrane在其有关孕期和围产期卫生保健研究综合汇编文献的前言中首次正式提出系统综述的概念,他对妊娠和分娩后随访的大样本随机对照试验结果进行系统评价研究,获得了令人信服的证据,向世人揭示了系统综述为临床医生和各级用户提供高质量证据的临床价值。为了促进和协调医疗保健领域随机对照试验系统综述的生产和保存,为循证医学实践提供证据,1992年10月,成立了以Cochrane姓氏命名的第一个研究中心,即英国Cochrane中心,并计划建立全球临床试验数据库。1993年国际Cochrane协作网成立,旨在整合全球资源和力量制作、保存和传播卫生领域有效性随机对照试验的系统综述,定期发表于Cochrane图书馆,并将结果(证据)通过电子媒体和杂志向全世界传播。

传统综述对获取某个临床场景的概述也许很有用,但不能为具体的临床问题提供可信的答案,而系统综述和Meta分析不仅为临床医生提供了严谨评估临床研究文献的新技能,还大大提高了应用文献进行实践的效率。例如,McMaster PLUS数据库是由加拿大McMaster健康知识提炼中心所创建的,该中心训练有素的研究人员,每年从超过125种高质量临床杂志中批判性评价45 000篇以上的文献,根据研究质量筛选出2 600篇文献,剔除率达94%,再进一步评价文献的临床实用意义,最后每个医生只需要阅读20篇真正有价值的文献,剔除率达99.9%。因此,根据系统综述原理与方法制作的循证医学证据资源金字塔,可以让医生在工作场所能更加快速地找到临床问题的答案,使循证实践更加便捷,从而极大地促进了循证医学的产生、发展和完善。

综上,循证医学产生源于学科内、外部的动力。其外部动力是人类对医疗卫生服务质量和效率提高的追求,内部动因则是医学学科自身矛盾运动推动的结果。随着20世纪医学科学突破性进展,疾病防治的经验证据逐渐转向科学证据。人们发现旧有理论和决策模式及规范越发不合理,难以精确高效地指导实践,最终导致医学实践范式的转移。正是医学学科内外动因的驱使,推动医学实践科学向更高层次跨越式发展并催生了新理念的出现。当然,在循证医学创建过程中,一些学科交叉的复合型学者做出了巨大的贡献。这些医学家有Archie Cochrane、Alvan Feinstein、David Sackett、Gordon Guyatt和Iain Chalmers等。前四位学者既是内科医生,也是流行病学家或统计学家。正是他们的博学,成就了20世纪末期的循证医学。

二、循证医学的演变

循证医学是一种新的医学实践范式和终身学习过程,强调当前最佳的、可获得的研究证据是医疗卫生决策的基础。这样的决策包括疾病的临床诊治、政府和保险机构的卫生决策、新药的开发和审批、基本药物目录的制定、启动新的临床试验、医疗仪器设备的采购等。

循证医学的雏形最早可追溯到1981年,加拿大麦克马斯特大学Sackett领导的临床流行病学团队发表了一系列原创性文章,指导医生阅读临床文献,当时认识到临床医生需要批判性阅读文献来解决日常临床问题,尽管要实现这一目标具有很大的挑战性。"循证医学"一词首次出现在 1990 年麦克马斯特大学医学院内科住院医生项目申请的官方文件中,提出在日常临床实践中,循证医学要求清晰地定义感兴趣的问题,全面检索相关文献,根据临床实际情况批判地评价证据的可靠性,并权衡将结论用于临床实践的利弊。1991 年"循证医学"一词首次公开出现于美国医学会"Journal Club"上,1992 年 Gordon Guyatt 在 JAMA 上发文详细阐释循证医学的概念和内涵,这一著名论文的发表标志着医学发展史上临床实践的"范式转移"。在随后出版的首部循证医学专著中对循证医学做出如下定义:"EBM 是指慎重、准确和明智地应用当前所能获得的最好的研究证据来确定对患者的治疗措施。"1993 年国际 Cochrane 协作网成立,整合全球资源推动循证医学证据的生产、传播与应用。根据 David Sackett 在 2000 年第 2 版《循证医学:如何教学与实践》一书中的记述,循证医学的理念最早起源于中国清朝乾隆年间的"考证"的方法。实际上,中国文献考证历史悠久,自汉代逐渐推进,至清朝发展到鼎盛。

早期提出的循证医学概念主要是针对临床治疗决策,强调需要遵循研究的证据。随着循证医学的发展,人们逐渐意识到它的理念和方法不仅仅限于临床医学领域,甚至可以扩大应用到其他健康领域,如预防医学、药学、社会医学、心理学、医学教育学、医疗卫生决策、医疗保险及护理学等。因此,循证医学的内涵和核心思想也得以进一步延伸,即医疗决策应尽量以客观的研究结果为依据。医生开具处方、制订诊治方案、编写医疗指南,政府机构做出医疗卫生决策等,都应根据现有的、可得到的、最好的研究证据来进行。循证医学的研究应用范围覆盖了临床各科疾病的预防、病因、诊断、治疗、预后和卫生经济学以及医学教育和卫生决策。它通过系统地收集临床医学各领域开展的临床试验,进行全面、定量的综合分析与评价,以各种文字和电子出版物的形式发表研究结果,为临床医疗、科研及医疗卫生决策提供可靠的科学依据。

循证医学的概念自 20 世纪 90 年代后期引入中国,之后得以迅速传播,成为临床医学领域的热门话题。循证医学在我国发展经历了理念和方法引进、数据库网络建设、培训与普及、传播与教育、推广应用、探索研究及规范化发展阶段。1997 年 7 月,原卫生部批准在华西医科大学附属第一医院筹建我国第一个 Cochrane 中心(即中国循证医学中心),中国 Cochrane 中心于 1999 年 3 月正式在国际 Cochrane 协作网注册,很多地区相继成立了循证医学中心或研究所,由教育部科学技术与信息化司批准四川大学牵头成立的"循证医学教育部网上合作研究中心",在全国分 5 批建成 22 个分中心,分布于全国 15 个省、自治区和直辖市的知名医学院校。高等医学院校也先后为高年级本科生和研究生开设了循证医学的课程,循证医学也成为住院医师规范化培训和临床医生继续医学教育的重要组成部分。刘建平等在 1999 年主编的《临床科研方法——理论与实践》教材中,列出专章介绍循证医学,2003 年 2 月循证医学被教育部批准为新兴交叉二级学科。2005 年,中国循证医学中心创建中国临床试验注册中心,并于 2007 年 7 月被世界卫生组织(WHO)认证为 WHO 国际临床试验注册平台第 4 个一级注册机构(现全球只认证了 5 个一级注册机构)。2021 年,中国 Cochrane 协作网(Cochrane China Network,CCN)正式启动仪式在线上举行,CCN 的成立进一步促进了中国循证医学的国际化发展和合作。图 0-2 显示了循证医学产生与演进的年代发展脉络。

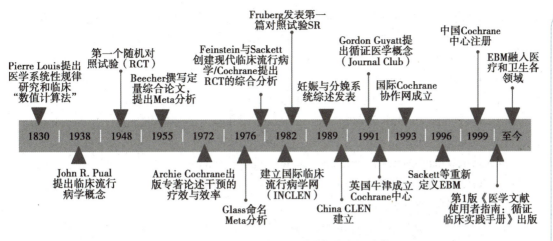

图 0-2　循证医学产生与演进的年代发展脉络

总之,循证医学是一个不断发展的学科,在发展中饱受争议,在解决争议中又不断自我修正与完善。早期循证医学重在循证医学方法学探索,如临床医生如何阅读和理解临床医学研究文献、如何制作系统综述和如何产生科学证据等,特别是在"最佳证据"生产方面关注颇多。随着循证医学方法的逐渐成熟和完善,21 世纪后循证医学更加关注循证实践和循证决策,即循证医学如何用于医学实践的问题,不再仅关注外部证据的生产,还试图解决研究证据与医学实践分裂的问题,提出了医患共同决策的理念,并建立了网络化、智能化的循证临床高效决策系统和平台,以此推动证据的实际应用与医学实践的科学决策。正如李幼平教授所言:"循证医学因为需要而产生、因为使用而发展、因为真实而不完善、因为不完善才有继续发展的空间。"

第二节　循证医学的定义和原理

一、循证医学的定义

循证医学是一种新的医学实践范式和教学模式。自从 20 世纪 90 年代提出概念以来,其内涵与外延在不断的发展和成熟。

1992 年以 Gordon Guyatt 为首的一批学者和医生,以"循证医学工作组"名义在 JAMA 发表文章,第一次明确地定义循证医学为:"循证医学是指临床实践和卫生政策及实践(甚至包括其他领域的社会政策)都应该基于系统检索和严格评价的效果证据。"其英文表述为:Evidence-based medicine,henceforth EBM,loosely as referring to the demand that clinical practice and,increasingly,all health policy and practice(and indeed other areas of social policy)be based on systematically reviewed and critically appraised evidence of effectiveness. 早期的定义强调了系统和严格地评价干预效果证据的重要性。

1996 年,David Sackett 在 BMJ 杂志发表文章,改进了循证医学的这一定义,即循证医学是"慎重、准确和明智地应用所能获得的当前最好研究证据来确定个体患者的治疗措 施(Evidence-based medicine is the conscientious,explicit,and judicious use of current best evidence in making decisions about the care of individual patients.)"。2002 年,他又更新其定义为"循证医学是整合临床经验、患者价值观和最佳研究证据来为患者的诊治制定决策的过程。临床专业技术是指临床医生积累的经验、教育程度和临床技能。病人方面在决策时需要考虑患者偏好、独特的关注、期望和价值观。最好的研究证据通常是来自采用可靠的方法开展的临床相关研究"。其英文表述为：Evidence-based medicine（EBM）is the integration of clinical expertise, patient values, and the best research evidence into the decision-making process for patient care.Clinical expertise refers to the clinician's cumulated experience, education and clinical skills.The patient brings to the encounter his or her own personal preferences and unique concerns, expectations and values.The best research evidence is usually found in clinically relevant research that has been conducted using sound methodology. 2014 年，Gordon Guyatt 在第 22 届 Cochrane 年会上，进一步完善循证医学定义："临床实践需结合临床医生个人经验、患者意愿和来自系统评价和合成的研究证据。"

我国学者在 1996 年将 "evidence-based medicine" 一词正式翻译为"循证医学"。1997 年在开罗召开的 INCLEN 学术会议期间，由 ChinaCLEN 专家共同讨论后，"循证医学"译名被确认。复旦大学王吉耀教授在 2001 年出版的《循证医学与临床实践》一书中将循证医学定义为：循证医学是遵循证据的临床医学，其核心思想是医务人员应该审慎、明智、深思熟虑地运用在临床研究中得到的最新、最有力的科学研究信息来诊治病人。

David Sackett 在 2005 年出版的《循证医学：如何教学与实践》第 3 版进一步将循证医学定义为：循证医学（EBM）需要将最佳研究证据与医师的临床专业技能以及患者的独特价值观和环境相结合。所谓最佳研究证据，指的是真实性好且与临床相关的研究，通常来自医学的基础科学研究，但尤其是以患者为中心的临床研究，它们涉及诊断试验（包括临床检查）的准确性、预后标志物的预测把握度以及治疗、康复和预防方案的疗效和安全性；来自临床研究的新证据，既有以前已经被接受的诊断试验和干预治疗被验证无效的证据，又有可替代的更准确、有效和安全的新方法的证据。所谓临床专业技能，指的是医师能够利用临床技能和过去的经验，快速识别每个患者的独特健康状态、诊断、风险和潜在干预的益处，以及患者所处的个人环境和期望。所谓患者价值观，指的是每位患者在临床上所遇到的独特偏好、担心和期望，如果医生要为患者做好服务，那么就必须将其融入临床决策之中。这里所说的患者情况是指患者的个人临床状态和临床环境。

2018 年出版的《循证医学：如何教学与实践》第 5 版中，对以上定义进一步精练和完善。循证医学定义的总体框架趋于成熟和稳定：循证医学（EBM）需要将最佳研究证据与医师的临床专业技能以及患者的独特价值观和环境相结合。只是在医师临床专业技能方面，强调临床专业技能在决策中的作用是将证据整合到患者价值观和特定环境。在患者价值观方面，特别提出了医生在医疗服务中的"医患共决策"。

综上，我们可以概括循证医学定义为：循证医学是研制直接用于医学实践的最佳证据或证据系统，以及在临床技能和经验的指引下考虑患者的价值观和偏好及医疗环境，应用所获得证据在"医患共决策"合理方式下作出适合特定患者的最佳诊治决策的学科，包括循证医疗、循证护理和循证卫生保健等。

二、循证医学的原理

（一）循证医学遵循三个基本原则

医学实践的最终目标是促进人类健康水平的提高。循证医学就是研究如何更优化地进行医学决策以达到这一目标，因此，作出的临床决策既要提高医疗卫生服务的质量和效率（公共卫生决策更强调在有限的资源中获得最大的健康效应），也要尊重患者，体现医学人文精神。因此，现代循证医学包含了三大基本原则。

1. 综合最佳证据原则　从科学理性的角度来看,医学上现有的最佳证据理当为高质量医疗卫生服务的首选。高质量的系统综述(如果存在)是其最理想的证据形式,因为它是基于所有最可信证据所得。从认识论角度看,追求真理最好的方法是完整地审视证据,而不是仅选择支持某一特定观点的证据,因为仅选择很有限的部分证据可能失去证据的代表性和精确性。在医学实践中,我们所进行的推断和决策应当首先基于干预效果的系统综述,获取最佳证据是循证决策的基础。这是循证医学应遵循的第一原则。

2. 证据需要评价可信度原则　循证医学认为对一个命题的相信程度取决于我们对相关证据的信心,只有通过严谨的科学研究得到的证据才可信。因此,并非所有证据都同样可信,需要运用循证医学方法来判断证据的可信度。为此,循证医学为用于医学实践的证据提供一套可行的解决方案。循证医学试图建立和开发更为合理的"证据等级"理论和方法,目前已经提出了广为应用的证据质量及推荐等级系统,即 GRADE 评价系统(grading of recommendations assessment,development and evaluation,GRADE)。根据可信度将所有可应用的医学证据进行分级,有助于医学决策使用者(如医生)和证据被使用者(即患者)在不同的情形下更好地理解和把握证据的可信度,为其判断和应用证据提供便利。因此,循证医学为我们提供了一个如何应用证据的清晰流程,医疗卫生服务工作者应当尽可能寻找当前最高质量的证据来指导医学实践决策。当新近所得证据的可信度不高时,经验或理论证据也可以作为现阶段决策之用,而任何没有证据支撑的治疗方法通常是欠妥当的。

正是循证医学坚持证据的可信度这一原则,区分偏倚和机遇对证据质量的影响,使其充满了批判性思维和质疑精神,促进了证据质量提升和更新迭代。循证医学并不排斥理论的作用,但鼓励对理论的质疑,要求其理论必须经过严格的检验,为了能真正指导实践,循证医学更关注理论是否具有精确的预测能力,而不仅仅是描述其生命现象。当然,循证医学也鼓励质疑缺乏必要理论基础的经验性观察。

3. 基于证据的循证医学实践综合决策原则　循证医学重视证据的评价和应用,但证据不等于决策,证据的真实性是依靠形式化推理,而决策则涉及特定环境下特定行为产生的结果,即人们在情感、认知或分析评价水平上处理行为产生的结果。临床决策单纯依靠证据是不够的,必须权衡不同诊疗策略的获益、风险、负担和成本,同时还要考虑到特定个体患者的困境、价值观和偏好,以及所处的环境条件。循证医学试图在证据基础之上建立有效的临床综合决策机制,帮助患者与医生共同做出符合患者的利益与价值观的医疗决策。循证医学是为最佳临床实践服务的,在为个体和群体患者解决问题和做出决策时,证据是必要条件,而非充分条件。从这个意义上讲,循证医学可以理解为:通过综合决策过程权衡利弊,并保证人群和个体基于所有最可信证据所做出决策的一套原理与方法。显然,证据是决策的基础,而医生的专业技能和经验会影响其对证据的准确理解和把握,患者的价值观、偏好及环境则会影响临床实践决策的方向。

(二) 循证医学是基于当前最佳证据和追求最优决策的医学实践范式

循证医学旨在协助医务工作者细致谨慎地开展临床工作,尽心尽职地为身体、心理或社会健康受损的患者服务,以期解除或减轻他们的病痛。为了科学应对这些健康问题,循证医学有一套清晰的医学实践流程,即构建问题→收集证据→评价证据→应用最佳证据→临床实践决策→效果再评价。

临床问题涉及诊断、治疗、发现伤害和判断预后等。准确发现临床问题,需要医生具备必要的临床技能和经验。临床医生必须有扎实的临床基本功训练,正确收集病史、查体和检验,掌握患者的真实情况方能准确把握临床问题。循证医学善于将临床问题进行结构化处理,即 PICO 框架,P(patient or population)是指研究对象(即代表相关的病人),I(intervention or exposure)是指干预或暴露因素,C(comparator or control)表示对照组或比较组干预,O(outcome)是指结局。这种将问题进行分解的技巧特别利于下一步快速寻找证据。

收集证据即设法寻找最佳证据。查找证据是循证实践中的一项核心技能。为了方便临床医生在日常工作中应用证据,目前已经形成了较为成熟的循证医学资源库,如循证医学资源金字塔、临床决策系统等。在大部分临床决策场景中,不需要医生阅读原始研究,因为原始研究证据已经被专业人员加工到循证医学资源库中。从实践角度看,循证资源分为三类,分布在金字塔顶端到底端,分别为概要与指南(在线总结资源、临床实践指南数据库)、预先经过评价的研究(系统综述证据概要、系统综述、研究证据概要)、未经过评价的研究(即未过滤的研究)。开始对临床问题进行搜索时,首选证据金字塔顶端的资源,即概要和指南。随着大量的循证医学资源不断涌现,查寻过程变得更加便利,使得临床医生在工作场所能够快速找到临床问题的答案。

评价证据包括可信度的评价和结果意义或重要性评价。前者就是证据真实性的评价,涉及偏倚风险和非偏倚因素引起的失真性。后者评价"结果是什么",对于诊断、治疗、预后等不同临床问题,关注的结果有较大差别,如治疗性研究或危险因素研究,结果评价涉及干预措施的效果,包括效果的大小和精度。

应用证据阶段重在证据的适用性评价。一是外部证据是否适用于当前的病人,需要考察当前患者与研究对象的相似性;二是评估该研究结果对患者是否有意义、重要性如何等,以及权衡该治疗方案与替代方案的获益、风险和负担。

临床实践决策阶段,医生与患者要共同讨论来制定最终决策,单凭证据不足以做出临床决策,这是循证医学的三个关键原则之一。医生应用专业知识来帮助患者摆脱困境,并得到证据证明是最佳治疗方案,但在实践决策时,还要求临床决策与知情患者的价值观及偏好相一致,做到治疗证据与患者偏好、环境等因素的有机结合。循证医学越来越重视医生与患者合作制定最终决策,强调以患者为中心,认为尊重患者是最重要的东西,从而利用有限的证据找到适合医患双方决定的方案。

效果再评价,根据循证决策执行后的效果评估方案应用的合理性,促进循证医疗水平的进一步提高。实践后的再反思大大促进诊疗方案的优化和效果可预测性。

循证医学的实践范式与传统经验医学模式不同,关键体现在决策的基础和决策的模式上有着本质的区别,循证医学被誉为是一场发生在病房里的革命。

(三)循证医学是实践问题和证据更新驱动的终身医学教育模式

无论从科学性还是从人文精神来分析,循证医学是最为合理的医学实践模式,体现了医学的"真"与"善",代表了未来医学发展的方向。但长期以来,现有的医学教学模式基本上是建立在传统经验医学实践模式之上,它的特点是依据课本教学和专家经验传授,这种方式难以满足循证医学的实践能力和证据获取能力的培养要求。循证医学要求未来的医生具备准确发现和归纳临床问题的能力、快速查寻可信证据能力、批判性阅读文献能力、评价证据可信度和适用性能力、结合证据医患共决策能力等。由于研究证据随着医学发展不断更新,循证医学要求临床医生应终身学习,随时更新知识,跟踪本领域的最新研究进展,才能保证为患者提供高质量的服务,并且始终处于世界医学学科前沿。《循证医学:如何开展和实践教学》在第4版中提出循证医学教学成功的10个特征:以患者为中心,以学生为中心,提供主动性学习,提倡互动性学习,注重新旧知识间的联系,重视知识向能力转化,充分利用临床实践机会,充分做好教学准备,提高医生的临床决策能力,培养医师的终身学习能力。

第三节　循证医学的方法与内容

一、循证医学的方法

(一) 临床原始文献的批判性阅读

正确有效地利用发表的文献来指导临床诊治,是循证医学产生的最初出发点。循证医学起源于临床文献的批判性阅读,早在 1990 年,在 David Sackett 的领导下,"批判性阅读文献"就已经成为基于知识和对文献的理解而形成的一种哲学思想,用于指导临床实践。因此,临床原始文献的批判性阅读仍应是循证医学实践的基本功。这种能力的培养需要临床医生具备一定的临床流行病学和统计学理论及方法学的基础。原始研究包括诊断试验评价的研究、疾病预后的研究、防治措施效果评价的研究、治疗不良反应的研究等。

(二) 系统综述

系统综述是一个以系统的、可重复的方法,对所提出的临床问题进行相关研究的总结。系统综述可以提供对治疗干预有效性、预后和诊断试验精确度的估计,也可以总结定性研究中提出的"如何"和"为什么"等问题的证据。针对临床问题查找系统综述具有很多优点:结论较单个研究更可信,节省评估证据的时间。当然,包含 Meta 分析的系统综述提供了更佳的效应估计及其可信区间,具有更好的结果精度并可方便临床应用,因纳入较多单个研究而具有更好的人群适用性。因此,系统综述是循证医学最重要的证据形式,它是构筑循证医学证据的关键方法。为了保证系统综述制作的质量,又衍生出原始的登记注册和系列研究的发表规范问题,这些是实现循证医学实践范式的"基础设施"。目前,在 Cochrane 图书馆中系统综述全文发表数量已经有八千余篇。

(三) Meta 分析

Meta 分析是对多个同类研究结果进行合并汇总的分析方法,能从统计学角度达到增大样本含量、提高检验效能的目的。尤其当多个研究结果不一致或都没有统计学意义时,采用此方法可得到更加接近真实情况的综合分析结果。Meta 分析中用的公式是原始研究中所用公式的拓展,用于说明相似的问题。Meta 分析正是一种整合系列独立研究结果的统计学分析方法,其在生物医学领域具有广泛的应用,它解决了大量同类文献结果定量合并的问题,引发了循证医学革命。从系统综述与其关系来看,Meta 分析是一种合并几个试验结果的统计学方法,可能是系统的,也可能不是系统的综合。但在系统综述框架下,采用 Meta 分析所得结果最能说明问题。因此,Meta 分析是循证医学定量合并多个原始研究结果的方法。

(四) 医学证据评价的理论与方法

医学实践证据评价的理论与方法是循证医学方法的核心内容,它是高质量证据生产转化应用的方法学基础。目前已经形成大量的证据资源,可以分为三种分类系统:①原始研究的证据等级(不同类型的问题其研究设计的证据等级不同);②证据加工级别(原始研究→系统综述→指南和决策分析);③循证医学证据金字塔形资源(未经评价的研究、经过二次评价的研究、总结与指南)。

循证医学已经形成了系统的证据评价理论与方法。2000 年 19 个国家和国际组织在 WHO 框架内共同创建了 GRADE 小组,国际统一的证据质量分级和推荐强度系统于 2004 年首次推出,2011 年进行了更新。GRADE 既是一种最优的可信度评级系统,也是系统综述、卫生技术评估和临床实践指南等制定的指导性流程。GRADE 有效地促进了循证医学证据评价理论和方法成熟，其方法已经得到广泛的传播和应用，被全世界 70 多个组织采纳和推广。

（五）循证医学证据资源库建设

在日常工作中，如何帮助医生从海量文献中快速筛选出最佳证据，是循证医学研究的重要内容。对于循证实践而言，"友好的证据搜索引擎与听诊器同等重要"。据统计，临床医生平均每天至少会遇到 5~8 个问题需要使用网络资源来回答。因此，循证医学证据资源库建设是循证医学得以实现的关键"基础设施"。其建设的目标是使医学实践决策者能够在最短的时间内获得最简明易懂且现有最好的相关证据。证据资源库的建设需要社会和集体力量的参与，由医学、计算机和通讯技术、文献信息学等专业人员合作完成。目前，国际上各大数据库提供商相继推出了更为友好和实用的数据库，这些数据库不仅提供证据总结，还结合专家经验给出了推荐意见和推荐强度。正是由于循证医学资源库的不断完善，界面友好和智能化发展，使得循证医学实践成为可能。因此，计算机和互联网时代的到来使快速获得世界上现有最好的证据有了可能，循证实践得以快速实现。

（六）医学决策分析

决策（decision making）是为了达到某一目标，从多个备选方案中选定最佳方案。决策分析（decision analysis）就是定量比较各种决策选择可能产生的后效和效应，从而使决策更加科学和合理的过程。现代认知科学认为，人的决策过程可分为两种类型，即 1 型和 2 型决策过程。前者是基于直觉而自动生成的，决策迅速，通常具有叙述性的特征，它受以往经验和情感影响；后者则是依靠分析，相对缓慢，一般诉诸口头语言、逻辑推理和概率计算。在日常工作中，两型决策过程可能都参与了最终决策。医学决策主要包括医疗卫生决策和临床决策。前者侧重于群体的宏观决策；后者偏向于微观的个体层面决策，即在解决临床诊疗过程中的诊断、治疗、预后等各种临床问题时，需要权衡不同临床诊断或治疗方案的风险和利益后，做出对患者相对有益的选择。理想情况下，医学决策分析会纳入最佳证据（明确证据的质量），它是循证医学的重要研究方法，可以为循证医学探索更加科学合理的决策模式。循证医学的核心内容就是最佳证据和科学合理决策，决策是实践的最终环节，但证据是决策的必要条件而非充分条件，还需要结合医生的个人技能与经验、患者的价值观与愿望、环境条件，才能做出科学合理的决策。

（七）临床实践指南制定

临床实践指南（clinical practice guideline, CPG）最早由美国医学研究所于 20 世纪 90 年代初提出，目前的定义是：通过系统综述生成的证据及各种备选方案进行利弊评价和权衡之后提出的最优推荐意见。随着近年来循证医学资源的迅猛增长，临床实践指南已经成为循证实践的重要的证据资源，位于证据金字塔的顶端。当前临床实践指南要求基于循证医学原理和方法制定，它可以规范医疗行为，提高卫生服务质量，合理控制医疗费用等。把循证医学引入指南的制定，探索更加科学合理的指南制定理论和方法，才能发挥指南的影响和引领作用，从而大大促进循证实践。因此，系统综述是制定临床指南的首选依据。在理想情况下，临床指南中会纳入最佳证据，并明确证据的质量分级和推荐等级，当然，开发循证临床实践指南是实现临床研究证据向循证实践转化的重要途径。2005 年 David Eddy 教授将循证医疗分为两个维度，即针对群体的循证指南（evidence-based guideline）和针对个体的循证个体医疗决策（evidence-based individual decision making）。

（八）卫生技术评估

卫生技术评估是对医疗卫生技术应用的短期和长期社会效应进行系统研究的一种综合

政策研究形式,以帮助决策者遴选出适宜卫生技术的信息,其评估内容包括医疗卫生技术的功效(有效性)、安全性、成本与效益(经济性)、伦理和道德等社会影响。其中有效性和安全性是技术评估的最重要内容,特别是当其存在安全性问题,则无须再评估其他方面的问题。卫生技术评估需要以循证医学的理念为指引,以最佳证据为参考依据,结合环境和民众需要,对卫生技术的技术特性、有效性、安全性、经济性和社会影响等进行全面评价。系统综述和 Meta 分析是循证医学和卫生技术评估所需要的共同的重要工具。因此,开展卫生技术评估研究,也是在促进和推广循证医学实践。

二、循证医学的基本内容

循证医学作为一种新的医疗卫生实践范式和实践教学模式,其涉及的内容极其广泛。其主要内容可分为循证医学方法研究、循证临床实践、循证卫生保健实践,以及循证医学教育培训。循证医学方法研究包括证据质量评价、综合证据、Meta 分析、临床实践指南制定、卫生技术评价、医疗卫生决策、临床研究注册平台和发表规范、证据检索智能系统构建等。循证临床实践按照临床问题可以分为循证诊断实践、循证临床治疗实践、不良反应或伤害的循证实践和循证预后实践,按照临床实践在不同专业和科室又可分为多个分支。循证卫生保健涉及公共卫生、初级保健、医疗健康服务认购、卫生管理、宏观政策制定、卫生法规等实践活动。

第四节　循证中医药学

一、循证中医药学的概念

中医学属于传统医学范畴。世界卫生组织(WHO)如此定义传统医学:传统医学是在维护健康以及预防、诊断、改善或治疗身心疾病方面使用的各种以不同文化所特有的无论可解释与否的理论、信仰和经验为基础的知识、技能和实践的总和。在一些国家,"补充医学""替代医学"(complementary and alternative medicine,CAM)与"传统医学"交叉使用。它们指的是并非该国自身传统的一部分、并且尚未被纳入主流卫生保健系统的一套广泛的卫生保健做法。中医学有三千多年的发展历史,是世界古代五大传统医学之一,也是唯一流传至今的并具有完整理论体系的传统医学。

中医学以阴阳五行作为理论基础,将人体看成是神、气、形的统一体,通过望、闻、问、切四诊合参的方法,探求病因、病性、病位、病势,分析病机,判断人体内五脏六腑、经络关节、气血津液的变化和邪正消长,进而得出病名并归纳出证型。中医学以辨证论治为诊治原则,制定"汗、吐、下、和、温、清、补、消"等治法,使用中药、针灸、推拿、按摩、拔罐、气功、食疗等多种治疗手段,使人体达到阴阳调和而康复。如今,中医学无论在科学研究方面,还是在临床实践方面,都被赋予了全新的概念和内涵,使中医学这支古老的学科焕发出绚丽夺目的光彩。屠呦呦因发现青蒿素治疗疟疾获得了 2015 年诺贝尔生理学或医学奖。而青蒿素治疗疟疾的发现,是从《肘后备急方》等中医药古典文献中获取的灵感,由此开创了疟疾治疗的新方法。全球数亿人因这种"中国神药"而受益。目前,以青蒿素为基础的复方药物已经成为疟疾的标准治疗药物,世界卫生组织也将青蒿素和相关药剂列入其基本药品目录。

2006 年出版的《循证中医药临床研究方法学》教材中,刘建平教授提出了"循证中医药"。循证中医药学(evidence-based Chinese medicine,EBCM)的概念也是随着循证医学的发展和在中医药学中的实践深入而趋于成熟。循证中医药学是指研制直接用于中医药学实践的最佳证据或证据系统，以及在临床技能和经验的指引下考虑患者的价值观和偏好及医疗环境，应用所获得中医药证据，在"医患共决策"合理方式下作出适合特定患者需要的最佳中医药诊治决策的学科，主要包括循证中医医疗、循证中医护理和循证中医卫生保健等。传统中医药学与循证中医药学的区别如表 0-1 所示：

表 0-1　传统中医药学与循证中医药学的区别

区别类型	传统中医药学	循证中医药学
证据来源	中医典籍、教科书和零散经验	古代证据和现代研究证据
收集证据	欠系统和全面	系统和全面
评价证据	缺乏可靠的方法	有系统可靠的方法
判效指标	症状、体征指标，缺乏信效度	患者终点指标和 PRO 指标
治疗依据	中医典籍和个人经验	当前可获得的中医药最佳证据
医疗模式	患者／医师为中心	患者为中心

注：PRO（patient report outcome），患者报告结局。

中医药学实践循证医学具有天然优势。中医药学具有数千年人用经验和独特的"以人为本"的人文精神。传统中医药学就是在长期临床实践中不断的提升和直接转化应用于实践，从理念与思想上看，其与循证医学所倡导的理念非常吻合。由于理论的差异和历史的原因，两者在对证据产生和理解上尚存在较大差异。在循证医学先进模式的加持下，中医学可以实现从传统到现代一步跨越，实现传承精华和守正创新之目标。正如张伯礼院士所言："循证医学广植于中国大地，其中风华正茂、别样景色的那一簇正是中医药的百草芬芳。"

二、循证中医药学实践的目的

（一）完善中医药诊疗模式

循证医学克服了经验医学实践模式的诸多不足，是最为合理的医学实践模式，体现了医学的"真"与"善"，代表了未来医学发展的方向。中医的诊疗模式强调整体思维和辨证论治，突出经验传承、引经据典和以"人"为本，体现了浓郁的人文关怀和人文精神。因此，从临床决策思路上看，它们具有诸多契合之处。两者的较大差异在于诊治证据来源的基础不同。循证医学证据是来源于采用现代科学研究方法确证的临床证据，因为它们更为可靠；中医诊疗模式所依据的证据更多的是经验证据和古代传统证据。显然，后者所依据的证据可能具有较大模糊性和不确定性。将循证医学引入中医药诊疗模式中，形成循证中医药学，将会进一步发挥中医药的人文优势和深厚的临床经验长处，同时进一步加强中医诊治证据的可信度评价和方法学研究，使模糊的证据清晰化，隐性证据显性化，从而规避中医传统证据的不足，提升疾病防治的可预见性。因此，循证中医药学将会促进中医临床决策更为科学。

（二）促进中医传统证据与现代证据的贯通

证据是循证医学实践的必要条件，建立全面科学的临床证据体系是循证医学发展的内在要求，即医疗决策应当以客观证据为依据。循证医学与传统中医学诊疗范式的最大区别就是它们所依据的证据基础和来源不同。由于以随机对照试验为主的现代临床流行病学方法的成熟和应用，完美地控制了临床试验中的混杂问题。20 世纪 70 年代以来，涌现了大量能被证实的真实可信的现代诊疗证据,这些证据是实践循证医学的坚实基础,也促使西方医学走向了循证医学时代。但由于中、西医产生的历史背景和思维方法不同,两种医疗体系和实践模式之间存在巨大的差异。中医学的发展是靠无数人的身体试验,通过几千年医疗实践经验的积累慢慢发展而形成,前人的经验是后人实践的基础,其中《伤寒论》和《金匮要略》中经方治病就是其杰出代表。中医的方证、药证不是来自理论的推测,也不是来自动物试验的数据,而是来自人用经验的直接证据,是中华民族几千年与疾病作斗争的经验结晶,是无数先人用病人(包括自己)的身体尝试药物和在漫长的诊疗实践中总结而得出的结论。古籍记载"神农尝百草"就是最好的佐证。中医诊疗经验有丰富的古籍文献记载。据2007年出版的《中国中医古籍总目》记载,1949年之前出版的中医图书有13 455种。中医学的这些宝贵经验,一方面通过师承授受的传统教育方式得以延续,另一方面通过认真研究《伤寒论》《金匮要略》等古典著作,在实践中验证和创新这些理论与传统证据。中医现有诊疗模式中,总结前人经验、结合自身经验和形成个体医疗行为的决策指导的方法,是最为普遍的。因此,传统中医的证据形态是以古今医家经验的形式存在,尤其是古代名医大家、经典著作的论述,至今仍是现代临床医学诊治疾病的准绳,在指导临床实践和临床研究中发挥着巨大作用。循证中医药学需要在传统证据基础上进行创新发展,既要借鉴现代医学的规范标准,又不能偏离中医的本体特色,达到传承精华、守正创新的目标。可以借助循证医学原理和方法,克服中医传统证据的模糊性和不确定性,明确证据的PICO要素、临床价值和质量等级评价体系。在传统证据的指引下,积极开展临床研究和严谨验证,明晰证据的要素和推荐等级,实现传统证据与现代证据交相辉映和贯通,形成公认的临床推荐应用的证据体,从而为中医的临床实践提供坚实的科学基础。从20世纪90年代循证医学提出以来,中医药的临床研究水平得到了较快提升,取得了一些标志性成果,青蒿素的发现和临床应用获得了诺贝尔生理学或医学奖,是传统证据与现代证据的贯通的典型代表。青蒿抗疟最早见于公元340年间东晋葛洪所著的《肘后备急方》,屠呦呦重新学习《肘后备急方》,从"青蒿一握,以水二升渍,绞取汁,尽服之"截疟,悟出抗疟成分的提取可能需忌高温或酶解,从而改进了以前的提取方法。这种科学分析和猜测性的灵感使屠呦呦在青蒿素提取中取得了成功,其治疗重症疟疾的现代临床证据从20世纪80年代以后逐渐出现,形成了高质量的系统综述证据并被临床指南应用。

近年来,诸多中医药临床研究成果在国际主流期刊上发表,制定了中医药临床试验论文发表的国际规范,发布了国际中医药专病指南等。在Cochrane图书馆中有关中草药及复方、针灸和中医药非药物疗法的系统综述有250余篇。2014年国家中医药管理局政策法规与监督司开展了中医临床诊疗指南修订工作,倡导应用循证医学原理与方法,对中医13个专科领域的240项中医临床诊疗指南项目进行修订。美国国立临床诊疗指南数据库(National Guideline Clearinghouse,NGC)收录了190余篇涉及中医药疗法的指南,英国国立健康与临床优化研究所(National Institute for Health and Care Excellence,NICE)提供了70余篇中医药疗法的指南。总之,中医传统证据与现代证据的贯通可以提高中医药证据的质量并促进临床决策的科学化,极大地提升了中医药临床科研水平和成果临床转化应用效率。

(三)中医药循证实践是实现中西医整合的有效途径

中医学和西医学是我国两大医学体系,在促进我国人民健康事业中都发挥了巨大的作用。自从西方医学进入中国起,两大医学体系就在相互碰撞和交融中发展,两者取长补短、互学互鉴,在此过程还形成了中西医结合医学。实际上,所有医学或科学都将是为人类而服务,因此,中、西医二者的结合应该是以提高疾病的防治效果为主要目标,发挥各自的优势。

明确这一目标,疗效是实现中、西医结合的最佳结合点,中医优势也体现在疗效上,而确切疗效的证据可以通过国际公认的研究方法呈现,中、西医都能认可。因此,基于循证证据的研究与实践,是实现中、西医循证实践整合的可行途径。

(四)推进中医药国际化

循证中医药学的实践加速了中医药科研成果的转化,以其科学方法使得中医传承千年的有效治疗手段得到认可和发展。一方面促进了标准化、规范化和临床推广应用,另一方面,也使具有我国原始创新的中医中药和诊疗措施因其独特的临床价值而在国际上被认可,越来越多的原创成果发表在国际主流医学期刊上,受到世界范围内的广泛关注,也使得世界主流医学开始接受中医药学,海外的从业人数在不断扩大。目前,针灸疗法已经在全球183个国家和地区得到应用,每年服务产值超过100亿美元。2019年5月25日,第72届世界卫生大会审议通过了《国际疾病分类第十一次修订本》(ICD-11),首次将起源于中医药的传统医学纳入分类之中,ICD-11以"传统医学病证:模块1"为题,在第26章中将"传统医学疾病"和"传统医学证候"进行了明确的分类和编码。因此,循证中医药学将以国际上听得懂、可接受的方式将其独特的临床价值融入主流医学,也使得中医药具备国际交流的共同语言,最终助力中医药被世界认可。

(五)改进中医药临床实践教学模式

现有的医学教学模式基本上是建立在经验医学实践模式之上,它的特点是依据课本教学和专家经验传授。师承授受和研读经典是中医药独特的临床实践教学模式,对中医药经验的传承和人才培养发挥重要作用。循证中医药学将在此基础上,培养中医临床医生自我学习并不断提高终生继续学习能力,促进经验医学模式向着21世纪循证医学实践模式转变。

三、循证中医药学的主要内容

循证中医药学的内容按照医学实践的问题可以分为病证结合或证病结合的循证诊断实践、中医药治疗的循证临床实践、中药不良反应或伤害的循证实践和中医药循证卫生保健实践。从循证证据的角度来看,循证中医药学的内容包括证据的生产、传播与使用、方法学研究和医患共决策等。证据的生产包括原始研究、二次研究和实践指南,方法学研究涉及中医药临床研究的国际报告规范、中医药真实世界研究、中医药临床研究、核心结局、中医药循证指南研制、中医药个体化诊疗方法评价、循证中医药定性研究等。循证中医临床实践在不同专业和科室又可分为多个分支,如循证中医内科实践、循证中医儿科实践、循证中医妇科实践、循证中医护理实践、循证中医药学实践等。根据中医药学的干预特点,循证中医药学的内容可分为循证药学、循证针灸和中医药非药物疗法循证等。循证医学在中医药学领域的传播与应用已经有20余年的历史,在以上相关领域取得了丰富而有世界影响力的成果,循证中医药学正在深刻地影响和改变着中医药的实践和教学模式,促进了中医药的高质量发展,并在全球医疗保健中发挥着不可或缺的作用。

课堂互动

近年来,中医药在国际上受到了广泛的关注,您能说出中医药有哪些影响世界的成果吗?循证中医药在其中能发挥何种作用?

第五节　循证医学学习的目的和应注意的问题

一、循证医学学习的目的

2001 年纽约时报将循证医学称为 80 个震荡世界的伟大思想之一,是一场发生在病房里的革命;华盛顿邮报在 2002 年称其为医学史上又一个最杰出的成就,正如 20 世纪抗生素的发现对医学的贡献一样,循证医学将会彻底改变 21 世纪医学实践的模式;2007 年,英国医学会杂志(BMJ)评选出该刊自 1840 年以来最重大的医学进步,循证医学位列第八。循证医学已经对当代医学产生了深刻而革命性的影响,实践循证医学是历史发展的必然结果,也是提高临床诊治水平的必由之路,作为医学生,学习它的目的主要可归纳为如下几点:

(一)培养有效利用文献提升临床诊治疾病的能力

学习循证医学,要求我们能够熟练掌握、批判性地阅读和应用经过加工评估过的决策资源,为临床实践服务。查找证据是当今临床医生必备的临床技能,更为重要的是医学生掌握批判性评价文献的技能,将终身受益。掌握这些技能可以为将来成长为高水平学者型的临床医学专家打下坚实基础,才有可能成为相应工作领域的循证医疗卫生政策的制定者,进而有助于开发专业的循证资源和临床实践指南,成为行业领导者和卓越的临床医生。循证医学告诉我们医学证据是不断更新的,医学生必须终身自我学习,不断丰富和更新知识,否则将成为临床医学队伍的落伍者。

(二)领会循证医学是临床实践的共性规律

循证医学是临床实践的共同范式。它与临床医学的区别是其不为具体的医学科室服务,而是医学实践的共同之道,适用于临床各个学科,是临床医生实践水平提高的捷径。循证医学具有一套科学、合理和清晰的实践流程和决策方法,作为合格的临床医生必须要掌握。

(三)培养循证医学相关学科的综合应用能力

实践循证医学除了掌握临床医学知识,还需要具备医学统计学、临床流行病学、计算机信息科学、医学决策科学等学科知识。循证医学实为多个学科的综合应用,因此,它可以培养医学生对多个学科的综合应用能力,促进医学生在循证临床实践中将各个学科知识串在一起,加深对各学科知识的理解。

(四)培养医学生"查证用证"的能力

教育部临床医学专业认证工作委员会在《本科医学教育标准——临床医学专业(2022版)》科学方法教育的基本标准中明确必须将循证医学教育列为临床医学专业课程计划。医学本科生应该能够在面对临床问题时,具有应用循证医学常用资源库查找证据的能力,从而将最佳证据正确合理地应用于相应的患者,具备这样的能力将为今后日常诊疗工作打下基础。如果用好循证医学实践范式,医学生将能够迅速成长为高水平的医生。

(五)促进循证中医药学发展

学会应用循证医学先进的理念、原理和方法,传承中医药精华,构建中医药科学的证据体系,创新和提升中医药临床诊治理论和方法,提高中医药临床诊疗水平。补充与替代医学(即 WHO 所称传统医学)领域,也积极地倡导循证的实践与决策。美国政府机构国立卫生研究院(National Institutes of Health,NIH)成立了补充替代医学研究中心(National Center for Complementary and Alternative Medicine,NCCAM),政府提供大量的研究经费,用于生产补充与替代医学疗法的有效性和安全性证据。

二、循证医学学习中应注意的问题

循证医学既是医学实践学科，又是多学科交叉学科。循证医学是一个新兴的年轻学科，随着新一代科学技术发展，本身在不断成熟和完善。因此，在学习循证医学时，要深刻领会学科的本质和意义，同时也要看到其局限性，客观理性地看待循证医学兴起的背景、产生的缘由和引发的医学实践的变革。循证医学自产生之日起，就争议不断，为了避免走入对其模糊或不正确的认识误区，我们在学习时应注意如下几个问题。

（一）循证医学与经验医学

经验医学与循证医学是相对而言的，有时也被称为传统医学，但为了与中医药等民族医药相区别，故我们将与循证医学实践模式相对的医学实践模式称为经验医学模式。循证医学与经验医学最大的区别就是它们对证据来源与定义存在本质差异。经验医学的证据大多来源于基础科学研究、教科书、零散的专家经验等，循证医学的证据则强调来源于系统的临床研究。

循证医学承认对证据的解释不可避免地存在主观性，但始终认为证据是不同理性观察者之间达成一致的核心要素。它认为追求真理最好的方法是完整地审视证据，而不是仅选择支持某一特定观点的证据，仅选择很有限的一部分证据，可能失去证据的代表性和精确性。循证医学还认为并非所有证据都同样可信，需要运用科学研究方法来判别证据的可信度。因此，从决策所使用的证据角度来看，循证医学更为科学和完善。没有现代临床研究的最佳证据时，经验证据也可替代循证医学证据用于当前决策，但这只是暂时的，最终还要被更科学可靠的证据所取代，特别是当临床决策重要证据缺乏时，积极地开展相关的科学研究恰是循证医学给医学研究提出的新要求。

Muir Gray 和唐金陵在《循证医疗卫生决策》一书中将临床经验定义为三个层面：一是进行医学实践活动的基本能力，如问诊、体检及与病人沟通的能力；二是综合各种因素进行决策的能力；三是关于干预效果的经验累积，是原始的、未经严谨科学研究验证的证据，循证医学明确承认关于干预效果的临床经验也是证据，只是证据的可信度分为不同等级。实际上，循证医学与经验医学都需要具有第一、二两个层面的临床经验帮助做决策，只是决策时在证据层面相差较大。从这个意义来看，循证医学并非全盘否定经验医学，也非否定专家经验，而是对其进行补充、更新和完善，使决策更加科学和合理。

（二）循证医学与临床医学

临床医学是研究疾病的病因、诊断、治疗和预后，提高临床治疗水平，促进人体健康的科学，包括内科学、儿科学、老年医学、神经病学、精神病与精神卫生学、皮肤病与性病学、影像医学与核医学、临床检验诊断学、外科学、妇产科学、眼科学、耳鼻咽喉科学、肿瘤学、康复医学与理疗学、运动医学、麻醉学、急诊医学等二级学科。循证医学是为临床医学提供共性的实践范式或规律，它能够让医生们掌握最强大的医学证据资源，结合专业技能、患者的价值观及偏好和医疗环境作出科学合理的实践决策。循证医学并不能代替临床医学各个二级学科具体证据资源的学习。

（三）循证医学与临床随机对照试验

循证医学并不等于临床随机对照试验。尽管随机对照试验被认为是药物疗效验证的金标准，但它只是产生循证医学证据的方法之一，况且在诊断试验评价和病因问题研究中，它并不是最适用的方法。即使是关于干预措施的决策，过多强调随机对照试验证明其效果也是片面的，如外科领域和特殊人群用药。近年来，真实世界研究在世界范围内受到多方重视,基于这些研究形成的真实世界证据也已用于医疗产品评价与监管、疾病管理、医保政策制定等。因此,循证医学证据资源不限于随机对照试验及其系统综述所产生的证据。

(四) 循证医学与系统综述

系统综述是循证医学的一种高级形态的证据,系统综述本身或制作系统综述过程并不等于循证医学,它只是筛选、评价和综合众多原始研究结果而生产出可信证据非常有用的方法,也不代表证据的所有。系统综述的专业化"创证"提高了原始文献的临床应用效率,方便快捷地促进了医学循证实践——查证和用证。

(五) 循证医学与个体化医疗

循证医学与个体化医疗并不矛盾。一方面,由于科学研究的结果来自对于群体的观察,可反应群体效果的平均,因此在应用这些研究结果时,决策者必须审慎地考虑具体患者的特殊性,并根据自己的临床经验,综合研究证据、医疗条件和患者偏好,做出最合适的决策;另一方面,当循证医学证据资源极度丰富时,亚组人群将会越分越细,证据的个体适用性将会越来越好。循证医学发展的终极状态应该是个体化医疗,只是目前适合个体化诊治的证据尚不充分。

(六) 循证实践与中医辨证论治

循证实践中的"证"与中医辨证论治的"证"存在本质差别。前者是指"证据",这里的证据主要有疾病的病因、诊断、治疗和预后等研究证据,证据包含 PICOS 要素,循证医学可以对这些证据进行真实性、适用性和重要性评价,高质量的证据是循证实践的基础;后者的"证",中医学有明确的定义,中华人民共和国成立后编写的首本《中医学概论》定义"证"为:证是综合分析了各种症状,对疾病处于一定阶段的病因、病位、病变性质以及邪正双方力量对比等各方面情况的病机概括;国家级规划教材,证的概念被定义为:证,即证候,是疾病过程中某一阶段或某一类型的病理概括,一般由一组相对固定的、有内在联系的、能揭示疾病某一阶段或某一类型病变本质的症状和体征构成,证候反映疾病的阶段本质,表明了证候的时相性特征。朱文锋教授认为:证是中医诊断的一个特有概念,是对疾病某阶段机体整体反应状态所做的病理概括,并将证和证候进行了区分,认为证和证候具有不同的内涵,证候是指证的外候,指特定证所表现的、具有内在联系的症状、体征等全部证据,是辨证的依据,证的名称为证名,是由病位、病性等证素所构成的诊断名称。显然,辨证论治的"证"是一个诊断的概念,也不同于循证医学中关于"疾病诊断的证据"的概念,诊断证据是要对诊断试验的准确性和可靠性进行评价。传统辨证论治中的"证",并未对"证"的诊断进行准确性和可靠性的严格评价,也常缺乏对"证-药"干预效果评价的证据,辨证论治包含了诊断和治疗两个方面,但并未采用科学方法对两个方面证据进行系统的评价,因此其诊断和治疗具有一定的不确定性,是可以理解的。故循证实践与中医辨证论治是不同的。

(七) 循证医学的局限性

循证医学建立在以生物统计学和临床流行病学为代表的现代科学研究方法之上,对医学研究成果借助现代计算机信息技术进行全面的筛选和严格评价,形成当今人类医学最佳的实用知识,并应用智能化手段迅速将其应用于临床实践,从而将人类医学的实践水平提高到一个新高度。从认识论来看,循证医学的出现是人类科技演进和学科发展的必然。对于 21 世纪兴起循证浪潮,我们要用客观、理性的态度看待,避免将循证医学神化,循证医学本身也存在一定的局限性。循证医学实践是建立在当今最佳证据之上,综合考虑医生的经验、患者的价值观及偏好、医疗环境,做出临床决策和实践的。对于什么是最佳证据,还存在争议,很多证据因为回答科学问题或在理想情况下产生,并未考虑临床工作需要和临床真实情况,缺少临床应用价值;另一方面,由于证据产生需要成本和时间,很多临床问题可能无

"证"可循。证据合成方法还存在很多未解决的问题,系统综述通常为最高级别的证据,但并非所有临床问题都能适用,如罕见疾病治疗效果研究、评估不良反应、新干预措施等。因此,目前科学研究证据(特别是满足各个国家和地方的本土化证据)无论在质量还是数量上,尚未满足循证决策的需求,缺少证据,循证医学将成为空中楼阁。因此,循证医学发展有待于科学研究证据的充分发展和丰富。另外,大量系统综述并不能说明干预与效应的因果关系,系统综述的因果可解释性尚处在研究起步阶段。对于中医药循证,过分强调现代高质量的研究证据,可能会阻碍中医药的发展,也许几千年来累积的临床经验是关于中医药效果现有的最好证据,循证中医药发展不能操之过急。

（李国春 刘建平）

复习思考题

1. 为什么在临床医学发展的过程中提出循证医学?
2. 循证医学与临床医学(包括中医药学)的关系如何?

ER-0-2

扫一扫
测一测

上篇

证据查找与评价

ER-1-1

PPT 课件

第一章

循证实践问题的构建

学习目标

1. 掌握如何构建循证临床实践问题；
2. 熟悉循证实践问题的来源和分类。

　　循证医学的精髓是基于研究证据的临床实践，即循证临床实践。中医药工作者在临床实践中每天都会遇到各种各样的实际问题，例如针对某个患者完善哪些相关检查能够有助于确诊该疾病？给予这个患者某种中成药物治疗还是接受某种西医手术治疗能够更好地改善临床症状？通俗意义来说，循证临床实践就是一个不断提出问题，寻找最佳循证依据并有效解决该问题的过程。目前高质量的中医药临床研究较少，循证医学在中医药领域发挥的作用仍严重不足。中医药国际化进程需要依靠循证医学方法来提高中医药循证证据等级。因此，新一代中医药医学生应该努力学习掌握循证医学知识。按照科学的程序和方法来构建一个恰当的临床问题是开展循证医学研究的第一步。

第一节　循证临床实践问题的来源与分类

　　循证临床实践问题来源于日常临床诊疗过程中的各种实践活动，例如通过病史的采集怎样明确某一疾病的病因；讨论治疗决策，确定应用某种药物作用于这类疾病改善及预后的效果等。中医药工作者要热忱投身于临床实践中，努力具备丰富的医学知识和一定的人文、社会、心理学知识，秉着临床责任心，运用扎实的临床基本技能，通过临床综合分析能力和判断能力在临床实践工作中提炼出各种有意义的临床问题。尽管从医学见习生至高年资主任医师都可以参与循证医学实践活动，但由于实践经验、视角与阅历等方面的差异，在面对同一个患者时所发现和提出的临床问题也会存在不同。综合来说，临床实践问题大致分为以下三个方面。

一、一般性问题

　　这一类型问题主要由循证医学实践经验少的初学者提出。它是关于疾病一般知识的问题，可涉及人类健康和疾病的生物、心理以及社会因素等方面，因而也被称为"背景问题"。

　　1. 涉及患者的个人基线问题　如患者的年龄、身高、体重等。

　　2. 涉及所患疾病的基本问题　如症状出现的特点、发生时间、诱因如何、体征情况等。例如肝硬化怎么引发腹水，是什么病原体引起了新型冠状病毒感染等。

二、特殊性问题

这一类型问题的提出是基于临床医生在充分掌握了患者个人情况、病史特点、体格检查等上述一般性问题后，根据专业角度通过临床综合分析和判断发现的问题，是关于处理、治疗病人的专门知识问题，也涉及与治疗有关的病人的生物、心理及社会因素等。特殊性问题也被称为"前景问题"。

1. 患者的主诉问题及治疗过程中由于病情变化产生的新问题　医生可以对患者主诉及出现的相关症状、体征或者是相关检查提出问题。出现这些问题的原因是什么，这些表现如何区分轻重，这些表现在疾病发展过程中出现的时间、发生变化的意义是什么等等。

2. 诊断及鉴别诊断方面的问题　在诊断方面提出的常见具体问题是某个体征、症状或某项实验室和辅助检查对于该病的诊断效能，对于鉴别诊断方面的意义等。当然也可以结合具体情况就相关检查的可接受性、费用及安全性方面提出问题。鉴别诊断的重点是要在有特定临床表现的患者中确定各种可能疾病的概率。

3. 治疗方面的问题　根据患者的诊断、个体体质及疾病的差异，如何选择当前效果最佳的治疗手段，如何选择副作用最小的治疗手段，如何选择经济费用最适合的治疗手段，如何结合患者个体差异、价值观和信仰来选择最适合的治疗手段等等，这些都是治疗方面的问题。

4. 病因及伤害方面的问题　导致疾病发生的原因及危险因素是什么，其发病机制如何，是单一因素还是复合因素，如果是复合因素它们各自发挥作用的权重如何等等。弄清这些问题对疾病有效防治极其重要。伤害是指包括治疗措施在内的潜在危险因素对患者的重要临床结局产生的不利影响。

5. 预后方面的问题　对疾病进行治疗（或不治疗）和健康人进行预防后如何来估计和预测可能发生的情况，包括最后结局及并发的情况。

通常情况下，医生需要在完全理解背景问题的基础上，才能够很好地提出前景问题，并有效地解决它。

三、患者关心的问题

每个患者来医院接受疾病诊疗过程中，受其具体职业、家庭背景、经济等综合因素影响，其所期盼被关心并解决的临床问题各不相同。例如，同样是诊断为肥厚型心肌病的患者，运动员类的患者最关心能不能重返运动赛场，而25~30岁的育龄期患者最关心该病会不会遗传给下一代等。因此，临床医生应针对不同患者的情况，结合其最关心的角度提出临床需要解决的重点问题。

第二节　循证临床实践问题构建的程序与方法

循证临床实践的第一步是提出临床问题，恰当临床问题的提出是解决问题的开始。因此，中医药工作者应充分认识到提出问题的重要性，掌握提出临床问题的技巧，并有意识地进行这方面能力的训练，有助于提高循证临床实践技能。

一、构建问题的方法

在构建一个具体的临床问题时，通常采用 PICO 策略，以寻找最佳证据做出循证临床决策。P（patient/participant/population）即特定的研究对象，I（intervention）即干预措施或暴露因素，C（comparison/control）即对照，可以是两种干预措施的比较或两种诊断试验的比较等，O（outcome）即结局。每个临床问题均应由 PICO 四部分构成。以表 1-1 举例，显示了 2 个临床问题的组成方式：①对于慢性心力衰竭患者，在当前指南推荐血管紧张素转化酶抑制剂（ACEI）+β 受体阻滞剂药物治疗的基础上，加用中成药芪苈强心胶囊是否能进一步改善患者的生活质量？②血脂康与阿托伐他汀相比，对于高脂血症患者，在降低血脂水平和减少动脉粥样硬化性心血管疾病（atherosclerotic cardiovascular disease，ASCVD）风险方面是否有同样的效果？

表 1-1　中医药临床问题的组成 PICO 示意

Participant/ population	Intervention/ exposure	Comparison/control	Outcome
慢性心力衰竭患者	ACEI+β 受体阻滞剂 + 芪苈强心胶囊	ACEI+β 受体阻滞剂 + 安慰剂	能否改善患者生活质量
高脂血症患者	血脂康	阿托伐他汀	降低血脂水平，减少 ASCVD 风险 的效果是否相同

注：ACEI，血管紧张素转化酶抑制剂；ASCVD，动脉粥样硬化性心血管疾病。

对于预后问题的阐明方法可以采用两个结构形式：一是患者、暴露因素和结局；另一个是关注危险因素和结局，这里的危险因素是影响预后的所有可能因素。诊断试验问题的构建也有其特殊性，主要关注研究对象（患者和非研究疾病人群）、暴露因素（诊断试验）和结局（金标准所确认）。

针对病因（伤害）、治疗、诊断（鉴别诊断）和预后等几类临床问题，临床流行病学都给出相应的设计类型来回答，这也是循证医学在证据生产中要根据问题查找相应合适设计类型的原因。

二、核心结局指标

在 PICO 策略的结局指标（O）方面，中医药学科的疗效评价结局指标不是以西方医学所代表的国际研究公认的结局指标，如《中药新药临床研究指导原则》中以治愈、显效、有效、无效为复合指标，以及中医证候疗效等。由于疾病存在较多结局指标，现有随机对照试验（RCT）研究缺少统一的测量指标、测量方法或测量时间等问题，从而导致 RCT 结果不能进行荟萃分析，或者导致不同干预的 RCT 结果不能横向比较。例如，代欣玥等人的最新研究发现，当前我国中医药临床研究结局指标存在问题颇多，主要包括结局指标不全面、缺乏中医药特色指标、对安全性和卫生经济学指标关注不足等方面。

在这种情况下，现代医学提出了核心结局指标集（core outcome set，COS）的概念，旨在帮助建立业界公认的临床结局、结局指标及其测量方法和测量时间点等的最小集合，即所有临床研究应该都采用的指标，即便这些指标可能不是疗效评价的主要疗效评价结局。该研究流程主要分为以下 8 步：①确定研究范围，详细描述 COS 对应的健康或健康卫生领域；②明确研究进展，明确研究现况以避免重复研究工作；③明确参加 COS 共识的利益群体，尽可能招募重要利益群体参加研究，包括患者、公共健康卫生实施者、管理者等；④明确 COS 共识的方法，共识的第一步是确定测量"什么"结局，随后达成"怎么"测量和"什么时候"测量的共识；⑤督促 COS 的应用，推荐研究者与 Cochrane 小组、临床指南制定者等人员合作，以提高 COS 的利用率和公认程度；⑥COS 反馈评价与更新，定期收集整理 COS 的应用反馈,是保持 COS 效度的重要手段;⑦清晰公开的报告,COS 研究需要按照相关标准进行报告;⑧ COMET 网上注册方案,COMET 计划的任务之一就是建立可检索已完成、正在进行或者预期开展的 COS 研究资源库。

综上,COS 的提出不仅可以更为简单地设计临床试验,减少选择不恰当指标的风险、最小化选择性结局报告偏倚。更重要的是,COS 的使用可以减少研究之间结局报告的异质性。中医药学科具有独特的理论体系及丰富的经验积累,优势在临床疗效,但其临床疗效需要循证证据的支持。由于其临床研究工作开展滞后,特别是方法学欠缺,导致中医药疗效还存在争议,这也成为阻碍中医药传承发展的瓶颈问题。基于中医药学科发展的迫切要求,现代中医药学应该紧跟循证医学时代的脚步,参考科学的 COS 研究方法或结合现代医学已经研究的 COS,建立或者直接应用不同健康状态下的 COS 来指导中医药临床试验的设计和实施,敢于接受现代医学干预措施的挑战,提高中医药对现代医学的影响力和国际化进程。

（金泽宁）

复习思考题

1. 临床实践问题主要分为哪三类?
2. 请简述什么是构建临床实践问题的 PICO 策略。

ER-1-2

扫一扫
测一测

ER-2-1

PPT 课件

◆◇◆ **第二章** ◆◇◆

证据产生与分级体系

循证医学是慎重、准确和明智地应用现有最好临床研究证据（clinical research evidence）并结合医师技能和临床经验，考虑患者的价值观、愿望及环境做出最佳决策的医学，其中证据是循证医学实践的必要条件。因此，证据的构造是实践循证医学的基础。

第一节　证据与证据体的定义

一、证据与证据体的概念

《现代汉语词典》对证据的定义为：能够证明某事物真实性的有关事实或材料。*Cambridge Dictionary* 对 "evidence" 一词的解释为：相信某事物真实与否的一个或多个理由（one or more reasons for believing that something is or is not true）。循证医学的证据是指任何原始或二次研究的结果和结论，包括离体研究、动物实验及人体（人群）研究的结果和结论，但主要指以人群和确定患者为研究对象的各种临床研究（包括预防、病因、诊断、治疗及预后研究、经济学研究及评价等）所得到的结果和结论。

证据体（evidence body）是指针对同一临床问题，各种来源、不同研究方法和等级强度的多个研究构成的有一定关联的证据体系。证据体一般呈金字塔形，位于塔尖的一般为基于多个同质的临床随机对照试验研究的系统综述和 Meta 分析的结论，然后可能是证据级别依次降低、研究数量逐渐增多的临床随机对照试验、队列研究、病例对照研究、现况研究、病例系列分析、病例报告和专家经验总结等。证据体的形成一般需要长期的积累过程，往往是对某个问题研究由探索到验证、研究精度不断提高的逐渐递进过程，同时证据级别也从低向高发展。

二、证据分类

证据分类的主要目的是更好地推广和使用证据。证据分类的主要原则是各类证据应互不交叉重叠。目前尚无国内外公认、统一的分类方法。通常根据研究方法、提出的问题和需求不同等进行分类。

(一) 按照研究方法分类

按照研究方法不同可以分为原始研究证据和二次研究证据。

1. 原始研究证据(primary research evidence) 是指直接以受试者(包括健康人及患者)为研究对象,通过进行单个的预防、病因、诊断、治疗及预后研究,获得一手数据,经统计学分析和总结后得出的结论。原始研究的基本设计类型包括随机对照试验(randomized controlled trial,RCT)、交叉试验、非随机同期对照试验、队列研究、病例对照研究、横断面研究、病例报告、病例系列分析和基于真实场景数据收集的真实世界研究(real-world study,RWS)。

2. 二次研究证据(secondary research evidence) 是指对某一具体问题系统地收集全部原始研究证据,然后应用统一透明的标准严格评价、整合数据、分析总结后所得出的综合结论。

除了以上研究证据,还有古籍记载、个人经验、专家意见和传统经验等非研究证据。非研究证据在研究证据较少和面对复杂病例时有重要的参考价值。

(二) 按照研究问题类型分类

按照研究问题的类型不同可将证据分为预防、病因、诊断、治疗、预后及不良反应等研究证据。既可以是原始研究证据,也可以是二次研究证据。

(三) 按照用户需求分类

按照用户需求可分为临床证据手册、临床实践指南、临床决策规则(clinical decision rule,CDR)、系统综述、卫生技术评估报告及健康教育资料等,主要面向临床医生、卫生政策制定者、广大公众及患者。

(四) 按照获得渠道分类

按照获得渠道可分为公开发表的研究证据、灰色文献(gray literature)和在研的研究证据。公开发表的研究证据主要有杂志、专著和手册等;灰色文献指已完成,还未公开发表的研究证据,主要有非公开出版的政府文献、会议文献、技术档案、企业产品资料及内部刊物等;在研的研究证据指正在进行未完成的原始研究和二次研究。

第二节 证据生产的来源

一、原始研究证据

原始研究的设计类型分为观察性研究(研究者未对受试者施加干预措施)和实验性研究(研究者给予研究对象一定的干预措施)。观察性研究按是否在研究设计阶段设立专门的对照组又分为描述性研究和分析性研究。每种类型又包括多种研究设计(表 2-1)。

表 2-1 原始研究的常用研究设计

研究类型		常用研究设计
观察性研究	描述性研究	病例报告、病例系列分析、现况研究和生态学研究等
	分析性研究	队列研究、病例对照研究、巢式病例对照研究等
实验性研究		随机对照试验、交叉试验、非随机同期对照试验等

(一) 实验性研究方法

实验研究是一个验证假设的过程。通过调控特定因素下发生的结果,提供对因果关系的了解,依靠可重复的过程和结果的逻辑分析。实验性研究方法,是在研究者控制下,对研究对象施加或消除某种因素或措施,以观察此因素或措施对研究对象的影响,再对所获得的第一手数据,进行统计学处理、分析、总结后得出结论。按研究场所和干预对象不同,实验性研究可分为临床试验、现场试验和社区干预试验三大类。在临床场所及患者中进行的实验性研究称为临床试验。按照设计不同,临床试验主要包括了平行组随机对照试验、单病例随机对照试验、群组随机对照试验、随机交叉试验、自身前后对照试验等多种类型。

1. 随机对照试验(randomized control trial)　指平行组随机对照研究,通常被认为是临床治疗性试验的金标准方法。即严格采用随机分配的方法,将符合要求的研究对象随机分配到试验组和对照组,分别给予研究的干预措施和对照措施,在一致的条件或环境下,前瞻性地进行观察、分析、比较试验的效应,从而得出研究结论。严格的 RCT 在设计时应遵循四个基本原则,即随机(randomization)、对照(control)、重复(replication)和前瞻(prospective)。

应用:主要用于临床治疗、护理措施的效果评价,以探讨药物、治疗方案、筛查方法等干预或预防措施的确切疗效,评价不良反应,即某一新药或新的治疗措施与对照相比较,是否可以提高疗效,或是否有效。特定的病因学研究,在病因学临床随机对照试验的证据也是最可靠的,但若已有研究证明某一因素对人体有害,就不允许采用 RCT 进行评价。RCT 也可用于非临床试验的系统工程,如教育学、农业等。

优缺点:优点是有前瞻性的对照设计,可比性好,控制偏倚能力强,诊断和实施标准化,资料统计分析效能高;缺点是成本高,外部真实性受限,医学伦理问题多。

2. 群组随机对照试验(cluster randomized control trial)　是指以夫妇、家庭、病房、医院、学校的班级、甚至整个社区、城市等作为随机试验的一个观察单位(群组)进行的群随机对照试验(group-randomized trials and place-randomized trials)。即以群组为单位,将不同的群组随机分为试验组和对照组,分别给予不同的干预措施,在每个群组内的每个对象所接受的处理措施相同,随访观察一段时间并比较两组人群的结局。主要用于不能针对个体的干预措施,例如生活方式变化、行为变化等。

优缺点:优点是满足伦理学要求,降低研究费用,控制试验污染(experimental contamination);缺点是研究效率较低。

3. 随机交叉对照试验(randomized crossover controlled trial)　是对两组受试者使用两种不同的治疗措施,然后相互交换处理措施,最后比较结果的试验方法。这是一种纵向研究(longitudinal study),运用重复测量设计,即用随机方法把患者分为两组,每个患者或先或后都接受试验组或对照组的处理或治疗,以比较每一阶段两组间及同一组不同阶段的差别。

应用:适用某些慢性病,不易根治并需要药物维持治疗。也用于生物等效性试验和新药 I 期临床观察毒副作用。

优缺点:优点是每例患者先后接受试验组或对照组的治疗,消除了不同个体间的差异。随机分组可避免组间差异和人为选择偏倚,需要的病例数较少。缺点是应用病种范围受限。对于各种急性重症疾患或不能恢复到第一阶段治疗前状况的疾病,及那些不允许停止治疗让病情回到第一阶段的疾病等,都不能采用交叉对照试验。两个阶段的治疗可能有重叠,故需要一个洗脱期(washout period),其长短依所选药物的半衰期和病种、病情而定。每阶段治疗期的长短受到限制,有些药物的有效性可能尚未发挥。由于洗脱期的需要,整个研究的观察期延长,不能避免患者的病情和观察指标的自然波动,患者的依从性不容易得到保证。

4. 自身前后对照研究(before-after study in the same patient)　是同一组患者先后接受两种不同的治疗,以其中一种治疗作为对照,比较两种治疗结果的差别,以确定考核药物的疗效。适用于慢性稳定性或复发性疾病,如高血压和高脂血症等。由于同一组病例先后作为治疗组和对照组而接受治疗,可确切判断每例患者对研究因素或安慰剂的反应,具有良好的可比性。

应用:仅适用于慢性反复发作且不能自限自愈疾病的研究。

优缺点:优点是自身作对照可消除个体差异,减少样本量,节约成本,具有公平性,减少了志愿者偏倚和研究人员意愿偏倚,可以实现试验措施标准化,采用盲法并随机分配,提高结果可信度。缺点是研究期限延长了一倍,患者的依从性容易受到影响;两个阶段的起始点难以保证完全一致,洗脱期过长还影响及时治疗。

5. 单病例随机对照试验(number of one randomized controlled trial) 是对临床单个病例用多种药物作随机对照试验,随机分配决定患者被给予药物的顺序,即随机安排试验期和对照期,进行 3 轮或 3 轮以上单个患者的自身对照双盲试验(少于 3 轮不能明确证明因果关系)。须注意在每一轮治疗间隔要有洗脱期以消除前一次干预措施的残余影响。

应用:适用于慢性病需要长期治疗者,如偏头痛、类风湿关节炎、心理及精神性疾病的治疗研究;或患者服用多种药物,其有效与无效、疗效与不良反应相互掺杂,而又不能相互识别,但又必须弄清各自效应,以决定取舍的情况。这种试验不能提供治疗效果的最可靠证据,不适用于急性病和可以治愈的疾病。在下列情况下,可以考虑使用单病例试验:治疗效果可疑,治疗十分昂贵,治疗周期很长,治疗可能存在严重或持久的副作用。

优缺点:优点是单病例随机对照试验的设计和执行简单易行,随机化可避免混杂偏倚,双盲法可避免实施和测量偏倚,自身对照可避免因个体差异带来的影响。它所体现的科学性使其在难以进行随机对照试验的情况下成为一种有效的方法。由于它是针对单个病例的研究,使直接受益的患者更乐于接受并主动配合试验,从而提高了患者的依从性。此外,还可以通过汇总分析,将不同患者的单个病例研究结果进行综合得出具有推广意义的结论。缺点是由于病情的自然波动,两次治疗之间的病情可能不一致,影响了基线的可比性;试验的结果在其他患者身上不一定能得到重复。此外,由于样本小、数据少,易出现Ⅱ型错误(假阴性结论)。

6. 非随机同期对照试验(concurrent nonrandomized controlled trial) 是指试验组和对照组的受试对象不是随机分配的,而是由医生根据病情及有关因素人为地将患者分到试验组和对照组,并同期进行结果观察,是前瞻性研究。

应用:常用于比较临床不同干预措施的效果,主要适用于不宜对受试对象进行随机分组的情况,例如外科手术治疗、危重症患者抢救或贵重药物的选用等。

优缺点:优点是在无随机对照试验结果,尤其是大样本结果中具有重要的临床价值,设计方案可行性好,医生和患者易于接受,依从性高。缺点是论证强度弱,偏倚难以控制,降低了试验结果的真实性。

7. 多中心临床试验(multicenter clinical trial) 是由多位研究者按同一试验方案在不同地点和单位同时进行的临床试验。各中心同期开始与结束试验。多中心试验由一位主要研究者总负责,并作为临床试验各中心间的协调研究者。开展多中心临床试验一般有两种情况,一是大样本随机临床试验,一是药物的Ⅲ期临床试验。旨在解决重要的亟待解决的临床问题,或者评估药物的确切临床疗效及不良反应。

优缺点:优点是设计方法科学,能缩短研究周期,结论适用面广,可信度高,能集思广益。缺点是管理合作难度大,统一标准、同步性、评价方法都较难做到一致,质量控制是难点。

(二) 分析性研究方法

分析性研究是在描述性研究的基础上,进一步在有选择的人群中检验研究因素与研究结局之间是否存在因果关联的一类研究方法。分析性研究需要事先设立对照组,通过观察、测量发生在不同组别研究对象的各种现象或不同因素,通过对比分析确定疾病或健康状态与可能的影响因素之间的关联,从而检验和验证假说。分析性研究主要包括病例对照研究、队列研究及其衍生类型。

1. 队列研究(cohort study)　又称定群研究、群组研究,也是研究病因的一种主要流行病学方法。队列研究的对象是加入研究时未患所研究疾病的一群人,根据是否暴露于所研究的病因(或保护因子)或暴露程度而划分为不同组别,然后在一定期间内随访观察不同组别的该病(或多种疾病)的发病率或死亡率。如果暴露组(或大剂量组)的发生率显著高于未暴露组(或小剂量组)的发生率,则可认为这种暴露与疾病之间存在联系,并在符合一些条件时有可能是因果联系。队列研究属于观察性研究,各种暴露因素不是人为给予的,而是客观存在的,属于前瞻性研究,分组不是随机化分配,先因后果,符合推理逻辑,论证强度高。

应用:主要应用于疾病病因和预后研究,前瞻性队列研究是疾病预后研究的首选设计方案;在检验病因假设方面,它也是最优的明确因果联系的方法;评价预防效果;新药上市后安全性监测及疗效比较研究。

优缺点:优点是符合因果规律的逻辑顺序,验证病因论证强度高,可直接获得 RR、AR 等指标,不存在回忆偏倚,可以了解疾病自然史,也能同时观察一个病因与多种疾病的关系。缺点:研究时间长,样本量大,人力、物力投入大,管理控制难,有失访偏倚,不适用发病率低、潜伏期长的疾病。

2. 病例对照研究(case control study)　是以某人群内一组患有某种疾病的人(称为病例)和同一人群内未患此病但在与患病有关的某些已知因素方面和病例组相似的人(称为对照)作为研究对象,调查他们过去对某个或某些可疑病因(即研究因子)的暴露有无和 / 或暴露程度(剂量),通过对两组暴露率的比较,推断研究因子作为病因的可能性。如果病例组有暴露史者或严重暴露者的比例在统计学上显著高于对照组,则可认为这种暴露与患病存在统计学联系,有可能是因果联系。根据在设计中选取对照组的原则与方法不同,病例对照研究可分为成组设计的病例对照研究和配比设计的病例对照研究两类。前者在选择对照时,一般要求对照人群在数量上不少于病例组即可,不作其他限制;后者则要根据匹配的条件,特异性地选择某些特征相同(相似)的对象为对照。特点:病例对照研究是在疾病发生之后收集数据,是一种回顾性研究,是先有结果,再追溯其可能的原因,只能通过暴露率的比较分析,确定疾病与可能因素之间是否有关联。

应用:探索病因和危险因素,评价筛检试验效果,评价治疗措施效果,运用于发病率很低的疾病,研究药物不良反应,尤其是由于伦理学限制无法实施 RCT 时。

优缺点:优点是所需样本量小,研究对象容易找到,工作量、人力、物力都较小,能较快地得出结果,可以对一个疾病进行多种病因的探讨。病例对照研究是罕见病病因和不良反应研究的唯一设计方案。缺点是容易受到回忆偏倚的影响,由果求因,论证强度低,合理的对照选择困难,不能直接计算发病率和相对危险度。

3. 病例队列研究(case-cohort study)　又称病例参比式研究(case-based reference study),是一种队列研究与病例对照研究相结合的设计形式。其设计原理为:首先确定某个人群作为所研究的队列,称为全队列,然后在全队列中用随机抽样的方法抽取一个样本组成子队列作为对照组,再将随访过程全队列发生的所有病例作为病例组,用一定的统计方法比较分析病例和对照组的资料,以探索影响疾病发生、生存时间、预后等的因素。其最大的优点是节约样本量,节省人力、物力和财力。尤其适用于预后研究。

4. 巢式病例对照研究(nested case control study)　由美国流行病学家 Mantel 在 1973 年提出的综合式病例对照研究设计。基本原理为:根据一定条件确定某一人群作为研究队列,收集队列内每个成员的相关信息,随访一定时间,以队列中随访期内发生研究疾病的全部病例作为病例组,再根据病例发生时间,在研究队列的非病例中按年龄、性别等基本信息为每个病例随机配一个或多个对照组成对照组,分析病例和对照相关因素的差别,确定其与疾病之间的关联。这种设计的主要优点是研究对象选择性偏倚小,可以较好地避免回忆偏倚,研究和统计检验效率高,论证强度明显强于传统的病例对照研究。

5. 病例交叉研究(case-crossover study) 由 Maclure 于 1991 年首次提出,是一种用于研究短暂暴露对罕见急性病的瞬间影响的流行病学方法。基本思想为:选择发生某种急性事件的病例,通过比较相同研究对象在急性事件发生前一段时间和较早时间对某研究因素的暴露情况是否一致,以判断暴露危险因子与该急性事件有无关联及关联强度大小的一种流行病学研究方法。

目前已广泛应用于急性病、慢性病急性发作及药物不良事件的研究。该方法的优点是仅需要患者资料,对照为患者本身;患者的混杂变量容易控制,可避免对照组选择偏倚。最适用于研究暴露的瞬时效应,疾病发生突然,潜伏期短暂,诱导期短的事件。

(三) 描述性研究方法

描述性研究(descriptive study)是利用已有的或专门调查的资料,按不同地区、时间或人群特征分类,将健康人群或患病人群的分布情况真实地展现出来的一类研究方法。在揭示相关因素与疾病或健康因果关联的探索过程中,描述性研究是最基础的工作,可为深入研究提供线索,建立研究假设。临床研究中常用的描述性研究方法主要包括病例报告、病例系列分析、横断面研究等,其中病例系列分析是临床经验总结的主要报告方法,而横断面研究则是描述性研究中最重要和最常用的方法,在临床和社区现场调查中广泛应用。

1. 横断面研究(cross sectional study) 是指在某一个时点(或期间),对某一特定人群的有关变量(因素)、疾病或健康(或事件发生)状况及其各种因素(暴露)进行的调查分析,以描述分布与因素的关联。由于是在短时间内完成,如一天、一周或一个月,且调查的是患病频率,因此又称为现况研究,或患病率研究(prevalence study)。通过普查(census)或抽样调查(sampling survey)等方法收集特定时点或时期内、特定范围人群中的有关变量(因素)、疾病或健康状况的资料,以描述目前疾病或健康状况的分布及某因素与疾病或健康的关联。由于所收集的资料一般不是过去的暴露史或疾病情况,也不是通过追踪观察到的将来的暴露与疾病情况,故又称为横断面研究。

横断面研究包括普查和抽样调查两种调查方法。普查是在特定时间内对特定范围内人群的每一个成员进行的全面调查;抽样调查则是从调查总体中随机抽取有代表性的部分人群进行调查。常用的随机抽样方法有单纯随机抽样、系统抽样、分层抽样、整群抽样和分级抽样。这些方法各有优缺点,应根据研究目的、研究对象的情况加以选择。由于横断面研究开始时一般不设立对照,在确定因果联系时受到限制,但设计良好的现况研究可以发现许多疾病与暴露的关联现象,提供有价值的病因假设。

特点:在设计阶段一般不预设对照组,但在资料处理阶段可以进行分组比较,调查时间越集中越准确。在确定因果联系时受限,大多只能提供病因线索。可以在同一人群定期重复开展横断面调查获得发病率、新发感染率和预后等资料。

应用:描述疾病或健康状态在人群的分布及其特征,进行社区诊断,提供病因、危险因素线索,确定高危人群,评价疾病防治措施或促进健康的对策与措施的效果,医疗卫生服务的需求和质量评价。

优缺点:优点是容易实施,研究对象代表性好,可一次研究观察多种疾病的患病情况及多种相关的可能影响因素。缺点是难以确定暴露和疾病的因果关系,大规模调查和普查需要投入很多人力、物力。

2. 病例报告(case report)　对单个病例或 10 个以下病例的详尽临床报告,包括个人基本资料、临床表现(症状、体征和实验室检验结果)、治疗、治疗后的反应和结局,目的是分析和总结经验。在罕见病和新发疾病的报道中最为有用,也可为发现新病种或药物副作用等提供第一手资料。

3. 病例系列分析(case series analysis)　是将较多相同病例(大于 10 例)的人口学特征、临床和流行病学资料进行分类整理、统计分析及总结,发现其内在规律。与病例报告不同,病例系列分析可进行统计学显著性检验,并可估计机遇作用的大小,是总结临床经验的重要方法。病例分析也可利用已有资料进行分析,为临床研究提供信息和方向,但是由于没有事先设立对照,不能明确关联的前后关系,因此不能推断因果关联。20 世纪 90 年代后,病例系列分析被赋予了新的含义,不同于传统意义上的多个病例报告的综合,特指自身对照病例系列方法(self-controlled case series method),可用来估计在事先定义好的时间范围内,经过某种干预(或暴露)后,与自身另一非暴露时段进行比较,估计某临床事件的相对发生率。它从病例对照研究和队列研究演化而来,又称病例系列方法(case series method)。

另外,病例系列中有一种"全或无病例系列"(all or none)是指病例系列中报告的病例在治疗与不治疗之间发生了非常显著的差异,本质是一种特殊的历史对照。包括两种情况:一种是若该病不进行如此治疗,患者全部(或绝大部分)会死亡,但接受治疗后,一部分或很多患者会存活;另一情况是若该病不进行如此治疗,大多数患者会死亡,接受治疗后,没有或几乎没有患者死亡。"全或无病例系列"属于循证医学的 I 级证据。在拥有高质量的"全或无病例系列"结果时,不需要再进行随机对照试验证明其疗效。

特点:主要以观察法为手段,观察、收集和分析相关病例数据,归纳和总结研究对象的各类重要特征。不设对照组,一般仅能提供因果联系线索,可为后续分析性研究打下基础。

应用:描述罕见或新发现疾病的临床特征、诊治方法和预后,新的手术方式和医疗革新,危及患者生命、罕见的药物副作用,报告医疗事故、差错和经验教训,以及总结临床治疗和护理经验等。

优缺点:优点是研究容易实施,短期易出结果,节省人力、财力和物力,如果为全或无病例系列报告则具有因果关系的说服力。缺点是没有对照组,无法控制疾病自然史和安慰剂效应,不能控制选择偏倚和混杂因素对结果的影响,论证强度弱。

4. 病例注册登记研究(patient registry study)　是指涉及健康信息的登记。狭义的病例注册登记研究是为了达到一种或更多预定的科学或临床目的,利用观察性研究方法统一收集的数据来评估某一特定疾病、状况或暴露人群的结局指标,其结论可为描述疾病的自然史或确定某一治疗措施的临床疗效、安全性、成本效益以及评价或改善临床治疗提供科学依据。

与传统队列研究类似,病例注册登记研究也需要观察随访患者一段时间;但后者在其范围和关注点方面更加灵活,可以根据研究情况进行调整,研究的手段更为灵活,如一项注册登记研究可为多个研究目的收集数据,且有多种数据收集的方式。相对于随机对照试验来说,病例注册登记研究可为验证性的 RCT 提供临床数据。此外,RCT 通常严格要求实施随机、主动干预、盲法等原则,在某些罕见疾病的研究、外科手术以及转归、随访时间过长的试验中不易实现,而基于观察性临床实践的病例注册登记研究能以更为全面的方式收集用于评估患者转归所需要的信息。

病例注册登记研究按照不同适用人群进行分类,主要包括:疾病或者健康状况登记、卫生产品登记、卫生服务登记等。疾病或者健康状况登记则是对有相同疾病诊断的患者进行的观察随访;卫生产品登记的研究人群主要是指使用生物制药产品或者医疗器械的患者;

而卫生服务登记由拥有共同程序、临床治疗的患者组成。

5. 生态学研究（ecological study） 是以群体（如学校、班级、工厂、城市甚至国家等）为观察与分析单位，在群体水平上研究疾病或健康与各种环境因素（生物环境、理化环境、社会环境）暴露之间相关性的一种方法，亦称相关性研究。生态学研究又分为生态比较研究（ecological comparison study）和生态趋势研究（ecological trend study），前者指同一时间不同观察单位间的暴露和疾病之间存在相关，后者为同一观察单位不同时间的暴露和疾病之间存在相关。

应用：广泛应用于慢性病的病因研究，可以提供病因假设，或用于探讨环境变量与人群中疾病或健康状态的关系。也用于评估人群干预措施的效果，在疾病监测中估计监测疾病的发展趋势等。

优缺点：优点是可以应用常规资料或现成数据库，节省时间、人力和物力，容易获得结果，提供线索可供深入研究，可用于无法测量个体暴露剂量的情况，适合对人群综合干预措施的评价（如健康教育、健康促进等），在疾病监测中用于估计疾病发展趋势。其局限性在于生态学谬误（ecological fallacy）或生态偏倚（ecological bias），由于缺乏暴露群组与疾病分布的资料，难以将暴露和疾病联系起来；其次混杂因素难以控制；不能准确地解释暴露改变量与所致疾病发病率或死亡率改变量之间的关系。所以生态学研究结果不能作为因果关系的有力证据。

（四）真实世界研究

随机对照试验较好地控制了信息偏倚、混杂偏倚，研究内部真实性好，但其严格选择样本在临床控制条件下显现的效力，应用于其他医院、社区和非实验条件下效果可能与实验结果不一致。近些年随着临床实践深入，临床科研工作者逐渐认识到，随机对照试验对研究对象选择和设计过于苛刻，难以应对复杂干预手段和个性化治疗，同时会遇到伦理学、依从性的挑战，难以回答临床实践的诸多现实问题，不利于研究结果在临床实践中推广。基于以上原因，在评价干预措施效果时，近些年提出了真实世界研究。

1993 年"真实世界研究"（real world study，RWS）这一概念被 Kaplan 等提出。真实世界研究是针对临床研究问题，在真实世界环境下收集与研究对象健康状况和／或诊疗及保健有关的数据（真实世界数据，real world data，RWD）或基于这些数据衍生的汇总数据，通过分析获得药物及其他措施使用情况、潜在获益和风险的临床证据（真实世界证据，real world evidence，RWE）的研究过程。真实世界研究没有在研究对象的入选和临床药物的治疗等方面进行严格的限定，它的研究环境更加贴近临床实际，更强调研究的外部真实性，其研究结果能更好地运用于临床实际。

真实世界研究既可以采用观察性研究设计（如队列研究、病例对照研究、病例系列分析和病例注册登记研究等），也可以采用实验性研究设计（如实用临床试验和单臂临床试验等）。前者包括不施予任何干预措施的回顾性和前瞻性观察性研究，患者的诊疗、疾病的管理、信息的收集等完全依赖于日常医疗实践；后者与前者最大的不同是主动施予某些干预措施。由于真实世界研究的多样性、设计的复杂性、分析方法的高要求和对结果解释的不确定性，对药物的安全性和有效性的评价以及监管决策提出了更高的要求。

随着大数据时代的到来，真实世界研究理念得到大力提倡与发展，其产生的结论将是效力研究场景所获证据的重要补充，有助于证据推广和精准医疗。

（五）传统医学证据

传统医学经典著作、官修和政府颁发的医籍、历代医家著述、现代名家经验集、医案、个案报道和专家经验集均是循证临床实践的证据来源。多位学者在循证医学理念的指导下，结合整体观念和辨证论治的特点,针对证据体积极探索建立符合传统医学特点的证据分级体系,丰富了传统医学的证据评价方法,推动了临床证据的转化应用。

二、二次研究证据

二次研究证据是对多个原始研究证据再加工后得到的更高层次的证据,主要包括临床实践指南(clinical practice guidelines,CPG)、临床证据手册(handbook of clinical evidence)、系统综述(systematic review,SR)和卫生技术评估(health technology assessment,HTA)等。原始研究的质量一定程度影响二次研究证据的质量。

临床证据手册是由专家对各种原始研究和二次研究进行严格评价后汇总撰写,对临床医师应用证据具有指导意义。卫生技术评估是指对卫生技术的技术特性、临床安全性、有效性、经济学特性和社会适应性进行全面系统的评价,为各层次的决策者提供合理选择卫生技术的科学信息和决策依据。相较卫生技术评估,系统综述更注重文献的质量评价,有严格的纳入排除标准,一般只进行证据质量分级,不做出推荐。临床实践指南是人们针对特定的临床情况,系统制定帮助医生和患者做出恰当处理的指导意见,临床实践指南往往基于系统综述和卫生技术评估的结果制定。

第三节　证据分级推荐体系

一、证据分级及其演进

证据质量与推荐强度分级方法的发展主要经历了3个阶段。第一阶段单纯以研究设计为基础进行评断,以 RCT 为最高质量证据,主要代表有加拿大定期体检特别工作组(Canadian Task Force on the Periodic Health Examination,CTFPHE)的标准和美国纽约州立大学南部医学中心(SUNY Downstate medical center)推出的"证据金字塔"(图 2-1),其优点在于简洁明了,具有较强的可操作性和可重复性。但存在的主要问题在于分级依据过于简易和片面,结论适用性低,且仅用于防治领域。2016 年,有学者对传统证据金字塔进行修订,提出新的证据金字塔(图 2-2)。新的证据金字塔把分离研究设计的直线变成波浪状,且将系统评价从金字塔顶端移除,并将其作为一个镜头。修改理由基于两个方面:一是原始研究证据质量不仅与研究设计类型相关,也与研究的偏倚、不精确、不一致和间接性有关;二是原始研究质量及综述过程均影响系统综述的质量。

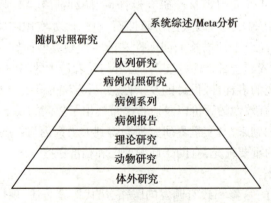

图 2-1　证据金字塔

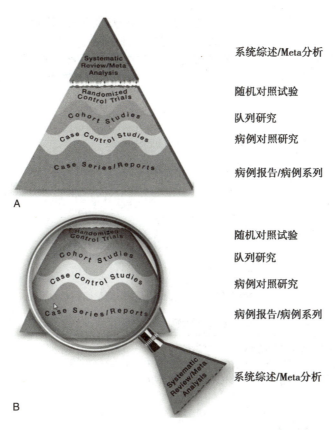

系统综述/Meta分析

随机对照试验

队列研究

病例对照研究

病例报告/病例系列

A

随机对照试验

队列研究

病例对照研究

病例报告/病例系列

系统综述/Meta分析

B

图2-2　新的证据金字塔

证据分级推荐发展的第二阶段在研究设计的基础上考虑了精确性和一致性,以随机对照试验系统评价/Meta分析作为最高级别的证据,主要代表有英国牛津大学循证医学中心(Oxford Center for Evidence-based Medicine,OCEBM)推出的OCEBM标准(表2-2,表中以防治性问题为例)。该标准在证据分级时按照不同的研究问题分别进行,把常见研究问题分为治疗、预防、病因、危害、预后、诊断、经济学分析等七个方面,更具针对性和适应性,结论更加可靠。OCEBM标准分级详细,针对性强,且较客观,不同评价者对证据分级的一致性高,曾一度成为循证医学教学和循证临床实践中公认的经典标准,也是循证教科书和循证指南中使用最为广泛的标准之一,但由于其级数较多(大小共10级),且简单将证据质量和推荐强度直接对应(高质量证据对应强推荐,低质量证据对应弱推荐),且未充分考虑研究的间接性和发表偏倚,也没有明确的方法根据"证据体"做出单一的推荐强度,以及观察性研究的升级等因素,所以在实际应用中仍然存在问题。

证据分级推荐发展的第三阶段始于2000年,针对上述证据分级与推荐意见存在的不足,包括世界卫生组织(World Health Organization,WHO)在内的19个国家和国际组织的60多名循证医学专家、指南制定专家、医务工作者和期刊编辑等,共同创建了推荐分级的评估、制定与评价(the grading of recommendations assessment,development and evaluation,简称GRADE,网址为https://www.gradeworkinggroup.org/)工作组,旨在通力协作,循证制定出国际统一的证据质量分级和推荐强度系统。该系统于2004年正式推出,由于其更加科学合理、过程透明、适用性强,目前包括WHO和Cochrane协作网在内的100多个国际组织、协会和学会已经采纳GRADE标准,成为证据与推荐强度分级发展史上新的阶段和里程碑事件。

表 2-2　2001 牛津大学证据分级与推荐意见强度分级标准
（以评估防治措施效果证据为例）

推荐强度*	证据级别	防治措施效果证据
A	1a	同质 RCTs 的系统综述
	1b	可信区间小的 RCT
	1c	显示"全或无效应"的任何证据
B	2a	同质队列研究的系统综述
	2b	单个队列研究（包括低质量的 RCT,如随访率＜80% 者）
	2c	基于患者结局的研究
	3a	同质病例 - 对照研究的系统综合
	3b	单个病例 - 对照研究
C	4	病例系列报告、低质量队列研究及病例对照研究
D	5	专家意见（即无临床研究支持的仅依据基础研究或临床经验的推测）

注:* 推荐强度 A,结果一致的 1 级临床研究结论;B,结果一致的 1、2 级临床研究结论或 1 级临床研究的推断（基于证据的推断此处是指证据将被应用的环境与产生证据的环境有潜在的临床重要差异）;C,4 级临床研究的结论或 2、3 级临床研究的推断;D,4 级临床研究的结论或任何级别多个研究有矛盾或不确定的结论。

二、GRADE 的原理与方法

　　GRADE 分级体系首次清楚阐述了证据质量和推荐强度的定义,即证据质量是指对观察值的真实性有多大把握;推荐强度是指南使用者遵守推荐意见对目标人群产生的利弊程度有多大把握。其中"利"包括降低发病率和病死率,提高生活质量和减少资源消耗等;"弊"包括增加发病率和病死率、降低生活质量或增加资源消耗等。GRADE 将证据质量分为高、中、低和极低 4 个等级,推荐强度分为强、弱两个等级（表 2-3）。

表 2-3　GRADE 的证据质量与推荐强度分级

证据质量分级	具体描述	研究类型
高（A）	非常有把握:观察值接近真实值	RCT 质量升两级的观察性研究
中（B）	对观察值有中等把握:观察值可能接近真实值,但也可能与真实值差别很大	质量降一级的 RCT 质量升一级的观察性研究
低（C）	对观察值的把握有限:观察值与真实值可能有很大差别	质量降两级的 RCT 观察性研究
极低（D）	对观察值几乎没有把握:观察值与真实值可能有极大差别	质量降三级的 RCT 质量降一级的观察性研究 病例系列分析 病例报告

推荐强度分级	具体描述
强	明确显示干预措施利大于弊或弊大于利
弱	利弊不确定或无论质量高低的证据均显示利弊相当

和此前的分级系统一样，GRADE 对证据质量的判断也始于研究设计。一般情况下没有严重缺陷的随机对照试验的证据起始质量为高（即 A 级），但有五个因素可降低其质量。没有突出优势的观察性研究的证据起始质量为低（即 C 级），但有三个因素可升高其质量（表 2-4）。

表 2-4　影响证据质量的因素

因素	解释	标准
可能降低 RCT 证据质量的因素及其解释		降级标准
偏倚风险	随机分组方法不恰当；未进行分配方案隐藏；未实施盲法（特别是结局指标是主观性指标时）；研究对象失访多，未进行意向性分析；选择性报告结果（特别是仅报告阳性结果）；发现有疗效后研究提前终止	五个因素中任意一个因素，可根据其存在问题的严重程度，将证据质量降 1 级（严重）或 2 级（非常严重）。证据质量最多可被降级为极低，但注意不应该重复降级，比如，如果发现不一致性是由于存在偏倚风险（如缺乏盲法或分配隐藏）所导致时，则在不一致性这一因素上不再因此而降低
不一致性	不同研究间结果差别较大，又没有合理的解释。差异可能源于人群、干预措施或结局指标的不同。当结果存在不一致性而研究者未能意识到并给出合理解释时，需降低证据质量	
间接性	分为两类：一是比较两种干预措施的疗效时，无二者直接比较的 RCT，通过每种干预与安慰剂比较的多个随机对照试验的间接比较；二是研究中的人群、干预措施、对照措施、预期结局（PICO）与实际应用时的 PICO 特征存在重要差异	
不精确性	研究纳入的患者和观察到的事件相对较少而导致可信区间较宽	
发表偏倚	如果很多研究（通常是小的、阴性结果的研究）未能公开发表，未纳入这些研究时，证据质量也会减弱。极端的情况是当公开的证据仅局限于少数试验，而这些试验全部是企业赞助的，此时发表偏倚存在的可能性很大	
可能提高观察性研究证据质量的因素及其解释		升级标准
效应值很大	当方法学严谨的观察性研究显示疗效显著或非常显著且结果高度一致时，可提高其证据级别	三个因素中任意一个因素，可根据其大小或强度，将证据质量升 1 级（如相对危险度大于 2）或者 2 级（如相对危险度大于 5）。证据质量最高可升级到高证据质量（A 级）
有剂量 - 反应关系	当干预的剂量和产生某种结局的比例之间有明显关联时，即存在剂量 - 反应关系时，可提高其证据级别	
负偏倚	当影响观察性研究的偏倚不是夸大，而可能是低估效果时，可提高其证据级别	

　　在 GRADE 证据分级标准中，同一研究设计的质量并不一致。为方便应用，Cochrane 协作网开发了 GRADE 评估工具（GRADE profiler，简称 GRADEpro），对每个测量指标分别评估，适用于 RCT、非随机对照试验和其他类型观察性研究的证据评价。

　　影响推荐强度的因素包括：①证据质量，证据质量越高，越适合制定一个强推荐，反之亦然；②利弊平衡，利弊间的差异越大，越适合制定一个强推荐，否则，适合制定一个弱推荐；③价值观和意愿，不同患者间价值观和意愿差异越大，越适合制定一个弱推荐；④成本，一项措施的花费越低，资源消耗越少，越适合制定一个强推荐。

　　强推荐的含义是几乎所有患者均会接受所推荐的方案，此时若未接受推荐，则应说明；临床医生应对几乎所有患者都推荐该方案，此时若未给予推荐，则应说明；该推荐方案一般会被直接采纳到政策制定中去。弱推荐的含义是多数患者会采纳推荐方案，但仍有不少患者可能因不同的偏好与价值观而不采用；临床医生应该认识到不同患者有各自适合的选择，帮助每个患者做出体现其偏好与价值观的决定；制定政策时需要充分讨论，并需要众多利益

笔记栏

相关者参与。

  GRADE 工作组对证据的推荐强度仅分为强、弱两级。当确信相关证据应用是利大于弊或弊大于利时为强推荐；而对证据使用是否利大于弊的把握不大时为弱推荐。该推荐建议简明易用、适用性广，可用于各医学专业临床推荐意见的制定，多个国际组织已广泛采用该推荐建议。

  与其他众多标准相比，GRADE 系统的优势在于：由具有广泛代表性的国际指南制定小组制定；明确界定了证据质量和推荐强度；明确指出对证据质量评估是对报告了重要临床结局指标的证据体的评估，而不是对一个系统评价或临床试验质量的评估；对不同级别的证据的升降级有明确、统一的标准；从证据评级到推荐意见强度全过程透明；明确承认患者价值观和意愿在推荐中的作用；就推荐意见的强弱，分别从临床医生、患者、政策制定者角度做了明确使用的阐释；适用于制作系统评价、卫生技术评估及指南。

  虽然 GRADE 标准与以前的标准比较，具有很大的优势，但也存在证据质量分级和推荐强度制定的主观性，较为复杂，对分级人员要求较高，未涉及质性研究、经济学评价。很多机构和组织目前仍然使用其之前的分级系统，部分还在不断研发新的分级系统。

  从整个证据分级体系的发展来看，早期的体系仅依据研究的设计，相对简单，对单一研究的评价应用方便，但其机械地认为观察性研究证据等级低于 RCT 研究。目前的证据分级体系在评价证据时，考虑的因素包括研究设计和证据的直接性、一致性和精确性等，其对证据的评价较准确和全面，但研制起来较复杂和费时，且不易应用。早期的证据分级体系主要是帮助临床医生和其他的研究者评价治疗措施的证据质量，现阶段的证据分级体系正致力于为系统综述或指南制定人员在证据分级时提供帮助。

（王成岗）

复习思考题

1. 常用的临床科研方法有哪些？
2. 证据与证据体的概念是什么？
3. 影响证据推荐强度的因素有哪些？

ER-2-2

扫一扫
测一测

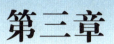

第三章

证据的来源与检索

PPT 课件

学习目标

1. 掌握循证医学证据检索的方法和步骤;
2. 熟悉医学文献数据库的特点及其使用方法;
3. 了解中医药证据检索特点。

中医药临床研究证据的检索是循证实践和科研的一项基本工作。本章简要介绍常用的综合证据数据库和原始研究数据库,并介绍常见数据库检索的主要策略和步骤;通过实例分析,详细介绍如何根据一个临床情景提出需要研究的问题并对其进行检索。

第一节　常用循证医学证据资源

一、循证医学资源概述

开展循证临床实践时,对提出的临床问题需要在循证医学证据资源中先进行检索。2009 年加拿大 McMaster 大学临床流行病学与生物统计学教授 R. Brian Haynes 将循证医学证据资源分为 6 级结构,提出循证资源"6S"模型,即:原始研究(studies)、原始研究摘要(synopses of studies)、系统评价(syntheses)、证据摘要(synopses)、综合证据(summaries)和证据整合系统(systems)。"6S"模型形成了以原始研究为基础,以证据系统为终端的金字塔模型(pyramid of evidence),见图 3-1。临床证据资源检索时原则上从金字塔顶端向底端依次向下检索,若在某一层级获得可靠、有效证据,则无须继续检索下一层级数据库,直接回到临床解决实际问题。

(一) 证据整合系统

证据整合系统(systems)是循证医学证据资源的最高等级,是医学工作者将医学信息资源充分且准确地运用到临床实践工作过程而构建的一个完美的计算机决策支持系统,包含完整且精准的医学信息和证据链接。该系统勾勒了一个快捷方便、界面友好的人机对话系统,通过与计算机的简答互动,能够解答各种重要临床问题。同时,患者也可通过计算机决策支持系统,及时了解疾病诊疗情况,利于缓解因医疗信息不对称带来的医患矛盾。

(二) 综合证据

综合证据(summaries)是整合来自当前层级以下的最佳证据而形成的循证知识库或循证临床指南,可针对临床问题,直接给出相关背景知识、专家推荐意见、推荐强度和证据级别。

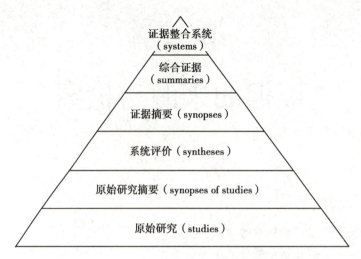

图 3-1 循证医学资源的"6S"金字塔模型

（三）证据摘要

证据摘要（synopses）是一种把原始研究和综述按固定格式整合提炼后所形成的摘要。临床医生通过循证题目检索和阅读相应的循证摘要，可方便快捷地获取相关循证问题的证据信息，即便在不清楚全文信息的情况下也能够及时采取相应措施，为患者提供最佳临床诊疗。

（四）系统评价

在"6S"金字塔模型中，系统评价（syntheses）位于证据摘要之下，常见的系统评价为 Cochrane 系统评价等。若缺乏现成的证据整合系统（system），查找到的摘要又不能提供更多信息时，可直接通过 Cochrane 图书馆查找系统评价。系统评价主要是针对当前疾病防治问题，通过广泛收集全球范围内已发表 / 未公开发表的、涉及卫生保健的干预措施效果文献，严格评价后再通过定量合成或定性分析得到的科学综述。

（五）原始研究摘要

原始研究摘要（synopses of studies）主要形式是循证摘要的杂志。原始研究摘要是以高质量研究的结构摘要形式描述，不仅符合严格的质量评价标准，并且以临床相关问题和有趣的形式汇编成册。

（六）原始研究

原始研究（studies）的形式是指发表在各种杂志上的原始研究论文，可在检索 PubMed、Embase 等原始文献网络数据库获取相关原始研究信息资源。

二、常用综合证据检索数据库介绍

（一）BMJ Best Practice

BMJ Best Practice（https://bestpractice.bmj.com/）是 BMJ Clinical Evidence（BMJ 临床实证）的升级产品。BMJ 期刊库附带的 Best Practice 循证医学数据库，是基于循证医学的临床诊疗决策支持和学习工具，由全球知名临床专家起草，将最近的研究成果、指南、专家意见整合在一起，旨在为医务工作者在临床诊断和学习过程中即时提供精准、可信并及时更新的诊疗知识，以帮助他们做出最佳诊断，优化治疗方案，改善患者预后。该资源适合任何层次的医务工作者，尤其适用于年轻医师、全科医师和医学生。数据库可进行中英文双语浏览，BMJ Best Practice 中文版是中华医学会和 BMJ 集团合作的项目，翻译了国际版的内容，并定期更新。

(二) UpToDate

UpToDate(https://www.uptodate.cn/home)基于循证医学原则、持续不断地将现有的医学证据、世界专家的临床经验相结合,经过多层多轮的筛选、消化、吸收,原创性的向用户展现高水平的实用医学信息。特别重要的是,UpToDate 还在综合性地整合研究证据的基础上,根据循证医学的 GRADE 原则给出了分级诊疗推荐意见(graded recommendations),并且这些意见都能够运用于临床实践。UpToDate 的英文专题都由世界知名医生撰写和编辑。他们恪守严谨的编辑流程并利用先进的专题发布平台,根据新近诊疗进展随时对专题内容进行更新,帮助 UpToDate 的用户及时掌握实用临床信息。

(三) Cochrane Library

Cochrane Library(http://www.cochranelibrary.com/) 由 Cochrane 协作网创建,由 John Wiley 公司负责出版和发行,包括 3 个高质量数据库:①系统综述数据库(Cochrane database of systematic reviews,CDSR),提供 Cochrane 系统评价全文以及研究方案。它们旨在帮助面临医疗保健问题的医生、患者、决策者和其他人士做出选择。CDSR 几乎涵盖临床医学各专业;②临床对照试验注册中心(Cochrane central register of controlled trials,CENTRAL),提供成百上千研究的引文信息,包括会议论文和目前其他文献数据库中列出的其他来源的论文;③临床解答(Cochrane clinical answers,CCA)为读者提供了一个易查询的、可读性强的、以临床为中心的严谨可靠的研究数据库,同时还便于操作,有利于为即时诊断的决策提供信息。每条 CCA 都包含一个临床问题,一个精简的回答,以及来自 Cochrane 评论的结果。

Cochrane Library 支持通过"题名""摘要"或"关键词"字段的快速检索,可以使用布尔逻辑运算组合,也可以进行短语检索,还支持 MeSH 检索。在高级检索中可以过滤检索的数据库和文献类型。检索结果可以进行订阅,当有更新时系统自动发送到检索者的邮箱。Cochrane Library 的检索结果可导出为引文模式或者引文摘要模式。

(四) DynaMed 数据库

DynaMed(http://www.dynamed.com)是 EBSCO 出版集团下的循证决策的重要资源。DynaMed 包括大量医学主题的临床证据,每个主题涵盖疾病状况、鉴别诊断、治疗措施、预后和管理等信息。DynaMed 将证据质量分 3 个等级,一级证据:高随访率的 RCT、基于一次研究的系统评价或关注预后的队列研究;二级证据:随访率低于 80% 的临床试验;三级证据:病例报告、专家意见等。该数据库基于证据等级将临床推荐意见分为三级:A 级推荐意见(一致且高质量的证据)、B 级推荐意见(不一致或有限的证据)和 C 级推荐意见(缺乏直接的证据)。

三、常用临床实践指南网

(一) NGC(US National Guidelines Clearinghouse Database)

美国临床诊疗指南数据库 NGC(http://www.guideline.gov/),是 1998 年由美国医疗保健研究所和美国医学协会等组织合作创建的免费临床指南在线资源。NGC 纳入了 2 000 多个临床指南,提供指南全文、结构式摘要或注释,进行了指南分类和质量评级。根据美国医学研究所制定的定义,NGC 修订了指南纳入标准:①针对特定医疗问题的合理临床决策;②由医学协会、机构或组织支持或制定;③基于系统评价结果制订,包含摘要、检索方法、研究内容等;④比较推荐疗法与其他疗法的优劣;⑤提供英文版全文;⑥最新版本提供指南 5 年内制订、审查或修订的详细说明。NGC 的检索特点为:①关键词检索、浏览;②详细检索,输入具体疾病、干预方法等;③支持分类检索,针对人群、科室、证据强度、推荐级别等类别进行检索。

（二）GIN（Guidelines International Network）

国际指南协作网 GIN（https://g-i-n.net/）成立于 2002 年，是一个全球性的协作网络，现包含其合作机构、成员制订或认可的指南 6 000 余条，数据库每月进行更新。其指南标准包括指南制订小组成员、适用范围、制订方法、证据评价、指南等级等方面，可由注册者自愿填写。GIN 免费提供网页检索，注册会员后能使用指南检索功能、下载临床实践指南的全文和免费使用 The Cochrane Library。其检索方式为：①网页检索或指南检索；②新指南网络数据库（包含数据 3 000 余条）可免费使用，通过框式检索，按出版范围、适用目标、指南发布状态、语言、制定机构或成员、出版年份等缩小范围；③指南检索，按指南类型、制定组织、日期、出版状态和国家等条目搜索和排序。

（三）SIGN（Scottish Intercollegiate Guidelines Network）

苏格兰校际指南网络 SIGN（http://www.sign.ac.uk/）是英国国家健康服务（National Health Service，NHS）于 1993 年研发的免费循证医学数据库。SIGN 包括当前指南 41 条，总共指南 160 余条，可提供指南全文、快速指南摘要和指南相关配套资料（调查报告、专业报告等），仅当前指南可浏览、查阅和下载。其指南保持最新状态，指南内容由评审专家小组独立审查，不合格者归入过期指南列表，过期指南无法点击查阅。SIGN 检索特点为：①基本检索；②按指南状态（当前指南、正在制订指南、提议指南和存档指南）检索；③检索结果按编号、题录、疾病类型、发表日期排序。

（四）NICE（National institute for Health and Care Excellence）

英国国家卫生与临床优化研究所 NICE（https://www.nice.org.uk/）于 1999 年成立，NICE 通过评估英国医疗状况，提供临床疗效佳、成本效益高的个性化医疗信息和客观、权威的循证医学指南。NICE 已发布指南 1 600 余条，包含抗菌药处方指南、癌症指南、药物实践指南、诊断指南、放射介入程序指南等内容。其检索方式为：①按标题、关键词检索，通过更新日期筛选；②按指南类型，如药物实践指南和 NICE 建议等；③按指南领域，如不同疾病状况、生活方式和针对不同人群等；④按指南状态，已发表、正在制订和已提议等；⑤按更新时间，限定时间段为当月、前一个月和前六个月。NICE 制定的指南在国际上应用广泛，被世界卫生组织认可为指南的国际典范和标准。旨在减少国家医疗服务体系（NHS）提供的治疗护理服务在不同地区的可及性和质量差异。

四、原始研究的证据检索数据库

（一）常用中文数据库介绍

目前常用的中文数据库有中国生物医学文献服务系统（SinoMed）、中国知网（China national knowledge infrastructure，CNKI）、维普中文期刊服务平台（VIP）、万方数据知识服务平台（WANFANG DATA）、中华医学期刊全文数据库和中国中医药数据库等。以下主要介绍 SinoMed、CNKI、VIP、WANFANG DATA 四个中文数据库。

1. 中国生物医学文献服务系统（SinoMed）

（1）概况：SinoMed（http://www.sinomed.ac.cn/zh/）由中国医学科学院医学信息研究所/图书馆开发研制，该系统资源丰富，包括中国生物医学文献数据库（Chinese biomedical literature database，CBM）、中国医学科普文献数据库、北京协和医学院博硕学位论文库、西文生物医学文献数据库（western biomedical literature database，WBM）等。学科范围涉及基础医学、临床医学、预防医学、药学、口腔医学、中医学及中药学等生物医学的各个领域，收录1 890 余种期刊，1 080 余万篇文献。全部题录均进行主题标引和分类标引，对作者机构、发表期刊、所涉基金等进行规范化加工处理，现已全面整合中文 DOI（数字对象标识符）链接信息,以更好地支持文献发现与全文在线获取。

(2)SinoMed 的主要检索功能:SinoMed 分文献检索、引文检索和期刊检索。文献检索包括跨库检索和中文文献、英文文献、博硕论文及科普文献的单库检索,均支持快速检索、高级检索、主题检索、分类检索四种检索方式。

(3)SinoMed 的检索结果显示与下载:检索结果显示界面可实现结果聚类分析、检索结果筛选、排序方式及显示格式、结果列表、结果输出等功能。在检索结果列表中可获取文献题名、作者、作者单位、出处等题录或文摘信息。可通过全文链接下载,也可通过"原文索取"提交原文索取申请。

2. 中国知网(CNKI)

(1)概况:CNKI(https://www.cnki.net)是由清华大学、清华同方发起创建的"中国知识基础设施工程",目前以"中国知网"网站形式向用户提供检索服务,是综合性文献检索系统,收录中外学术论文、中国国家科技成果、中外专利、工具书等类型的文献。中国知网数据库资源种类繁多,主要包括文献资源、知识元资源和引文资源三种。文献资源主要有学术期刊、博硕士论文、会议、报纸、年鉴、专利、标准、成果、图书、法律法规、政府文件、企业标准、科技报告、政府采购等;知识元资源主要有知识问答、百科、词典、手册、工具书、图片、统计数据、指数、方法、概念等;引文资源主要有中国引文数据库。

(2)CNKI 的主要检索功能:CNKI 针对各类文献特点,提供了多种便捷的检索方法。CNKI 检索方法包括文献检索、知识元检索和引文检索。文献检索分为一框式检索、高级检索、专业检索、作者发文检索、句子检索和出版物检索。

(3)CNKI 的检索结果显示与下载:检索结果列表可显示检出文献的题录或文摘,包括序号、篇名、作者、刊名、年/期、被引频次、下载频次等。点击文献篇名可进入知网节,查看单篇文献的详细信息和扩展信息,也可选择手机阅读或 HTML 阅读,还可以按 CAJ 或 PDF 格式下载文献全文。检索结果的保存可在"导出与分析"下的"导出文献"中选择文献导出格式,即可进入检索结果的保存界面,再根据需要选择文献导出格式。

3. 维普中文期刊服务平台(VIP)

(1)概况:VIP(http://www.cqvip.com)是重庆维普资讯有限公司推出的《中文期刊服务平台》,以中文科技期刊数据库为核心资源,收录 1989 年至今的中文期刊 15 000 余种,7 100余万篇文献,其内容涵盖社会科学、自然科学、工程技术、农业科学、医药卫生、经济管理、教育科学和图书情报等领域,期刊文献按《中国图书馆分类法》进行学科分类。

(2)VIP 主要检索功能:VIP 提供基本检索、高级检索和检索式检索三种检索方式,同时提供期刊导航、期刊评价报告、期刊开发获取等检索功能。

(3)VIP 的检索结果显示与下载:检索结果以文摘、详细和列表三种形式显示。平台提供在线阅读、下载 PDF、原文传递、OA 全文链接等多途径的全文保障模式。点击"下载全文"按钮可下载 PDF 格式的文献全文,点击"在线阅读"可在线阅读文献。选中检索结果题录列表前的复选框,点击"导出"可以将选中的题录导出。

4. 万方数据知识服务平台(WANFANG DATA)

(1)概况:万方数据知识服务平台(https://www.wanfangdata.com.cn)是由中国科技信息研究所万方数据股份有限公司推出的数据资源系统,内容涉及自然科学、工程技术、医药卫生、农业科学、哲学政法、社会科学、科教文艺等全学科领域,收录范围包括期刊、学位、会议、专利、科技成果、科技报告、标准、法律法规、地方志、视频等 10 余种知识资源类型。提供与资源类型相对应的 13 个数据库,其中,中国地方志数据库、中国机构数据库、中国科技专家库为特色资源库。

(2)万方数据知识服务平台的主要检索功能:平台提供简单检索、高级检索、专业检索和作者发文检索四种检索方式,并支持跨库检索。

(3)万方数据知识服务平台的检索结果显示与下载:检出文献可以按精简模式和详细模式显示检索结果。精简模式仅显示文献的题名及出处;详细模式显示题名、作者、来源、时间、被引、下载等;题录格式以题录文摘形式显示标题、作者、出处、文摘、关键词、被引及下载次数等。点击"在线阅读"或"下载"可直接阅读或下载文献全文;点击文献篇名可查看文献详细信息;点击"导出"可将文献题录加入导出列表,并按参考文献格式、特定文献管理软件格式、自定义格式及查新格式导出所选检出文献题录。

(二)常用英文数据库介绍

目前常用的英文数据库有 PubMed、Embase 等,以下对这两个数据库做简单介绍。

1. PubMed

(1)概况:PubMed(https://www.ncbi.nlm.nih.gov/pubmed)是由美国国立医学图书馆(National Library of Medicine,NLM)所属的美国国家生物技术信息中心(National Center for Biotechnology Information,NCBI)开发和维护的免费网络生物医学信息检索系统,具有收录范围广、数据更新快、覆盖内容全、检索途径多、检索体系完备等特点。PubMed 收录了全世界 80 多个国家、60 多个语种、11 000 多种期刊上的生物医学文献,主要来源于 Medline、PubMed Central(PMC)、Bookshelf 三个数据库,其中 Medline 是 PubMed 主体部分。

(2)PubMed 主要检索功能:PubMed 具有基本检索、高级检索、主题词检索、期刊检索、单篇引文匹配器、批量引文匹配器和临床查询等检索途径。检索规则包括:①布尔逻辑检索,将检索词通过逻辑运算符连接,如 #1 AND #2;②截词检索,用"*"表示代表多个字符,如 bacter*,可以检出 bacter、bacteria、bacterium、bacteriophage 等最多 600 个单词;③强制检索功能用双引号""来强制系统进行短语检索,如"Lung cancer"系统会将其作为一个不可分割的词组在数据库的全部字段中进行检索,不会当作两个词来检索;④作者检索,按照姓在前、名在后、姓全称、名缩写的输入规则进行检索;⑤字段限制检索,PubMed 可供检索的字段有 49 个,形式为:检索词[字段标识],如 lung cancer[TI],可检索出文章篇名含有"肺癌"的文献。

(3)PubMed 的检索结果显示与下载:检索结果默认显示格式为 Summary,包括篇名、作者、刊名缩写、出版年月及卷期页码、PMID、记录状态、相关引文链接,如果可以免费获取全文,则有"Free Article"标识。

2. Embase

(1)概况:Embase(http://www.EMBASE.com)是由 Elsevier Science 出版公司推出的权威性的生物医学与药理学文献数据库;收录 1947 年至今 8 500 多种期刊中 3 500 万条文献,超过 3 000 种期刊在 Medline 数据库上无法检索到,尤其涵盖了大量欧洲和亚洲医学期刊。数据库使用独有的 Emtree 生命科学主题词表,涵盖了所有 MeSH 术语,保证了检索的准确性。

(2)Embase 主要检索功能:包括 PICO 检索、PV Wizard 检索、快速检索(quick search)、高级检索(advanced search)、药物检索(drug search)、疾病检索(disease search)、设备检索(device search)和文章检索(article search)。Embase 最有特色的是 PICO 检索和 PV Wizard 检索,其他检索基本同 PubMed 检索。PICO 常用于循证检索,临床医师需要根据"PICO"原则将问题翻译成可检索、可回答的问题,分解后的 PICO 常作为检索时的关键词。Embase 数据库直接提供"PICO"表单式检索组合的对话框,方便进行检索策略的制定。PV Wizard 检索用于监控药物上市后的不良反应,PV 向导搜索表单包括 5 个关键元素:药物名称、替代药品名称、药物不良反应、特殊情况和人类限制。药品名称的搜索使用自动完成功能和 Emtree 主题词输入,药物的同义词可以很快地添加到查询中,从而使用户更容易构建全面的检索策略。

(3)Embase 的检索结果显示及下载:检索结果可以引文、摘要等格式显示,点击"full record"显示全记录界面,点击"similar records"进行扩展,点击"view full text"链接至出版商全文。

第二节 证据检索步骤

一、基于临床问题确定检索关键词

在遇到临床问题时,临床医师需要根据"PICO"(观察性研究为"PECO")原则将问题翻译成可检索、可回答的问题,分解后的 PICO 常作为检索时的关键词。P(patient/population):患者或者人群的临床特征;I(intervention)或者 E(exposure):关注的处理措施或暴露因素;C(comparison):对照措施,如果是诊断性研究,通常为"金标准"诊断;O(outcome):关注的结局指标。在实际检索时可使用其中三个或者两个要素的检索词进行检索。

例如针对"参麦注射液治疗小儿病毒性心肌炎的疗效和安全性如何"的问题,根据 PICO 四要素分解法,P:病毒性心肌炎儿童;I:参麦注射液;由于该问题未对对照措施、结局指标进行限制,检索时只选择代表 P 和 I 的检索词构建检索式。

二、选择检索数据库

根据临床问题的类型及检索目的,结合各数据库的特点,选择最相关的数据库进行检索。如果以查找使用证据为目的,在明确检索问题和需求之后,应按照"6S"证据模式,优先从高级别证据开始检索,逐渐到低级别证据。为了尽可能查全,在每个证据层级对应的多个数据库中可同时进行检索,一旦在某一层级证据资源中获得理想证据,就不再需要继续检索下一层级数据库。

如果以制作系统综述为目的,检索时应尽可能收集所有相关的临床研究。使用计算机检索时,可在检索英文 PubMed、Embase,中文 SinoMed、CNKI、WANFANG DATA 等以原始研究为主的主要生物医学数据库基础上,扩展检索 Cochrane 对照试验中心注册数据库(CENTRAL)、中国临床试验注册中心(Chinese Clinical Trial Registry,ChiCTR)或美国临床试验注册中心(ClinicalTrials.gov)等。

三、制定检索策略

(一) 主题词与自由词的确定

进行中医药证据检索时,可根据美国国立医学图书馆的《医学主题词表》(MeSH)、《中文医学主题词表》(CMeSH)、《中国中医药学主题词表》选择合适的主题词。但是,由于一些中医药领域相关概念、名词术语未被以上主题词表收录,仅使用主题词检索会导致漏检。因此,应采取主题词与自由词检索相结合的方法。检索中药单味药时,可借助中草药三种文字对照表,同时检索该药的中文、英文及拉丁文。

(二) 检索词的逻辑连接

1. 布尔逻辑运算符 是计算机常用检索技术,布尔逻辑运算符有"与"(AND)、"或"

（OR）、"非"（NOT）三种，大部分检索系统的逻辑运算优先级为"非"最高，"与"其次，"或"最低，如果改变运算顺序需用"（ ）"。逻辑运算符的意义及作用见表3-1。

表 3-1　逻辑运算符的意义及作用

逻辑运算符	意义	作用
A AND B	检索同时含有 A 和 B 的文献	缩小检索范围，提高查准率
A OR B	检索至少含有 A 或 B 其一的文献	扩大检索范围，提高查全率
A NOT B	排除文献中含有检索词 B 的文献	缩小检索范围，提高查准率

2. 截词检索　使用截词符在检索词的适当位置截断检索的方法，常用于外文检索系统，对于提高查全率、预防漏检有较明显的效果。按截断的位置分为前截词、中截词和后截词三种。不同的检索系统所使用的截词符不同，常用"$"" ?"代表有限截词，用"*""%"代表无限截词。

（三）基于 PICO 四要素法确定各检索式之间的关系

基于 PICO 四要素法，确定关于患病人群（P）的多个检索词（包括主题词和自由词），将各检索词编号以"OR"连接；然后，确定表示干预措施（I）的检索词，如为药物要考虑其商品名、别名等，将各检索词编号以"OR"连接；最后，将 P 与 I 两组检索词用"AND"连接。

四、评价检索结果，优化检索策略

经过以上三个步骤后，可以查询并获得一定的检索结果，可根据结果的内容是否相关，判断检索结果是否在预期范围内、能否满足最初的检索目的。

如分析检索记录，发现检索结果中有太多和研究目的不相关的记录，或（和）研究目的相关的记录太少甚至没有，则已定的检索式不合格，需修改完善；或者进一步分析检索记录是否与研究主题相关、文献的权威性如何等。如果不能满足，则需重新考虑检索策略，可通过浏览检索结果选择更专指的主题词或关键词，扩大自由词范围，采用截词、通配符、索引词表等检索，调整位置运算符方式优化检索策略。

如果检索出的文献太多，首先考虑是否临床问题设置太宽泛，是否需要重新梳理临床问题；然后再缩小检索范围，提高查准率。常用的方法采用主题词表进行检索，采用主题词/副主题词组配检索，采用限定字段的方式进行检索。比如只在题目和摘要中检索，调整位置运算符等方式优化检索策略。

由于不同数据库收录范围、检索功能不尽相同，因此需要在检索实践中不断调整检索策略，兼顾检索的查全率和查准率，保证检索效果。

五、获取文献

临床证据检索结束或者在检索过程不能通过题目和摘要进行分析与评价时，需要进一步获取全文文献。目前大部分数据库中提供的免费文献相对较少，绝大多数是有偿服务。常见的文献获取途径有以下几种方式：

（一）网上免费医学资源

网上免费资源又称开放访问（open access，OA）资源。常见的 OA 网站有 PubMed Central、HighWire Press、Free Medical Journals 和 Directory of Open Access Journals 等。免费资源能提供的文献相对数量较少，尚不能满足临床证据获取的要求。

(二) 利用图书馆馆藏资源

图书馆馆藏资源主要包括两部分。一是传统纸质图书、期刊与特种文献(学位论文、会议录、标准、年鉴等工具书);二是电子数字资源,包括各种全文数据库、网络型电子期刊。一般电子数据库检索系统中都会有全文链接,通过点击链接可以下载电子格式的全文文献。这是最便捷和成本最低的获取方式,但是受到各机构购买资源数量的影响。

(三) 利用图书馆的馆际互借和文献传递服务

馆际互借主要指馆与馆之间图书的互相借阅。文献传递指图书馆之间、图书馆与其他信息机构之间,以及高校图书馆与用户之间的信息资源提供服务。主要提供读者自己查找不到或难以获得的全文资料。文献传递员可以帮助获取,通过电子邮件等方式提供所需要而本馆缺藏的文献全文。馆际互借和文献传递服务通常需要支付一定的费用。

(四) 直接向作者索取

极少数的外文期刊,尤其是一些非英语语言期刊国内没有引进,也没有发行相应的电子刊,国内无法获取全文,会议论文经常仅收录题目和摘要。此时,可查获作者的联系方式,直接向作者索取,还可以和作者进行一些学术交流。

(五) 专业网站的付费订购

一般电子数据库中收费文献都提供了收费的链接,可根据提示进行付费操作以获得相关文献。此方式的缺点为经济成本较高。

第三节　中医药证据检索的特点

一、概述

中医学历经几千年的发展,在不同的历史时期、不同的地域出现新的流派、新的理论、新的方法和方药。这些不同的理论和方法对中医病证的认知和干预有不同的理解和文字表述。术语古今有别、方言不尽相同。这些内容的出现丰富了中医药的内涵,但同时也造成了中医药证据检索的复杂性。

(一) 中医药临床问题构建的复杂性

中医药的特点是辨证论治,强调"证"在"病机分析"及"遣方用药"中的主导作用。近百年来西学东渐,中医学受到西方医学的影响,在临床诊治模式中也发生了一些变化,比如说病证结合辨治等。中医药在临床问题的构建上有如下特点:①患者或者人群的临床特征是以"证"为单元,或者西医的"病"和中医的"证"相结合,所以在诊断标准、纳入标准和排除标准等方面有其特殊性;②干预措施方面主要为某方剂的加减、自拟方剂或者中药配合西医常规治疗等,干预措施的质(方剂的药物或者针灸取穴)和量(包括剂量、频率、时间)等不统一;③对照措施选择上,很多中医临床研究没有设置阳性对照,仅仅做了自身干预前后对照;加载试验在中医药临床研究中经常用到,通常以西药常规治疗作为对照;④在观察指标方面,中医的观察指标主观性较强而难以量化,缺乏能够真正体现中医疗效特色和中医药长期疗效的指标,如改善生活质量、精神状态等相关的症状指标。

(二) 中医药检索词的繁琐性

中医词汇中一个概念会对应多条术语,一个术语也会有几个含义。不同时代、不同地域的医家对于同一事物往往会采用不同的术语。比如中药处方中的"辛夷"和"木笔花"具有相同的含义,"气滞痰凝""气滞痰郁""气郁痰阻""痰气交阻""痰气凝结"几个证在临床上基本含义也是一样的,临床辨证论治具有相似性。但是对计算机语言来说以上描述存在差异,所以就需要把相同意义的词都提取出来进行检索,以保障证据的完整性。同时也要注意中医药术语在被翻译成外文时有多种表达方式的情况,检索时同样需要查全。

(三)中医药证据来源的多样性

载录中医药证据的文献除现代文献,还有丰富的古代文献,因此在中医药证据检索时需兼顾检索现代文献和古代文献。中医药古籍的检索可以使用翰林典藏、书同文古籍数据库、爱如生中医典海及《中华医典》数据库等,或者本地电子软件库及手工检索等方式。

中医药证据中文文献来源较多,而英文文献相对较少。因此在进行中医药证据检索时应首选中文生物医学数据库,如 CNKI、SinoMed、VIP、WANFANG DATA 等进行检索。选择英文数据库应更具针对性,如 PubMed 偏重于医学,Embase 则偏于药学。由于近年来日本学者对中医药研究的深入,条件允许的情况下也应对日文的数据库进行检索,如医学中央杂志、科学技术速报(生命科学)等日文检索工具。

此外,还要根据检索目的,适当选择中医药专业数据库进行检索,如中医药科技信息数据库、中医药关联数据库(Herb BioMap)、联合和补充医学数据库(Allied and Complementary Medicine Database)等。

(四)中医药证据质量评价的问题

随机对照试验产生的临床证据在循证医学中占有主要地位。由于中医药治疗的自身特征,如安慰剂可行性差,导致中医药临床研究设计中规范的随机对照试验比较少,以观察性研究较多。中医药是一门传统的经验医学,经典医籍、医案和名家经验由于仅是文献的记载和个人经验,没有严格的临床研究支持和评价,因此其质量级别较低。但是此类低质量的证据也是中医药临床决策的重要参考,是中医药临床诊疗证据中不可分割的部分。为了适应中医药证据的特点,可参考《传统医学证据体的构成及证据分级的建议》。

二、检索实例

以 2021 年发表在 Cochrane 协作网上的一篇系统综述 *Chinese herbal medicine for subfertile women with polycystic ovarian syndrome* 为例。

第一步,构建临床问题,确定检索词。作者提出的临床问题是"中药治疗多囊卵巢综合征的低生育女性的疗效和安全性"。基于 PICO 四要素法将该问题分解,P:多囊卵巢综合征女性;I:中药;C:安慰剂、不治疗、西药治疗、腹腔镜手术、运动结合饮食疗法、其他中医疗法等等;O:①出生率;②妊娠率;③排卵率;④不良反应。根据临床问题确定的 P 和 I 要素,构建中文检索词为:多囊卵巢综合征、多囊卵、多毛症、不排卵、中药、草药、中医、传统医学、中西医结合、随机。英文检索词为:polycystic ovary syndrome,PCOS,stein leventhal,polycystic ovar,hirsut*,anovulat*,Chinese herbal,traditional Chinese medicine,oriental medicine,herb*,TCM,randomized controlled trial,controlled clinical trial,randomized,placebo,trial。

第二步,选择数据库。计算机检索中文数据库选择 CNKI、VIP 和 WANFANG DATA;英文数据库选择 Cochrane Library、PubMed、Embase、PsycINFO、CINAHL,并检索其他试验注册平台。检索时限均为建库至 2020 年 6 月 2 日。

第三步,检索词组合及数据库检索。中文数据库以 CNKI 为例,根据 PICO 构建的临床问题,进入专业检索界面,输入检索式为:SU=(多囊卵巢综合征+多囊卵+多毛症+不排卵)AND SU=(中药+草药+中医+传统医学+中西医结合)AND 随机(图 3-2,图 3-3)。

笔记栏

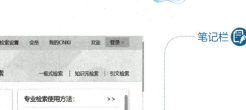

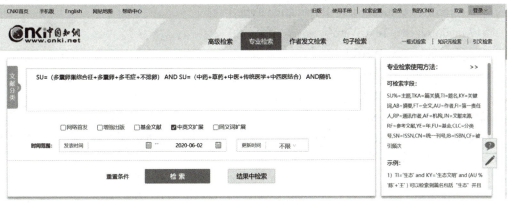

图 3-2　CNKI 检索界面

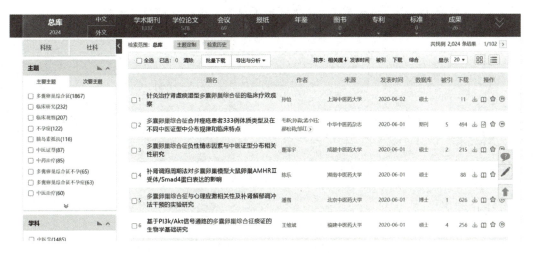

图 3-3　CNKI 检索结果

第四步,英文检索词组合确定及数据库检索。以 PubMed 为例,构建检索式:

#1 "polycystic ovary syndrome"［Mesh］

#2 PCOS［Title/Abstract］

#3 stein leventhal［Title/Abstract］

#4 polycystic ovar［Title/Abstract］

#5 hirsut*［Title/Abstract］

#6 anovulat*［Title/Abstract］

#7（#1 OR #2 OR #3 OR #4 OR #5 OR #6）

#8 "medicine, Chinese traditional"［Mesh］

#9 Chinese herbal［Title/Abstract］

#10 oriental medicine［Title/Abstract］

#11 herb*［Title/Abstract］

#12 TCM［Title/Abstract］

#13 integrated medicine［Title/Abstract］

#14（#8 OR #9 OR #10 OR #11 OR #12 OR #13）

#15 randomized controlled trial［Publication Type］

#16 controlled clinical trial［Publication Type］

#17 randomized［Text Word］

#18 placebo［Text Word］

#19 trial［Title/Abstract］

#20（#15 OR #16 OR #17 OR #18 OR #19）

#21（#7 AND #14 AND #20）

最后,将中英文各数据库检索结果汇总,对检索结果进行初步筛选后,通过数据库中的全文链接等方式获取全文。

（王　梅）

复习思考题

1. 如何根据研究问题选择合适的数据库并制定合适的检索策略?

2. 如何通过 PubMed 检索关于"评价针刺治疗脑卒中疗效的随机对照试验"文献?

ER-3-2

扫一扫
测一测

第四章

循证临床实践证据的评价

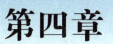

学习目标

1. 通过学习临床研究证据的评价原则和方法,掌握循证医学证据评价的基本原则;

2. 熟悉随机对照试验证据真实性的评价方法以及其他常见研究证据真实性的评价方法;

3. 了解研究证据重要性及适用性的方法。

医学科学的发展日新月异,每年全球都有大量医学文献发表,许多新的临床医学研究证据随之产生。但是其中针对某一专题真正有用的研究证据数量有限。因此,如何寻找最佳的临床证据,是临床医学面临的一大挑战。如何判断最佳临床证据,以及采用什么样的标准来衡量临床证据,这是实践循证医学的重要内容之一——循证临床实践证据的评价。

证据的严格评价(critical appraisal)是将收集到的相关证据,应用临床流行病学及循证医学质量评价的标准,从证据的真实性、重要性以及适用性做出具体的评价,并得出确切的结论。对于不同证据将有三种处理方式:①质量不高的证据,或质量可靠但属无益或有害的干预结论,当谨慎对待;②尚难定论的证据,当作参考或待进一步研究和探讨;③最佳证据,则可根据临床的具体情况,解决患者的问题,用以指导临床决策。通过临床实践证据的评价,可以帮助医务人员更快速地运用高质量的证据指导临床决策,提升医疗质量。

第一节　证据评价的基本原则

证据的评价是指对一个研究证据的质量做科学的鉴别,首先要分析证据的真实性程度,即是否真实可靠。如果证据可靠的话,再进一步评价其是否有临床重要价值,如果既真实又有重要的临床价值,最后再看证据是否能适用于具体的临床实践。因此,临床证据的评价要从证据资源的真实性、临床重要性和适用性三方面综合考虑。

一、研究证据的内部真实性

研究证据的内部真实性(internal validity)是指研究结果正确反映被研究对象真实状况的程度。影响内部真实性的因素主要包括研究方法设计是否合理、统计分析是否正确、结论是否可靠、研究结果是否支持研究结论等。如评价治疗性研究证据时,应考虑纳入病例是否随机分配,随机化方法是否恰当,随机分配方案是否隐藏,组间基线是否可比,统计分析时是否包括了所有纳入研究的对象,是否采用盲法等。

二、研究证据的临床重要性

研究证据的临床重要性（clinical importance）是指其是否具有临床应用价值。对于不同临床研究问题，其评价及指标不同。如对于诊断性试验的证据，可用灵敏度、特异度、准确度、临床诊断预测值和似然比等指标进行评价；而对于治疗性研究的证据，则应评价其治疗措施究竟提高多大疗效、安全性、利弊比值，以及成本效果究竟如何，可采用相对危险度减少率（relative risk reduction，RRR）、绝对危险度减少率（absolute risk reduction，ARR）和获得一例有利结果需要治疗的病例数（number needed to treat，NNT）等指标来进行评价；对于预后研究证据则应评价影响疾病预后的有害和有利因素有哪些，各有多大的贡献。

三、研究证据的适用性

研究证据的适用性即其外部真实性（external validity），是指研究结果与推论对象的真实情况相符合的程度，多指研究结果和结论在不同人群、不同地点和针对具体病例的推广应用价值。其影响因素主要包括研究人群与其他人群在特征上的差异、研究对象的类型以及社会环境和经济条件等。评价证据的外部真实性时主要考虑拟应用该证据的患者与文献中研究对象的人口学特征和临床特征上的差异，所处的医疗环境是否具备相应的人力、技术和设备条件，以及患者的接受程度和社会经济状况的承受能力等。

第二节　常用研究证据真实性的评价方法

在循证医学中，根据证据的资料来源，可分为原始研究证据和二次研究证据。本节将分别介绍原始研究证据和二次研究证据的真实性评价及常用工具。评价工具常分为单个评价条目（components/items）、清单（checklist/list）和量表（scale）等类型，根据不同评价内容常分为方法学质量评价和报告质量评价。通常在对文献质量进行评价时，为了避免评价者的主观性，由两个人或多个人同时对一篇文献进行独立评价。出现意见分歧时，可通过共同讨论，或请第三人的方法进行解决。对不同设计类型的研究，应采用不同的标准进行评价。目前国内外有各种评价工具，这些评价工具各具特点、标准不一，应用时应谨慎选择，建议选择公认度较高的工具。

一、原始研究证据真实性评价及常用工具

（一）随机对照试验研究证据的评价方法

随机对照试验（randomized controlled trial，RCT）是将研究对象随机分组，对不同组实施不同的干预措施，以比较效果的不同。RCT 是目前公认的质量最高的原始研究证据。但是，并非每一个随机对照试验都具备高质量，尤其是该随机对照试验是否具备随机化、对照、盲法的基本特征。因此，在各循证医学中心对随机对照试验类研究论文的评价原则中，通常均包含对随机化、盲法、各组间基线是否具有可比性等方面进行评价。

1. 研究对象是否进行了随机化分组　临床研究中的随机化包括随机抽样和随机分配，前者是为了保证研究样本能代表总体特征，后者是保证研究对象进入试验组或对照组的机会相等，从而保证研究开始阶段的组间可比性，以平衡研究以外的其他因素如年龄、性别、病情轻重、病程长短、是否有并发症及一些未知因素对研究结局的影响。

判断一项 RCT 研究是否真正采用了"随机分配"方法应详细阅读文章的方法学部分，

笔记栏

必要时与论文作者联系,了解随机分配的具体细节。严格的随机应采用随机数字表或计算机产生的随机序列进行分组,而按照入院顺序交替分组、按身份证号码或出生日期、病历的单双数分组等方法都不是真正的随机而是半随机分配。

2. 随机分配方案是否进行了隐藏　在随机分配之后还应考虑随机分配方案是否被隐藏,即研究人员在分配研究对象时不知道下一位入选的患者将进入哪一组,接受何种治疗,这样就避免了分配入组的医生有意或者无意地破坏随机分配的方法,造成组间的可比性降低,导致治疗效果被人为夸大或削弱,破坏了研究结果的真实性。

隐藏随机分配方案常用以下几种方法:①使用编号的容器;②研究中心控制的电话或传真;③序列编号置于密封且不透光的信封等。

3. 是否随访了纳入研究的所有患者,随访期是否足够长　纳入研究的对象理想状态下应全部完成试验并获得相关数据,但实际上在研究过程中由于研究对象的迁徙、死亡或拒绝继续试验等因素可使部分研究对象不能完成试验而导致"失访",失访者所占比例越大,研究结果的真实性受到的影响越大。通常认为失访率不能超过20%。

4. 是否对随机分配入组的所有患者都进行了分析　对于失访的研究对象如果不纳入结果分析,必然会破坏随机化原则和基线可比性,影响研究结果的真实性。因此,对于所有的随机分组的研究对象应进行"意向性分析"(intention to treat analysis,ITT),即对所有患者按最初分组的情况进行分析,无论他们是否接受了被分配的方案。

5. 是否对研究对象、医生和研究人员采用了盲法　在临床试验过程中,为了避免来自研究对象和研究人员双方面主观因素的影响,应尽可能采用盲法以减少测量性偏倚。

6. 组间的试验措施之外的其他干预措施是否一致　研究对象除接受规定的试验措施外,如果有意或无意采用了其他具有类似作用的干预措施必然会影响研究结果的真实性。因此,需评价试验组和对照组接受的其他治疗措施是否一致。

为了更好地评价临床试验的质量,1995 年,由临床流行病学家、临床专业人员、统计学家和医学杂志编辑组成的试验报告标准小组和 Asilomar 工作组提出了报告临床试验的强化标准(consolidated standards of reporting trials,CONSORT),发布了 CONSORT 声明,并先后在 2001 年和 2010 年进行了两次修改,目前国内外很多主流医学期刊均采用这一声明评估 RCT 的报告质量。由于 CONSORT 声明内容较多,在此不作详细介绍,可参考相关文献。

CONSORT 共识声明为临床试验质量评价提供了基础。Cochrane 协作网在 2011 年更新的 RCT 偏倚风险评价工具(Cochrane collaboration's tool for assessing risk of bias in randomized trial,RoB1)中,提出对随机对照试验可从 7 个方面进行方法学质量评价。评价者需对每个项目做出偏倚风险低(low risk of bias)、偏倚风险高(high risk of bias)、不清楚(unclear risk of bias)的判断。其中,决定一个随机对照试验是否纳入的主要标准通常是随机化和盲法。2016 年 Cochrane 方法学组重新推出新版 RCT 偏倚风险评价工具(version 2 of the Cochrane collaboration's tool for assessing risk of bias in randomized trial,RoB2),为了不断完善 RoB2,此后也进行了多次修订,目前最新版本是 2019 年 8 月 22 日的修订版 RoB2,见表 4-1。

表 4-1　Cochrane 协作网的偏倚风险评价工具(RoB2)

领域	信号问题	供选答案*
随机化过程中的偏倚	1.1 分配序列是否随机?	Y/PY/PN/N/NI
	1.2 直至受试者参加并分配到干预措施,分配序列是否隐藏?	Y/PY/PN/N/NI
	1.3 组间基线差异是否提示随机化过程中有问题?	Y/PY/PN/N/NI

领域	信号问题	供选答案*
偏离既定干预措施的偏倚（干预措施分配的效果）	2.1 在试验中受试者是否知道他们分配到哪种干预措施？	Y/PY/PN/N/NI
	2.2 在试验中护理人员和干预措施提供者是否知道受试者分配到哪种干预措施？	Y/PY/PN/N/NI
	2.3 若 2.1 或 2.2 回答 Y/PY/NI：是否存在由于研究环境造成的偏离既定干预措施的情况？	NA/Y/PY/PN/N/NI
	2.4 若 2.3 回答 Y/PY：偏离既定干预措施的情况是否很可能影响结局？	NA/Y/PY/PN/N/NI
	2.5 若 2.4 回答 Y/PY/NI：偏离既定干预措施的情况是否在组间均衡？	NA/Y/PY/PN/N/NI
	2.6 是否采用了恰当的分析方法估计干预措施分配的效果？	Y/PY/PN/N/NI
	2.7 若 2.6 回答 N/PN/NI：分析受试者时分组错误是否有对结果造成实质影响的潜在可能？	NA/Y/PY/PN/N/NI
偏离既定干预措施的偏倚（干预措施依从的效果）	2.1 在试验中受试者是否知道他们分配到哪种干预措施？	Y/PY/PN/N/NI
	2.2 在试验中护理人员和干预措施提供者是否知道受试者分配到哪种干预措施？	Y/PY/PN/N/NI
	2.3 [如果适用]若 2.1 或 2.2 回答 Y/PY/NI：重要的计划外的干预措施是否在组间均衡？	NA/Y/PY/PN/N/NI
	2.4 [如果适用]未完成干预措施的情况是否有可能影响结局？	NA/Y/PY/PN/N/NI
	2.5 [如果适用]不依从干预措施的情况是否有可能影响受试者结局？	NA/Y/PY/PN/N/NI
	2.6 若 2.3 回答 N/PN/NI，或 2.4 或 2.5 回答 Y/PY/NI：是否采用了恰当的分析方法估计干预措施依从的效果？	NA/Y/PY/PN/N/NI
结局数据缺失的偏倚	3.1 是否可以获取全部或者几乎全部受试者的结局数据？	Y/PY/PN/N/NI
	3.2 若 3.1 回答 N/PN/NI：是否有证据证明结局数据的缺失没有对结果造成偏倚？	NA/Y/PY/PN/N
	3.3 若 3.2 回答 N/PN：结局数据的缺失是否有可能依赖于其真值？	NA/Y/PY/PN/N/NI
	3.4 若 3.3 回答 Y/PY/NI：结局数据的缺失是否很可能依赖于其真值？	NA/Y/PY/PN/N/NI
结局测量的偏倚	4.1 结局测量方法是否不恰当？	Y/PY/PN/N/NI
	4.2 结局测量或认定是否有可能有组间差异？	Y/PY/PN/N/NI
	4.3 若 4.1 回答 N/PN/NI：结局测量者是否知道受试者接受到哪种干预措施？	NA/Y/PY/PN/N/NI
	4.4 若 4.3 回答 Y/PY/NI：如果知道接受哪种干预措施，是否有可能影响结局测量？	NA/Y/PY/PN/N/NI
	4.5 若 4.4 回答 Y/PY/NI：如果知道接受哪种干预措施，是否很可能影响结局测量？	NA/Y/PY/PN/N/NI

续表

领域	信号问题	供选答案*
选择性报告结果的偏倚	5.1 结果的数据分析是否与在获取揭盲的结局数据之前就与预先确定的分析计划相一致？	Y/PY/PN/N/NI
	5.2 正在评价的数值结果是否很可能是从多个合格的结局测量（例如多个分值、多个定义标准、多个时间点）的结果中选择性报告的？	Y/PY/PN/N/NI
	5.3 正在评价的数值结果是否很可能是从多个合格的数据分析的结果中选择性报告的？	Y/PY/PN/N/NI

注:* 供选答案 Y,是(yes);PY,很可能是(probably yes);PN,很可能否(probably no);N,否(no);NI,没有信息(no information);NA,不适用(not applicable)。

(二) 分析性研究证据的评价方法

分析性研究主要包括病例对照研究和队列研究,目前对于分析性研究真实性评价的原则如下。

1. 是否采用了论证强度高的研究设计方法　在病因和危险因素研究方法中,描述性研究的论证强度最弱,病例对照研究次之,队列研究能提供高强度的证据。

2. 因果效应的先后顺序是否合理　在评价某一病因或危险因素与疾病的关系时,如果能明确危险因素的暴露在前、疾病发生在后,则研究结果的因果论证强度高。以"吸烟是否增加患肺癌的危险"为例,吸烟暴露应早于肺癌的发生。又如高血压患者往往同时有较高的血清胆固醇水平,糖尿病患者往往有心血管疾病,对孰先孰后不能草率下结论。

因果效应时序的确定主要有赖于研究设计类型。前瞻性研究如随机对照试验和队列研究能够明确因果的时序,论证强度高;而回顾性、横断面调查对因果效应时序难以确定,论证强度低。

3. 随访时间是否足够长,是否随访了所有纳入的研究对象　研究某些疾病时,特别是慢性非传染性疾病危险因素的致病效应,由于疾病的潜伏期长,往往需要足够长的时间才能观察到结果的发生,观察期过短易导致假阴性结果。因此,要根据疾病自然史来判断随访期是否足够。以"吸烟是否增加患肺癌的危险"为例,如果受试者仅被随访了几周或几个月,就无法判断阴性结果的真实性,是吸烟确实没有增加肺癌的危险,还是随访期过短,肺癌还没有表现出来。另外,失访率不应超过 10%,一旦失访率超过 20%,失访者可能在某些重要特征上比较集中,结果将变得不可靠。

4. 样本是否具有代表性　分析性研究的样本量一定要足够,同时还要满足样本代表性,是否存在选择偏倚。

5. 危险因素和疾病之间有无剂量效应关系　若致病效应与危险因素的暴露剂量或暴露时间具有显著的相关性,即随着危险因素暴露程度的变化,疾病在人群的发病率也随之发生改变,将这种关系绘成曲线,称剂量效应曲线。例如 Doll 和 Hill 按每日吸烟支数将人群分组,进行队列研究,将肺癌死亡率与吸烟量的关系绘成图,发现随着吸烟量的增加,肺癌的死亡率也在增高。在医疗实践中,治疗措施的疗效和不良反应在一定范围内往往也存在剂量效应关系。当病因和危险因素研究呈现剂量效应关系时则其因果关系结论的真实性较高。

6. 病因致病的因果关系是否在不同的研究中反映出一致性　对某危险因素与某种疾病关系的研究,如果在不同地区和时间、不同研究者和不同设计方案的研究中都获得一致结论,则这种病因学的因果效应真实性高。例如吸烟与肺癌的病因学研究,世界上至少有 7 次以上的队列研究、30 次以上的病例对照研究得出相似的结论,说明吸烟与肺癌的因果关系较为真实。倘若能全面收集性质相同的、高质量的研究结果,进行系统综述,则得出的结论真实性更高。

7. 病因致病效应的生物学依据是否充分　如果病因和危险因素研究揭示的因果关系可以用现代生物学和医学知识加以解释,则可增加因果联系的证据,结果的真实性高。但要注意,由于受医学发展水平的限制,有时生物学上的合理解释可能要等待若干年,因此,要否定因果关系时也要慎重。例如 1747 年 Lind 发现海员的坏血病与食用水果蔬菜有关,百年后才分离出维生素 C,最终确定是维生素 C 缺乏所致。

8. 偏倚及其影响如何　分析性研究中选择偏倚、信息偏倚和混杂偏倚均可发生。有关选择偏倚,分析性研究与描述性研究类似。需要强调的是,病例对照研究中还应注意疾病为新发病例还是现患病例,如果是现患病例,尤其是患病时间长的病例,所得到的很多信息与发病时相比发生了改变,可能只与存活有关未必与发病有关,这种情况称为现患病例 - 新发病例偏倚。另外病例对照研究中回忆偏倚更为严重。失访偏倚是队列研究应注意的问题,如果暴露组和对照组的失访人数相等,而且各组中失访者和未失访者结局发生率相同,失访对研究结果没有影响,否则暴露与结局之间的关系可能因为失访而被歪曲。研究者或文献使用者应根据论文的描述,如失访率等对偏倚及其对结果的影响进行估计。混杂因素是观察性研究所共有的,在证据评价时,首先看研究或文献是否考虑到所涉及的混杂因素,设计阶段有无严格的纳入和排除标准、是否对重要的混杂因素进行配比或限制,分析时是否对已知的混杂因素进行分层分析、多因素分析等来评价是否存在混杂偏倚以及混杂因素影响的程度,从而正确认识研究结果。

在分析性研究的方法学质量评估中,纽卡斯尔 - 渥太华量表(the Newcastle-Ottawa scale,NOS)被广泛应用,量表满分为 9 分,5~9 分为相对高质量的文章。现 NOS 量表主要被应用于评价病例对照研究。此评分是从对象选择、可比性、结局或暴露 3 个方面对文献进行评分,每个方面有下设的若干评价条目,当下设的条目符合要求时加分,其中可比性一项最高可获得 2 分(表 4-2、表 4-3)。

表 4-2　病例对照研究的 NOS 评价标准

栏目	条目	评价标准
研究对象选择	1. 病例确定是否恰当	①恰当,有独立的确定方法或人员[*];②恰当,如基于档案记录(如 ICD 码)或自己报告;③未描述
	2. 病例的代表性	①连续或有代表性的系列病例[*];②有潜在选择偏倚或未描述
	3. 对照的选择	①与病例同一人群的对照[*];②与病例同一人群的住院人员为对照;③未描述
	4. 对照的确定	①无目标疾病史[*];②未描述
组间可比性	设计和统计分析时考虑病例和对照的可比性	①研究控制了最重要的混杂因素[*];②研究控制了任何其他的混杂因素[*]
暴露因素测量	1. 暴露因素的确定	①固定的档案记录(如外科手术记录)[*];②采用结构式访谈且不知访谈者的情况(是病例或对照)[*];③采用访谈但未实施盲法(即知道病例或对照情况);④未描述
	2. 采用相同方法确定病例和对照组暴露因素	①是[*];②否
	3. 无应答率	①病例和对照组无应答率相同[*];②描述了无应答者情况;③病例和对照组无应答率不同且未描述

注:[*] 达到此标准,则该条目给 1 分。

表 4-3　队列研究的 NOS 评价标准

内容	条目	评价标准
研究对象选择	1. 暴露组的代表性	①真正代表人群中暴露组的特征[*]；②一定程度上代表了人群中暴露组的特征[*]；③选择某类人群如护士、自愿者；④未描述暴露组的来源情况
	2. 非暴露组的代表性	①与暴露组来自同一人群[*]；②来自不同的人群；③未描述非暴露组的来源情况
	3. 暴露因素确定	①固定的档案记录（如外科手术记录）[*]；②采用结构式访谈[*]；③研究对象自己写的报告[*]；④未描述
	4. 肯定研究起始时尚无观察的结局指标	①肯定[*]；②不肯定
组间可比性	设计和统计分析时考虑暴露组和未暴露组的可比性	①研究控制了最重要的混杂因素[*]；②研究控制了任何其他的混杂因素[*]
结局测量	1. 结局指标的评价	①盲法独立评价[*]；②有档案记录[*]；③自己报告；④未描述
	2. 随访时间足够长	①是（评价前规定恰当的随访时间）[*]；②否
	3. 暴露组和未暴露组随访的完整性	①随访完整[*]；②有少量研究对象失访但不至于引入偏倚（规定失访率或描述）[*]；③有失访（规定失访率），未描述；④未描述

注：* 达到此标准，则该条目给 1 分。

此外，强化观察性研究流行病学报告（strengthening the reporting of observational studies in epidemiology，STROBE）可用来规范分析性研究报告格式。

（三）诊断性试验证据的评价方法

循证医学对诊断性试验的要求，首先在于它的真实性，能够对患者做出正确的诊断。在众多的诊断试验中，筛选具有真实性的试验，必须要有严格的规定，目前国际上通用的评价标准如下。

1. 是否用盲法将诊断性试验与参考标准（金标准）进行独立的对比研究　诊断性试验的研究过程中，对每个患者需进行两项试验，然后将新的诊断性试验结果与金标准诊断结果比较，才能判断该试验是否可靠、是否具有真实性。进行这项新试验的技师（或医生），事先不应知晓金标准对患者检测的结果，应在盲法下进行检测，这样可避免人为的偏倚，使该试验更具有科学性。目前使用的自动化分析检测仪，基本符合盲法要求，如果操作得当其结果应也具有真实性。最后通过分析研究中的检测结果，列出四格表计算各项指标，根据灵敏度、特异度及阳性似然比来确定该项诊断性试验有无临床应用价值。

2. 该诊断性试验是否包括了适当的临床谱　诊断性试验的受试患者是否包括各型病例（轻、重、治疗、未治疗）以及个别易于混淆的病例？例如，测定血中 T_3、T_4 诊断甲亢，测定血糖诊断糖尿病，测定肝功能、肾功能判断肝脏和肾脏受损情况，这些都是较好的诊断性试验，当各型病例都包括在内时，这些指标可诊断疾病，又可判断病情，还可以进行鉴别诊断。

3. 诊断性试验的检测结果，是否会影响参考标准的应用　如果标准诊断（或参考标准）是确切可靠的金标准，则不会太关注新开展的诊断性试验结果如何，这对诊断结果不会有所改变。如果本来使用的诊断标准就不可靠，一旦发现新的诊断性试验结果与原来的诊断有所不同，有时就会难以取舍。必须继续观察以明确患者的诊断，然后进一步判断原来的标准诊断是否存有缺陷，以及新的诊断性试验是否真正可靠，特别是原有标准诊断的基础薄弱，多以临床症状体征为主，缺乏可信的试验指标，在这种情况下，有了新的诊断性试验，对改进原有诊断标准,提高临床诊断水平是有益的。因此,在评价过程中,一方面要考虑原有金标准是否恰当,另一方面要考虑新的诊断性试验是否真有新的发现。

4. 如将该试验应用于另一组病例,是否也具有真实性 一项可靠的诊断性试验,在判断其真实性时,应考虑到该试验的重复性,如多次测定同一标本的结果接近,说明测定数值稳定、结果可靠。因此只要疾病相同,不论在何处采用该项试验其结果都应是一致的,即用于另一组病例对特定的目标疾病诊断应具有同样的真实性。在新开展的病例组检测中,应该注意该组的患病率是否与以往的病例组不同。因为患病率不同的病例组,就不能使用阳性预测值作为评价的指标。

目前国际上对于诊断性研究证据评价工具应用较多的是自 2003 年正式推出的 QUADAS(quality assessment of diagnostic accuracy studies)。研发小组于 2011 年推出了 QUADAS-2,以进一步完善了该工具。QUADAS-2 工具主要由 4 个部分组成:病例的选择、待评价试验、金标准、病例流程和进展情况。所有组成部分在偏倚风险方面都会被评估,前 3 部分也会在临床适用性方面被评估。在偏倚风险判断上纳入了信号问题(signaling questions),这些研究设计方面的信号问题与偏倚潜在性有关,旨在帮助评价者判断偏倚风险;但临床适用性的判断未纳入信号问题。完整版的 QUADAS-2 工具资源在 QUADAS 官方网站(http://www.bristol.ac.uk/)中可以获得。2021 年 QUADAS 工作组推出了多个诊断试验准确性比较研究的偏倚风险评价工具 QUADAS-C。

Bossuyt PM 于 2003 年成立 STARD Group,制定诊断准确性研究的报告指南(standards for reporting of diagnostic accuracy,STARD),用于规范诊断性试验的研究报告。2015 年,在 STARD 2003 和 CONSORT 2010 指南的基础上,研制了 STARD 2015 指南(具体见 http://www.stard-statement.org/)。

二、二次研究证据真实性评价及常用工具

(一)系统评价 /Meta 分析证据的评价方法

系统评价(systematic review,SR)针对有意义的医疗卫生保健问题(如各种临床问题,包括病因、诊断、治疗、预防和护理等),系统全面地收集国内外所有发表或未正式发表的研究结果,遵循正确的文献评价原则,采用恰当的文献评价方法和流程,筛选出符合纳入标准的研究文献及相关数据,并对其进行定量和定性的分析和综合,最终得出综合可靠的结论。系统评价真实性评价的方法如下。

1. 是否清楚描述了所提出的问题 通常要求研究问题基于 PICO 原则构建,基于 PICO 可以清晰地报告和描述研究特征,有助于系统评价员进行文献筛选;同时有利于使用者判断结果的应用范围。

2. 是否对纳入的研究类型进行说明 对纳入研究类型的选择应该谨慎。例如,仅纳入 RCT 时,需要考虑是否会导致纳入的研究不够全面,如当没有相关的 RCT 存在、纳入的 RCT 缺少某些结局指标、统计效能不足、RCT 纳入人群存在局限性、干预 / 对照措施缺乏代表性等,出现以上情况时,为了对研究问题的文献基础获得更全面的总结,可考虑纳入其他类型的研究。因此,作者应在文中说明纳入研究的类型。

3. 是否采用了全面的检索策略 至少应检索两种电子数据库,检索报告应该包括年份及数据库,关键词和 / 或者主题词应当被报告,必要时还应当报告完整的检索策略。还应通过检索综述、专业注册库、咨询特定领域的专家以及检索纳入研究的参考文献进行补充。应检索所有相关语种的文献,当有语种限制时应进行说明。灰色文献也有必要进行检索。

4. 是否严格评估了纳入研究的质量 这是至关重要的一个步骤,是否合理的评估了纳

入研究的偏倚风险,以避免、控制和调整基线的混杂因素、选择性偏倚、暴露和结局测量偏倚、数据分析或结局的选择性报告等。

5. 对各研究结果合并是否合理　应当在研究方案中清楚说明执行 Meta 分析的原理,当 Meta 分析被考虑可行时,给出选择随机或固定效应模型的原则,以及异质性分析的方法。

国际上存在多种用于评价系统评价方法学质量的工具,主要以 AMSTAR 2(英文版可从 http://amstar.ca/docs/AMSTAR-2.pdf 上免费获取)应用最为广泛。AMSTAR 2 的适用范围包括基于随机对照研究或非随机干预研究或两者都有的系统评价,共含 16 个条目,其中7 个条目为关键条目,根据评价标准的满足程度评价为"是""部分是"和"否"。

为了提高 Meta 分析的报告质量,先后制定了多种报告规范。最早的当推 1999 年由加拿大渥太华大学 Moher 等制定的针对随机对照试验 Meta 分析的报告规范 QUOROM(quality of reporting of meta-analysis),这一标准于 2009 年修订为 PRISMA(preferred reporting items for systematic reviews and meta-analyses),最新版本为 2021 年发布的 PRISMA 2020。此外,还有 Cochrane 协作网制定 Cochrane 系统评价写作的专用报告格式。

(二)临床实践指南的评价方法

临床实践指南(clinical practice guidelines,CPG)是完整体现临床循证医学理论的集成精品,也是连接证据与临床应用的桥梁。其真实性评价主要包括以下内容。

1. 文献检索　评价文献检索是否全面、可重复,是否检索了过去 1 年内最新的相关证据,并对证据进行了分析评价等。

2. 是否对每项推荐建议均标明了相关证据的级别及其文献来源。

2003 年发布了由 13 个国家研究者共同开发的临床实践指南方法学评价工具 AGREE(appraisal of guidelines for research & evaluation instrument)。之后 AGREE 国际协作组对 AGREE 工具修订后推出了 AGREE Ⅱ(https://www.agreetrust.org/)。AGREE Ⅱ 包括分属于 6 个独立领域的 23 个条目及 2 个全面评价条目。2017 年,国际实践指南报告规范(reporting items for practice guidelines in healthcare,RIGHT)发表,其可用于评价指南的报告质量。评价内容分为 7 个领域共 35 个条目。

临床实践指南的评价方法详见第七章第一节。

第三节　常用研究证据重要性的评价方法

研究证据满足真实性评价的标准之后,还应评价其临床重要性,即临床重要价值的评价,一般从以下两个方面进行评价。

(一)效应强度的大小

1. 事件发生率　如有效率、治愈率、病死率、病残率、发病率、患病率等。这些事件在不同的组别可分别表示为:试验组事件发生率(experimental event rate,EER)和对照组事件发生率(control event rate,CER)。

2. 绝对危险降低率(ARR)　即试验组事件发生率与对照组事件发生率的绝对差值。

$$ARR = |\, CER - EER\, | \qquad\qquad (式 4-1)$$

3. 相对危险降低率(RRR)　即 ARR 被 CER 去除所得的商值的百分数。

$$RRR = \frac{|\, CER - EER\, |}{CER} \times 100\% \qquad\qquad (式 4-2)$$

4. 需要治疗的病例数(NNT)　即 ARR 的倒数。

$$NNT = \frac{1}{ARR} \qquad\qquad (式\ 4\text{-}3)$$

5. 绝对危险增加率（absolute risk increase，ARI）　即试验组和对照组不良事件发生率的绝对差值。

$$ARI = |\ EER - CER\ | \qquad\qquad (式\ 4\text{-}4)$$

6. 相对危险增加率（relative risk increase，RRI）　即 ARI 被 EER 去除所得的商值的百分数。

$$RRI = \frac{|\ EER - CER\ |}{EER} \times 100\% \qquad\qquad (式\ 4\text{-}5)$$

7. 需治疗多少病例才发生一例不良反应（number needed to harm，NNH）　即 ARI 的倒数。

$$NNH = \frac{1}{ARI} \qquad\qquad (式\ 4\text{-}6)$$

（二）效应的精确度评价

有关效应强度的精确度估计实际上为可信区间（confidence interval，CI）的估计，通常是计算所提供数据的 95% 的可信度范围，称为 95% 可信区间（95%CI），也可根据实际需要，选用 90% 或 99% 可信区间。

第四节　常用研究证据适用性的评价方法

进行真实性和重要性评价之后，研究证据能否应用于临床实践还需结合医生的经验和技能，并充分考虑患者的意愿和期望，再做出临床决策。

（一）临床实践中的患者与研究中的患者是否相似

应用 RCT 研究证据时，要充分考虑拟应用证据的患者与研究中患者的人口学特征以及疾病特征等是否相似。如果某些重要特征存在显著差异，不宜将该研究结果应用于自己的患者。

（二）治疗措施是否可行

治疗措施的可行性包括技术的可行性，如是否有条件开展该项技术、有无相关设备仪器等，以及经济的可行性，如患者的经济承受能力、医疗保健系统的覆盖支持能力等。

（三）治疗措施的利弊如何

需要分别估计应用该措施所带来的好处和危险。可以通过 CER、NNT、NNH 等指标进行判断。

（四）患者对于治疗措施的价值取向和期望

应考虑患者对将要预防的结果和将进行的治疗的期望是什么，将临床研究结果转变成一种可使患者决定他们自己治疗决策的方式，可以通过决策分析的方法实现。

第五节　实　例　分　析

本节将以一篇在《中医杂志》上发表的多中心随机对照试验"七叶神安滴丸治疗失眠症气虚证的随机、双盲、平行对照、多中心临床研究"为例进行分析，主要介绍证据真实性的评价。该研究采用随机、双盲、模拟剂（安慰剂）平行对照及多中心临床试验的研究方法。治疗组给予七叶神安滴丸,对照组给予七叶神安滴丸模拟剂,连续使用4周,并分别于用药前、用药4周后对患者的临床疗效和安全性指标进行采集分析。

1. 研究对象是否进行了随机化分组　该研究采用分层区组随机方法进行分组,随机数字由专业统计人员借助 SAS 9.2 软件提前模拟生成。

2. 随机分配方案是否进行了隐藏　该研究将不含盲底信息的随机化列表分段发往各试验中心。

3. 是否随访了纳入研究的所有患者,随访期是否足够长　研究起止时间为 2020 年 4 月 28 日至 2021 年 6 月 18 日。本研究纳入患者 288 例,其中治疗组 216 例,对照组 72 例。4 例因年龄不符合入组标准而被剔除,所以共 284 例纳入全分析集(full-analysis set,FAS)分析。7 天为 1 个访视周期。

4. 是否随机分配入组的所有患者都进行了分析　该研究治疗组 216 例,对照组 72 例。4 例因年龄不符合入组标准而被剔除,所以共 284 例纳入全分析集(FAS)分析。

5. 是否采用了盲法　采用双盲设计,一级设盲。

6. 除试验措施外,是否组间的其他治疗措施一致　该研究观察期间除规定的试验用药外,禁止使用其他治疗失眠症的相关治疗手段;禁止使用有嗜睡副作用的其他药物;如果失眠严重,患者无法忍受,允许加用佐匹克隆片,并在病例报告表上记录。

(熊 俊)

复习思考题

1. 证据评价的要点是什么?
2. 随机对照试验真实性评价的条目有哪些?

ER-4-2

扫一扫
测一测

◆◆◆ **第五章** ◆◆◆

系 统 综 述

✎ **学习目标**

1. 掌握系统综述的基本概念；
2. 熟悉系统综述的应用；
3. 了解中医药系统综述的特点；
4. 学会系统综述的制作方法和结果解读。

中医药各种预防、治疗、康复干预措施在临床上广泛使用。这些干预措施效果如何？能否用于指导临床实践？如何对同类研究结果进行汇总形成更高级别证据？这就要求对已经完成的大量临床疗效评价的原始研究证据进行综合。而系统综述（systematic review,SR）则是开展这项工作的主要方法之一，它与传统综述不同，广泛应用于临床防治性干预措施、人群病因研究和诊断试验等评价。

第一节　系统综述的基本概念

一、系统综述的定义

1979 年英国著名流行病学家 Archie Cochrane 提出，医学干预的结论应建立在严格汇总随机对照试验严格评价和合成分析基础上，这为系统综述奠定了理论基础。1990 年第一篇系统综述 "糖皮质激素对早产儿疗效的系统综述" 发表后，被产科医生广泛采纳，产生巨大的社会效益。此后人们开始将系统综述的方法应用于医疗干预措施效果的评价研究。系统综述，也称系统评价、系统综合，是指使用系统、明确的方法针对某一特定的临床问题，尤其是医疗干预措施的有效性和安全性，对相关的临床研究进行鉴定、选择和严格评价，从符合纳入标准的研究中提取并分析资料，得出综合性结论的研究。在系统综述中如采用统计学方法对资料进行定量的综合，即称为 Meta 分析（meta-analysis，又称为荟萃分析）。当然，在不具备定量分析的情况下也可对资料进行定性的描述性综合，可称之为定性的系统综述。"Cochrane 系统综述"，指 Cochrane 协作网成员在 Cochrane 协作网统一工作手册的指导下，在相应 Cochrane 评价组编辑部指导和帮助下根据统一评价软件所作的系统综述。因有严格的质量控制措施，故被认为其平均质量比普通系统评价更高。Cochrane 系统综述采用 Cochrane 协作网提供的专用软件 Review Manager（RevMan）进行，该软件有一套固定格式可供系统综述研究人员使用。

二、系统综述与传统综述的异同

系统综述与传统的文献综述均是对研究文献的二次分析和总结,均受原始研究质量的制约,易受偏倚和随机误差的影响,两者的区别主要在于是否采用科学方法减少偏倚的影响和具有结论的可重复性。传统的文献综述是对于某一领域研究文献的总结,其写作无固定规程,对纳入研究文献质量评价无统一标准。其结果是一种定性叙述,具有固有的主观性,往往受综述者专业水平、资料收集和纳入文献的质量影响很大,不同的综述者可能得出不同的结论,由于结果不能随时更新,所得结论将很快过时。而系统综述针对某一具体临床问题进行全面、系统的文献收集(包括已发表的和未发表的文献),对符合纳入标准的研究进行严格的质量评价,即所谓的"严格评价"(critical appràisal),然后采用定量和/或定性汇总的方法对各个单个研究的效应进行合并,得出综合的结论。Meta 分析是数据定量合并的常用方法,由于其使用明确的方法并通过合并研究增大了样本含量,从而增加研究结果的统计学论证强度。当文献信息量很大时,此法将非常有用,能够将有用信息进行定量合成和综合决策。系统综述与传统综述的主要区别见表 5-1。

表 5-1　系统综述与传统综述的主要区别

	系统综述	传统综述
研究问题	有明确、具体的研究问题和研究假设	常针对主题进行综合讨论,涉及面较广,无研究假设
研究计划书	预先制订	不制订
文献检索	制定全面的检索策略,收集所有发表和未发表的研究,以减少发表偏倚对结果的影响	通常未制定检索策略,收集所有相关文献,可能存在偏倚
文献筛选	制定严格的纳入和排除标准	不制定严格的纳入和排除标准
文献偏倚风险评估	对纳入文献评估偏倚风险	对纳入文献不评估偏倚风险
研究结果	定量综合,如 Meta 分析 / 定性	描述性定性分析
评价报告	结构式评价报告	无评价报告
更新	定期更新	不定期更新

三、系统综述的适用范围

对于干预性研究,系统综述适用于以下的几种情形:①当某种疗法的多个临床试验显示的疗效在程度和方向上不一致时;②当单个试验的样本量偏小,不能显示出统计学差异,不足以得出可靠的结论时;③当大规模的临床试验花费太大,消耗时间太长,不可能开展时;④当临床研究者计划新的临床试验时,首先进行系统综述将有助于课题的选定。其他类型的系统综述具有类似的作用。

系统综述的使用者包括医疗卫生决策者、政策制定者、临床医生、患者、研究人员、医学生、健康保险公司、药商等。系统综述尤其适用于干预措施效果或安全性的评价,或干预措施在实际应用中存在很大变异性的评价。通过收集和综合来自原始研究的证据,对某一具体临床问题提供可靠答案,例如为保健、筛查、诊断、预防、治疗、康复措施的推广运用提供可靠的证据。由于系统综述在医疗卫生诸多领域的重要性,目前发达国家已越来越多地使用系统综述结果作为制定指南和决策的依据。世界卫生组织利用 Cochrane 系统综述更新已经发布实施的基本药物目录。

四、系统综述的意义

(一) 对临床实践的意义

系统综述的作者需要将系统评价的结果对指导临床实践的意义进行总结,仅仅做出谨慎的结论是不够的。Cochrane 的协作评价小组将干预效果的证据分为 6 类(见下),前 3 类干预是指那些有足够证据得出相对肯定结论,可用于指导临床实践的证据;后 3 类为不能得出肯定结论,可能需要进一步研究的证据。

有足够证据为实践提供明确的医疗指南的措施:①能改善结局的医疗措施,如干扰素治疗慢性乙型肝炎的效果。②根据现有证据应当被禁止使用的医疗措施,如白蛋白制剂治疗危重病患增加死亡的风险而被建议谨慎使用。③在已知的效果和副作用之间有重要分界线的医疗措施,如溶栓治疗与出血的副作用。

所得证据不足以为临床实践提供明确的指南或医疗措施,但对进一步研究的优先性可能具有影响:①结果表明有希望,但需要深入评价的医疗措施,如中草药治疗湿疹。②尚未表明有人们期望的效果,但可能是值得关注的医疗措施,如中草药治疗慢性病毒性乙型和丙型肝炎。③有合理证据表明对其适用情况无效的医疗措施,如甘露醇治疗中风无效的证据。

(二) 对未来科研的意义

系统综述的作者需要针对该结果对未来的科学研究具有什么样的价值进行概括。通过系统综述可为进一步开发研究提供线索和依据,如英国政府规定,所有新药开发需要提供该领域的系统综述报告。按疾病病种或干预进行的系统综述有助于了解某一领域疗效研究的现状。当证据不足时,提示需要进行相关的临床研究以产出证据。

第二节 系统综述的制作方法

系统综述属于二次文献研究,与传统综述不同,需要事先进行研究方案的设计,以便随后的研究工作严格按照设计方案进行。开展系统综述的研究人员首先应具备一些相关知识和技能,比如临床流行病学、医学统计学、文献检索、计算机操作和英语能力,其次应具有临床相关的专业知识,方能提出正确的临床问题。Cochrane 协作网对随机临床试验进行的系统评价被国际公认为高质量的系统综述。进行 Cochrane 系统综述有七个步骤:①提出并形成临床问题;②检索并选择原始研究;③对纳入研究的质量进行评价;④提取资料;⑤分析并形成结果;⑥对结果进行解释;⑦系统综述的改进与更新。以下通过详细的步骤与方法来解释系统综述的过程。

一、系统综述问题的构建

开始撰写研究方案之前应该进行选题和初步的文献检索,以了解有关背景知识,将临床上碰到的问题转化成通过研究可以解决的问题。在众多临床问题中,应该优先选择那些常见的、不确定的、有争议的和需要优先解答的问题。这些问题可以涉及疾病病因、危险因素、筛查、诊断、预后、预防、治疗、康复等的评价研究。以干预性系统评价为例,构建研究问题时要明确 PICOS 五个要素,即确定研究对象(P,participants)或人群(P,population)、干预措施(I,intervention)、对照(C,comparison)、结局指标(O,outcome)、研究类型(S,study design)。例如,研究某汤剂(I)治疗某疾病(P)与传统治疗方案(C)的有效率(O)比较的随机对照试验(S)。

笔记栏

二、研究方案的撰写和注册

系统综述研究方案的撰写是系统综述执行的方法学指南,没有明确研究方案的系统综述,其质量难以保证。一个完整的研究方案应当包括题目、立论依据(前言)、目的、文献纳入与排除标准、检索策略、文献选择方法、纳入文献的质量评价方法、资料提取与分析、致谢、利益冲突、参考文献等。在背景中应提出要解决的临床问题的合理性和依据,提出问题的重要性、意义及解决的途径。

研究方案在系统评价开始前应当获得发表以接受评论或批评,进行修改并提出反馈意见。目前可进行系统评价与 Meta 分析注册的机构有:Cochrane 协作网、国际前瞻性系统评价注册库(international prospective register of systematic reviews,PROSPERO)、JBI(joanna briggs institute)循证卫生保健中心、Campbell 协作网(Campbell collaboration)、环境证据协作网(collaboration for environmental evidence,CEE)和系统评价及 Meta 分析国际注册平台(international platform of registered systematic review and meta-analysis protocols,INPLASY)。其中 Cochrane 协作网和 PROSPERO 国际化注册平台是当前医学领域应用较为广泛的机构。Cochrane 系统评价要求必须在 Cochrane 协作网注册,并且在其指导小组的监督核查和全程管理下完成。对于非 Cochrane 系统评价,并无强制性注册要求。PROSPERO 主要针对那些在开放的电子数据库中提交和发表制作系统评价和设计的主要信息,申请者只需提供必要信息,不要求质量评价和同行评审,注册信息可以按计划修改。PROSPERO 给每个注册系统评价分配一个唯一注册号,该注册号与系统评价永久绑定,是建立系统评价的一部分,其保存在系统评价的研究方案中,用于任何时候的系统评价分析交流。报道系统评价时应该纳入该注册号,发表论文时也应该纳入该注册号。

三、检索文献

根据检索策略进行全面无偏倚的检索是系统综述与传统综述的关键区别。检索策略包括根据研究问题确定检索词、检索资料库、语种和发表年代。常用的数据库包括 Medline、Embase、Cochrane 图书馆、中国知网、万方数据、中国生物医学文献服务系统(SinoMed)等获取研究资源的工具,还应包括手工检索发表与未发表的资料,文献来源不应当有语言限制。此阶段需要制定文献的选择标准(纳入标准包括纳入文献的研究类型、对象、干预与对照、结局)。如药物治疗能否降低轻、中度老年高血压患者长期的并发症和死亡事件——随机对照试验的系统综述,这个临床问题包括了上述四个要素:所研究文献的设计类型为随机对照试验,试验对象为轻、中度老年高血压患者,干预措施为药物治疗,结局为长期随访的并发症与死亡事件。

四、筛选文献

评估所有可能合格的文献是否满足系统综述的纳入标准和排除标准。首先通过阅读题目和摘要对文献进行初筛,剔除明显不相关的、重复发表的或综述类的文章;再进一步阅读全文排除不符合纳入标准的文章。对信息不全面的文章应尽可能联系作者获取相关资料。一般要求两人独立选择纳入的研究,出现不一致的情况时由第三方或双方讨论协商解决。系统综述文献的筛选可以借助文献管理软件来进行,目前比较常用的文献管理软件主要有EndNote 和 NoteExpress。

五、纳入研究的偏倚风险评估

系统综述纳入研究的偏倚风险评估是评价系统综述证据真实性的关键内容。可能存在的偏倚包括选择性偏倚（selection bias）、实施偏倚（performance bias）、测量偏倚（detection bias）、随访偏倚（attrition bias）、报告偏倚（reporting bias）和其他偏倚（other bias）。既往常用的评价随机对照试验质量评价的工具为 Jadad 量表，但目前国际上很少用 Jadad 量表和改良版 Jadad 量表评价纳入研究的质量，而是采用 Cochrane 协作网提出的偏倚风险（risk of bias）评估工具。目前 Cochrane 系统综述常用的是新版 RCT 偏倚风险评价工具（revised Cochrane risk-of-bias tool for randomized trials，又名 version 2 of the Cochrane tool for assessing risk of bias in randomized trial，RoB2）（2019 修订版），RoB2 设置了 5 个评价领域：随机化过程中的偏倚、偏离既定干预措施的偏倚、结局数据缺失的偏倚、结局测量的偏倚和选择性报告结果的偏倚。每个领域下有多个不同信号问题。研究人员在评价 RCT 的偏倚风险时，需做出判断并客观地回答这些问题。信号问题一般有五种供选答案：是（yes，Y）、很可能是（probably yes，PY）、很可能否（probably no，PN）、否（no，N）、没有信息（no information，NI）。个别信号问题不允许回答 NI。有些信号问题之间有逻辑关联，即可能因为前面的信号问题选了某个选项而跳过后面的信号问题；如果信号问题因为这种逻辑设置而被跳过了，则被记为不适用（not applicable，NA）。当分析多位评阅者对某一研究的偏倚风险评价是否一致时，需将每道信号问题中的 Y、PY、N、PN、NI、NA 作为问题的同一性质答案。根据评阅者对信号问题的回答，每个领域的偏倚风险可分为三个等级："低风险"（low risk of bias）、"有一定风险"（some concerns）及"高风险"（high risk of bias）。如果所有领域的偏倚风险评价结果都是"低风险"，那么整体偏倚风险（overall risk of bias）就是"低风险"；如果有的领域的偏倚风险评价结果为"有一定风险"且不存在"高风险"的领域，那么整体偏倚风险为"有一定风险"；只要有一个领域偏倚风险评价结果是"高风险"，那么整体偏倚风险就是"高风险"。偏倚风险评价结果可以用总结表、偏倚风险图、偏倚风险总结图等表示。

观察性研究质量评价常用的工具有纽卡斯尔 - 渥太华量表（the Newcastle-Ottawa scale，NOS）、英国牛津循证医学中心文献严格评价项目（critical appraisal skill program，CASP）、乔安娜·布里格斯研究所（Joanna Briggs Institute，JBI）队列研究质量评价清单等。NOS 量表质量评价清单共包括 3 个类别 8 个条目，3 个类别分别为研究组的选择、组间的可比性、分别确定病例对照研究或队列研究的暴露或感兴趣的结果。队列研究在"选择"与"结局"类别中，每一个条目最多评给一个"*"号，对于"可比性"类别，最多评给两个"*"号。病例对照研究在"选择"与"暴露"类别中，某项研究的一个质量条目最多评给一个"*"号，对于"可比性"类别，最多评给两个"*"号。此量表满分为 9 分，评分 ≥7 分为高质量研究。横断面研究的质量，目前推荐的工具有美国国立卫生研究院（National Institutes of Health，NIH）质量评价工具、JBI 分析性横断面研究评估清单和横断面研究评价工具（appraisal tool for cross-sectional studies，AXIS）。在这三种工具中，JBI 清单是最常用的一种。

六、提取文献资料

一般会按提前设计好的数据收集 / 提取表内容，提取每个入选研究的相应信息。主要包括以下几方面的内容：①发表信息和资料提取信息，如发表的杂志、时间等。②方法学部分，通常包括设计类型、方法学质量，如随机分配方案的产生、随机方案隐藏、盲法、病例退出情况、潜在的混杂因素等。③研究对象，包括种族、性别、年龄、诊断标准、病例来源、纳入排除标准等。④干预措施，包括试验和对照干预的名称、使用剂量与途径、时间、疗程以及有无随访及随访时间等。⑤结局测量指标，可有多种，如死亡、发病、生存质量、副作用等，对同一结局采用的测量方法和测量时点可能不同。⑥偏倚风险评估结果等。

七、分析资料和报告结果

系统综述的目的是对收集的研究资料进行综合分析,确保结果的真实可靠。根据评价资料的性质有定量和定性两种分析方法。通常含定量分析的系统综述具有更丰富的内容,其证据质量也优于只含定性分析的系统综述。但是,并不是所有研究都能满足定量合并的要求。

(1)定量的统计学分析(Meta 分析):统计学分析是单个研究获取结果必不可少的过程,同样在一定条件下,系统综述汇集多个研究的汇总资料或原始资料,也可以进行合并分析,得出整合结果和结论,这里用到的定量统计学方法就是 Meta 分析。Meta-analysis,这个术语最早由心理学家 Glass 提出,并将 Meta 定义为"more comprehensive"。Meta 分析过程包括确定数据的获取类型、效应指标的类别、异质性检验、选择合适的效应模型、敏感性分析和亚组分析、偏倚的测量。Meta 分析具体方法和步骤见下一章。

Meta 分析按照数据获取类型不同可分为两种:一是集合病例数据(aggregate patient data,APD)Meta 分析,APD Meta 分析是传统的 Meta 分析类型,它是将多个研究的集合数据进行二次定量分析,得出整合结果;另一种则是单个病例数据(individual patient data,IPD)Meta 分析,它是将纳入的每个研究中每一个病例的原始数据信息进行 Meta 分析的方法。后者的数据往往较难获取,但一旦获取,数据质量较高,分析结果也更为细致和可靠。

系统评价属于基于文献的二次研究,在设计、资料收集、统计分析过程中可能存在偏倚,同样资料质量评价、文献的纳入与排除也会产生偏倚。较为重要的偏倚是发表偏倚,控制发表偏倚的方法是尽可能全面收集研究资料,统一纳入或排除研究文献的标准,由多人采用盲法对研究进行评价,然后对最终纳入的所有研究文献进行合并分析。发表偏倚可以通过漏斗图来探查,一个不对称的倒漏斗图提示可能存在发表偏倚。

(2)定性分析方法:定性分析方法是对资料的描述性综合,通常适用于不适合定量分析的情况,如存在严重的异质性时,不适合做定量的合成分析。还有一种情形是没有足够的同类型数据时,也只能采用定性分析方法报告研究结果。

八、解释结果和撰写报告

结果解释主要涉及证据的强度、结果的可应用性、其他与决策有关的信息和临床实践的现状,以及干预措施的利、弊、费用的权衡。

撰写系统综述报告是系统评价的最后阶段。一项完整的报告应使读者能够判断该评价结果的真实性和推广应用的意义。系统综述报告的撰写应严格按照预先制订的研究方案,加上对研究的检索、获取过程(通常可附流程图说明)、研究方法学质量的描述、结果的统计分析报告。2009 年,国际上发表了关于系统综述与 Meta 分析报告的规范,称为系统综述和荟萃分析优先报告的条目(the preferred reporting items for systematic reviews and meta-analyses,PRISMA)。2021 年 3 月在《英国医学杂志》(British Medical Journal,BMJ)上发表题为《2020 PRISMA 声明:更新系统评价的报告规范》的指南,对 2009 版 PRISMA 进行了更新。2021 年 4 月 13 日,Equator(enhancing the quality and transparency of health research,提高医疗卫生研究的质量及透明度)协作网在线发布 2020 版 PRISMA 声明以及报告清单,标志着 2020 版 PRISMA 声明取代 2009 版 PRISMA 声明指导系统评级的报告。2020 版 PRISMA 见 https://www.prisma-statement.org/。

一篇系统综述报告的构成如下:

（1）标题

（2）摘要

1）标题

2）背景（目的）

3）方法（资格标准、资料来源、偏倚风险、结果合成）

4）结果（纳入研究、结果综合）

5）讨论（证据的局限性、解释）

6）其他（基金、注册）

（3）背景

1）理论基础

2）目的

（4）方法

1）纳排标准

2）信息来源

3）检索策略

4）研究选择

5）资料提取

6）资料条目

7）偏倚风险评价

8）效应指标

9）方法综合

10）报告偏倚评价

11）可信度评价

（5）结果

1）研究选择

2）研究特征

3）研究偏倚风险

4）单个研究的结果

5）结果综合

6）报告偏倚

7）证据可信度

（6）讨论

（7）其他信息

1）注册与计划书

2）支持

3）利益冲突

4）数据、代码和其他材料的可用性

九、系统综述的更新

当有新的临床研究证据出现时，就应当对已经完成的系统综述进行更新。Cochrane 系统综述要求每 2 年更新 1 次。WHO 指南制定手册指出，系统评价的有效期为 2 年。

第三节　系统综述的解读与应用

一、系统综述的解读

(一) 可信度解读

定量系统综述的结果通常以森林图表示(图 5-1),图中水平线代表每个研究的结果,线中间的方块代表研究结果的点估计值,方块大小代表该研究的权重,线宽代表研究结果的95% 可信区间;垂直线代表"无效应线",如果一个研究水平穿过垂直线,表明研究的效应在比较的两组间差异无统计学意义。图中的菱形块表示各研究合并后的效应估计值,菱形块左右宽度表示该值 95% 的可信区间。

图 5-1 以 Yang J 等发表在 Cochrane 图书馆的一篇系统综述中的森林图为例,对比针灸与假针灸对高血压的治疗效果,共纳入 4 项研究,针灸组 223 人,假针灸组 163 人,合并效应量舒张压的均差(mean difference)为 −1.95mmHg,这是用单一的点估计值表示两组间效应的差异,但是从统计学角度这种效应差异可能产生于机遇。如何确保这种差异是由于治疗效应的作用而不是机遇的作用? 测量的指标为可信区间。95% 可信区间表示对于测量值的分布范围人们有 95% 的信心认为人群的测量真值在此区间内。可信区间越宽表示其精度越差。本例 95% 可信区间为 [−3.59,−0.32]mmHg,$P=0.019$,说明相比假针灸,针灸可降低舒张压(均差为 −1.95mmHg),均差的 95% 可信区间在 −3.59~−0.32mmHg。

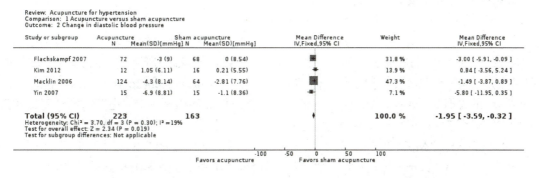

图 5-1　针灸与假针灸对高血压的治疗效果 2 舒张压变化的森林图

(二) 合并估计量的解读

系统综述效应指标的选择依赖于数据类型,通常有三种类型的效应指标,分别对应于三种类型的数据。一种是计数资料(dichotomous data)或称二分资料(binary data),此类资料中,每一个体必处于两种状态之一,如生与死,阳性与阴性,有效或无效等。这类资料可用比值比(odds ratios,OR)或相对危险度(relative risk,RR)来表示干预措施效应大小。第二种资料称为连续变量(continuous data),如身高、体重、血压、血清转氨酶水平等均属于连续变量资料,可用均值加减标准差(mean ± SD)来表示,在系统综述中采用均值的差值(means differences,MD)或标准化的均数差值(standardized mean difference,SMD)来合并效应量。第三种资料为生存率资料或时间 - 事件资料,常见于癌症的治疗研究,主要的结局指标是观察某一时间段之后所发生的结局事件,如死亡或残疾。这类资料通常用危险比(hazard ratios,HR)表示。除此以外的资料类型可向统计学专家咨询。上面的例子中采用的效应量就是舒张压均值的差值。

(三)固定效应与随机效应

异质性的识别或检验是进行 Meta 分析之前必须要考虑的问题,依据统计学原理,同质的资料才能合并,如果研究间存在异质性,要仔细考虑异质性大小,构建多水平模型最大限度地解释异质性的来源。异质性检验(heterogeneity test)一般采用 Q 统计量(Q statistic),如果异质性检验不拒绝 H_0,表示还不能认为存在异质性,Meta 分析常采用固定效应模型(fixed effect model),其假设是各研究的总体效应相同,效应统计量差别仅仅是由于抽样误差不同导致;反之,如果异质性检验拒绝 H_0,表明研究间存在统计学异质性,可采用随机效应模型(random effect model)进行 Meta 分析。Higgins 等提出用 I^2 统计量表示异质性的大小,即 $[(Q-df)/Q] \times 100\%$,I^2 统计量 25%、50% 和 75% 分别表示异质性的低、中、高程度。关于异质性的处理,有很多策略,首先要分析产生异质性的原因,然后再考虑不同研究间能不能进行合并,具体措施有选择随机效应模型、亚组分析、Meta 回归和多水平模型等,若异质性过大,特别在效应方向上极其不一致,有研究者主张不宜做 Meta 分析,只作一般的统计描述。上面例子中异质性较低,I^2=19%(P=0.30),因此采用了固定效应模型计算效应统计量。

二、系统综述的应用

系统综述与 Meta 分析通过对现有可获得证据的分析和综合,为临床指南制作和实践提供证据支持。但是,由于系统综述往往是对原始研究进行回顾性分析,所以也存在一定的问题和局限性,其结论也非绝对真实可靠。因此,在应用系统综述证据指导临床实践之前,同样需要对其真实性、重要性和适用性进行评价。

(一)系统综述证据质量评价

1. 系统综述证据真实性的评价 系统综述是运用减少偏倚的策略,严格评价和综合针对某一具体问题的所有相关研究。因此,减少研究偏倚,确保研究结果的真实性是非常重要的。2007 年,系统综述的评价标准 AMSTAR(a measurement tool to assess systematic reviews)正式形成。AMSTAR 共 11 个条目,每个条目的评语选项有"是""否""不适用"以及"不能回答"。2017 年英国医学会期刊(BMJ)发表了 AMSTAR-2,对原版本进行了修改、细化和补充,AMSTAR-2 由 16 个领域组成,去除之前版本的"不适用"和"不能回答"两个选项,增加"部分符合"选项,主要用于评价纳入随机和 / 或非随机对照试验的系统评价的方法学质量。详见表 5-2。

表 5-2 AMSTAR-2 评价清单及说明

序号	领域	评价	
1	系统评价的研究问题和纳入标准是否基于 PICO	□符合	□不符合
2	制作系统评价前是否制订前期研究方案,若有修订,报告修订的细节?	□符合 □不符合	□部分符合
3	研究设计的选择依据是否给予解释?	□符合	□不符合
4	是否使用了全面的检索策略?	□符合 □不符合	□部分符合
5	研究筛选是否具有可重复性?	□符合	□不符合
6	数据提取是否具有可重复性?	□符合	□不符合

续表

序号	领域	评价	
7	是否提供排除研究的清单以及排除理由？	□符合	□不符合
8	是否描述纳入研究详细的基本信息？	□符合　□不符合	□部分符合
9	纳入研究的偏倚风险评估方法是否合理？	□符合　□不符合	□部分符合
10	是否报告系统评价纳入研究的基金资助信息？	□符合	□不符合
11	如果执行 Meta 分析，结果合成的统计学分析方法是否合适？	□符合　□不符合	□部分符合
12	如果执行 Meta 分析，是否评价单个研究偏倚风险对 Meta 分析结果的影响？	□符合　□不符合	□部分符合
13	在解释和讨论系统评价的结果时是否考虑了单个研究的偏倚风险？	□符合	□不符合
14	是否对存在的异质性进行满意的解释和讨论？	□符合	□不符合
15	如果进行定量合并，是否充分地调查了存在发表偏倚的可能性，并讨论发表偏倚对结果的影响？	□符合　□不符合 NRSI 或 RCT	□部分符合　□仅纳入
16	是否报告潜在的利益冲突来源，包括目前系统评价收到的基金资源？	□符合	□不符合

注：RCT，随机对照试验(randomized controlled trial)；NRSI，非随机干预性研究(non-randomized studies of interventions)。

2. 系统综述证据重要性的评价　系统综述证据重要性的评价取决于以下 3 个方面：

(1)治疗效果的大小：应采用明确的效应指标，如比值比(OR)、相对危险度(RR)、均数差和需治人数(number neesed to treat，NNT)等表达合并结果。

(2)疗效的精确性：是否报告了 95% 可信区间以评价系统综述效果的精确性。

(3)临床相关性：系统综述是循证医学重要的研究方法和最佳证据的重要来源，被公认为是评价临床疗效、制定临床指南和规范的基础。系统综述往往作为高等级证据指导临床实践，但是高等级证据不代表有重要的临床价值。在应用系统综述证据的结果指导决策时，应结合临床具体情况，分析干预措施的利弊，再结合患者的价值观和意愿以及在现有的临床环境下能否合理利用资源等因素，合理推荐使用系统综述证据。

3. 系统综述证据适用性的评价　系统综述适用性的评价与单项 RCT 证据适用性的评价相同。需考虑患者是否和系统综述所纳入文献中的研究对象存在明显差异而不宜采用？系统综述所评价的干预措施在本地医院是否可行？干预措施对患者的利弊如何？患者自己的愿望和价值观如何？

(二) 系统综述的用途

系统综述不仅限于对干预措施的疗效进行综合分析和评价，它在多个领域有着广泛的应用，可用于基础研究、临床研究、护理研究、医学教育、方法学研究、卫生政策研究等。例如，系统综述在基础医学领域，可用于动物实验系统评价、细胞实验系统评价、基因多态性与疾病关系的系统评价、功能蛋白表达的系统评价、生物活性物质制备类系统评价等等。系统综述对于临床问题的研究可用于病因、诊断、治疗、预后以及不良反应等方面的评价。系统综述的应用主要有以下几方面：

1. 用于临床医疗实践　系统综述可为临床循证实践提供可靠的证据，高级别的系统评价被临床指南广泛引用。

2. 用于临床科研　系统综述可用于临床科研工作,利用系统评价对临床问题加以论证,使课题计划书更为科学、先进和具有临床价值。

3. 反映学科新进展　系统综述还可作为某一方面专题研究论文的归纳,反映当前该领域或专题的最新进展和动态。

4. 用于医学教育　系统综述是医学工作者快速获取新知识的重要途径。编写医学教科书也应吸纳系统综述的证据。

5. 卫生决策的依据　制定卫生政策时应该以科学可靠的研究结果为依据。系统综述可以作为卫生决策的依据,有助于合理分配卫生资源,提高有限卫生资源的利用率。

第四节　中医药系统综述的特点

♋ 思政元素

传承精华,守正创新

2015 年 10 月 6 日,屠呦呦因有关疟疾新疗法的发现获诺贝尔生理学或医学奖,这是中国医学界迄今为止获得的最高奖项,也是中医药成果获得的最高奖项。系统综述和 Meta 分析结果显示,青蒿酯治疗重症疟疾可以减少死亡风险 40%($RR=0.60,95\%CI$:0.49~0.72),青蒿酯治疗重症疟疾安全有效。疟疾是威胁人类生命的一大顽敌,世界卫生组织(WHO)认为青蒿素联合疗法是目前治疗疟疾最有效的手段,也是抵抗疟疾耐药性效果最好的药物。

抗疟药物青蒿素的发现受到了东晋葛洪《肘后备急方》中关于青蒿素及其用法记载的启发,同时,也离不开屠呦呦团队的创新能力和科学精神,正是中医药传承创新发展的典范。

目前,系统综述的方法已广泛应用于评价中医药疗法的疗效,国内外均有系统综述发表。这对于促进中医药的临床实践和产出高水平的科研成果具有十分重要的意义。近年来中医药系统综述数量逐年上升,在研究过程、文献检索、纳入文献质量评价方法等层面均有提升,但也存在文献方法学质量不高、研究方案缺失、利益冲突未说明、结局指标不恰当等问题,对开展后续原始研究的实质性建议少。这提示中医药领域系统综述研究势头整体向好,但还需尽快提升对系统综述方法的正确认识和熟练掌握,以提高研究能力,为循证中医药实践提供高质量证据。

一、中医药系统综述的特点

自 1997 年中国台湾大学发表了第一篇英文中医药系统综述,1999 年《中医杂志》发表了第一篇中文 Meta 分析以来,中医药系统综述/Meta 分析数量逐年增加,并呈现加速增长的趋势。从事相关研究人员数量不断增多,国内外研究机构合作发表频繁,研究的病种也不断拓展,收稿期刊的类别不断增加。可见系统综述这种研究方法在中医药领域已被良好应用并得到了快速发展。由于中医药诊疗的独有特色,中医药系统综述与西医药系统综述存在一定的差异,下面从 PICOS 五方面论述中医药系统综述的特点。

(一) 研究对象(participants/population,P)

中医药系统综述干预对象应该是其最佳适应证。从中医理论和经验来看,中医药干预至少可为三个层次:①分"证"治疗,即所谓的辨证论治,这也是中医药重要的诊疗特色之一;②辨病治疗,这里"病"是现代医学 ICD 分类的疾病名称,但传统中医中也有"病"的概念,实际上与现代疾病分类不同,大多以症状或病机作为疾病分类,如"咳嗽""太阳病"等;③辨症治疗,即针对某一症状进行治疗;④病证结合治疗,这是现代中西医结合诊疗主要形式,目前病证结合分类方法已经被广泛采用。

中医药系统综述的研究对象的确定具有如下特点:①大多研究具有病证结合双重诊断标准;②单纯疾病诊断标准,由于中西医的相互渗透,部分复方的适应证转化为辨病治疗;③病症结合的适应人群,某些中医复方只对某个疾病的主要症状具有治疗作用;④单纯通过"证"的分类,即所谓"异病同证",此种情形尤其具有中医药特色,方证相应是传统中医诊疗的原则。

(二) 干预(intervention,I)

中医药系统综述的干预措施最常见的是中医复方。中医复方,也称中药复方,是传统中医药预防和治疗疾病的重要手段,它具有悠久的临床应用历史。现代中药复方系指两种或两种以上的中药,按照中医的四诊八纲、辨证论治的原则,针对病情有机地组合而成的方剂,有别于单味药的使用情形。中医复方最能体现中医辨证论治和整体观的诊疗特色,也是临床中应用最多和最主要的用药方式。

中医药干预的特点:①成分复杂,特别是中药复方由多味中药组成,其成分更为复杂,有效成分的解析涉及中药化学、分析化学、中药药理学及现代生物学等多学科技术和方法;②中药质量可控性难度较大,质量控制涉及每味中药材基源、资源、炮制、剂量的确定,其主要成分的鉴定和不同批次一致性,存在较多的不稳定性;③部分中药复方同名实异,由于中医药辨证论治的诊疗特点,同一方名,常常加减变化,增加了药效评价的复杂性;④传统剂型更难得到国际认可,在临床应用中,汤剂仍然是中医治疗的主导形式,然而,相对于中成药的研究,汤剂的研究复杂度更大,中药复方的研究成果在国际主流专业期刊中较难得到认可和发表;⑤中药复方的药效机制有别于西药单一化合物的作用,更多的是"一石多鸟"和"多石一鸟"的系统网络式药理机制,复方活性物质群通过多靶点、多途径微效整合放大发挥治疗作用;⑥大部分中药复方药效成分和作用靶点尚未完全明确。中药复方多成分干预的独特原创特点,与西医学单一成分治疗试验具有极大的差异,其药效评价的难度和方法学要求远远高于西药,这也为其系统综述的研制提出了新的挑战。

(三) 对照(control,C)

在中医药临床研究中,对照的选择涉及科学性、伦理性和可行性等多种因素。中药对照具有如下特点:①加载试验,通常可以采用安慰剂对照,即对照组为常规西医治疗 + 中药复方安慰剂,试验组为常规西医治疗 + 中药复方干预;②西药对照,如中药复方治疗治疗甲型流感的临床试验,对照组为西药奥司他韦治疗,试验组采用中药复方治疗;③同类中药复方作为对照。

(四) 结局指标(outcome,O)

结局指标是反映病证预后的指标。中医药干预病证的结局指标常常包括多个层次效应显示:①疾病层次的变化,包括死亡、痊愈、重要临床事件、生存质量等,通常为终点指标;②证候指标的变化,即症候群的消失或改善,通常可以采用患者报告的临床结局(patient reported outcome,PRO);③单个症状层面的改善;④实验室化验指标的改善;⑤卫生经济学指标。

中医药系统综述的结局指标的特点：①重视 PRO 指标；②既重视客观指标，又重视主观指标的应用；③重视疾病改善的综合指标的应用；④重视卫生经济学评价。

（五）研究设计（study design，S）

传统中医过去多采用个案报告和病例系列研究，目前随着中医药临床研究水平的提高，中医药的随机对照研究也越来越多地被采用。中医药临床试验设计的特点：①中成药较易采用随机对照试验评价疗效和安全性；②复方汤剂较难实现盲法设计，尤其是汤剂有加减变化时，盲法无法实施；③当复方中中药组成或药量变化时，观察性研究更适合评价其效应，但其控制偏倚水平下降，影响结论的科学性。

综上分析，中医药诊疗的特色决定了中医药系统综述与西医药的系统综述的 PICOS 存在一定差异：中药常为复方，成分复杂未知，靶点未完全明了；病证结合，或针对疾病治疗，无辨证"金标准"；常为加载试验，阳性对照多样；结局指标多样，重视 PRO 和证候效应，标准常不统一；研究设计类型多样。这些差异提示中医药系统综述难度要高于西医药的系统综述，这也为中医药系统综述的研制提出了新的挑战。

二、中医药系统综述目前存在的问题

虽然近年来中医药系统综述发展迅速，但也隐含一些问题，应引起重视。

1. 研究设计严谨性不足、文献方法学质量不高 虽然近年来中医药系统综述和 Meta 分析文献与以往相比，在报告题目、纳入文献质量评价、研究选择过程及文献检索方面有所改进，但仍存在缺乏前期研究方案、未说明相关利益冲突、未提供排除的研究文献清单、结局指标选择不一、采用复合结局指标、研究结果矛盾等问题。检索文献时对中医药特色数据库的关注不够，对在研临床试验数据库和学位论文检索不够。有些纳入的原始研究存在较高偏倚风险，报告对随机方法及盲法的描述十分有限，且未提及分配隐藏方法，直接影响了各指标的证据等级。还有些纳入的研究皆为公开发表的阳性结果，不能排除发表偏倚的可能性。

2. 存在研究病种及中药品种集中、重复选题等问题 虽然已完成的中医药系统综述较好地覆盖了当前中医治疗的优势病种，但存在研究病种及中药品种集中的现象。这可能受累于原始研究的数量不均衡，但在中文文献中，中成药品种集中程度更高。随着年代推移，英文系统综述从只关注安全性逐渐转变为有效性与安全性并重，干预措施从笼统的"中医药"逐渐变为具体的中成药品种或方剂，早期较关注药理安全性，病种以抑郁症、失眠、艾滋病为主，后逐渐关注常见病与慢性病。而中文文献则正相反，不仅安全性和药理研究关注较晚，而且早期集中在常见病与慢性病，后逐渐延伸到心理障碍性疾病。

3. 系统综述结果的推广和使用还需加强 近年来系统综述应用于中医药产生大量的证据，引证可以在一定程度上反映系统综述证据的使用情况，有研究发现 70% 的证据都被引证使用过，单篇平均引证使用达 5 次以上，说明循证医学在中医药领域蓬勃发展。但是文献引证往往具有偏倚风险，系统综述也不例外。中医药系统综述发表偏向是中文，引证偏向是英文。中文文献虽然数量多，但是被使用的频率却不如英文文献，大量证据并没有被很好地利用，造成一定的浪费。国内研究者更倾向于引用中文证据，而语言的障碍让国外研究者更倾向于引用英文证据。如何高效利用并推广中医药系统综述证据亟待解决。

系统综述为指南和共识的制定提供了重要的证据支持，但目前中医药指南和共识引用 Cochrane 系统综述的比例远低于国际指南。一方面可能是某些领域中医药相关系统综述质量太低或者还缺乏相应的系统综述；另一方面可能是指南制定者在纳入研究时未进行系统检索，遗漏了部分英文发表的系统综述。与国际指南相比，中医药指南和共识引用高质量系统综述的比例仍需提高。

三、正确开展基于中医药文献的系统综述

1. 加强中医药系统综述方法学培训,提高中医药系统综述文献质量 中医药系统综述文献质量与原始研究质量及综述者对系统综述方法和技能的掌握有关。今后应加强对拟从事中医药临床研究及系统评价科研人员的系统、规范的方法学培训,使其充分理解临床流行病学和循证医学的思想和方法,掌握系统综述的方法和技能,包括提出问题、文献检索、文献质量评价、资料合成、结果解释和报告撰写等。此外期刊系统综述文献的审稿一定要经过循证医学专业人员审查,以促进中医药系统综述方法学质量的提高,为临床实践提供更高质量的证据。

2. 立足临床需求,关注优势病种和重大疾病 虽然目前中医药系统综述较好的覆盖了当前中医治疗的优势病种,但与西医领域已发表数千篇、几乎涵盖各大病种的系统综述相比,仍有很长的路要走。同时,中医药系统综述除优势病种外,还应关注重大疾病和疾病负担较大的疾病,并满足人民群众基本医疗所需。上市药物中的中成药和单味中药,其稳定性好,质量相对可控,进行中医药的系统评价可首先考虑这一部分,并应立足临床需求,关注优势病种和优势药物。

3. 加强中药复方汤剂系统综述的方法学探索 在药物干预中,由于自拟方在中医临床干预中受医师经验影响很大,未固定药物的来源地、炮制方法,组方和各味药剂量也多有加减,在临床实践中难以重复。因此,系统综述时有明显的临床异质性,不宜进行合并分析,不能起到系统综述定量合成的作用。但是中药复方汤剂是中医临床治病的主导形式,因此,复方汤剂的系统综述应加强方法学探索,在行业内建立一系列统一的标准,倡导研究者尽可能在统一的 PICOS 标准下开展复方汤剂的临床效应评价,以提高中药复方系统综述质量。中医复方的系统综述在报告结果时,要尽可能详细给出干预措施的细节和适应人群的特征,特别是中医证候特点,以提高中医复方证据的适用性和可推广性。

4. 建设中医药中文系统综述的注册平台和中医药系统综述数据库,促进中医药系统综述的利用和转化 中医药系统综述中文证据数量多,但引证利用不多,造成证据的浪费。研究者引用证据时有明显语言、国籍、期刊倾向,不利于证据的传播。如何高效利用并推广证据亟待解决,而 Cochrane 数据库文献在一定程度上打破了这种倾向,提示注册制可能为中医药系统评价证据的转化、传播提供有益帮助,因此中医药中文系统综述的注册平台应该尽快建立。系统综述的结果要在中医临床得到推广和使用,需要有量的积累,应在此基础上建设方便临床医生和研究者使用的中医药系统综述数据库,以促进中医药系统综述的利用和转化。

(高玉敏)

复习思考题

1. 何为系统综述?与传统综述有何不同?
2. 简述进行系统综述的主要步骤。
3. 构建研究问题时要明确的 PICOS 分别是指什么?

ER-5-2

扫一扫
测一测

第六章

Meta 分析

第一节　Meta 分析概述

一、Meta 分析的定义

Meta 分析是对以往的研究结果进行定量综合的统计学方法。中文译名：荟萃分析、汇总分析、元分析等。Meta 分析以同一主题的多个独立研究为研究对象，在严格评价纳入文献质量的基础上，运用适当的统计学方法对多个研究结果进行量化综合分析。Meta 分析过程包括确定数据类型、效应指标、异质性检验、效应模型选择、敏感性分析和亚组分析、偏倚评估等。Meta 分析分广义和狭义两种。广义的 Meta 分析是指针对某个主题，全面收集所有相关研究并逐个严格评价研究质量，再用定量合成的方法对研究数据进行统计学分析，最终得出综合结论的全过程。狭义的 Meta 分析指单纯定量合成的统计学方法。

二、常见的 Meta 分析类型

1. 常规 Meta 分析　主要基于有对照组的直接比较的研究，最常见的是基于 RCT 的干预性 Meta 分析、基于队列研究和病例对照研究的病因和预后研究的 Meta 分析。

2. 单组率 Meta 分析　是一种针对只提供了一组人群的总人数和事件发生人数研究的分析，多为患病率、检出率、知晓率、病死率、感染率等的调查研究数据。此类 Meta 分析基于的原始研究为横断面研究的调查类研究。

3. 累积 Meta 分析　是指将研究资料作为一个连续的统一体，按研究开展的时间顺序及时将新出现的研究纳入原有 Meta 分析的一种方法。因此，在每次加入新的研究后均重复进行一次 Meta 分析，可以反映研究结果的动态变化趋势及各研究对结果的影响，有助于尽早发现有统计学意义的干预措施。累积 Meta 分析也可以按照其他变量进行累积分析。

4. 网状 Meta 分析　网状 Meta 分析（network meta-analysis，NMA）是基于多个研究分析两个以上干预措施之间的间接比较结果（主要是调整间接比较）或者直接比较结果与间接比较结果的合并结果（混合治疗效应）的 Meta 分析。

5. 诊断试验 Meta 分析　诊断试验 Meta 分析是对多个同类诊断试验评价研究进行灵敏度、特异度、阳性似然比、阴性似然比等评价指标的汇总分析,是由诊断试验准确性研究的报告规范指导小组和 Cochrane 协作网推荐的一类热门的 Meta 分析方法。

6. 个体数据 Meta 分析　个体数据(individual patient data,IPD)Meta 分析是近年来发展起来的一种特殊类型,不是直接利用已经发表的研究结果总结数据进行 Meta 分析,而是通过从原始研究作者那里获取每个参与者的原始数据,并对这些数据进行 Meta 分析。个体数据 Meta 分析能够最大限度地纳入未发表的试验或灰色数据,能够进行时间 - 事件分析,能够更新长期随访的数据,能够进行更复杂的多变量统计分析。

7. 其他类型 Meta 分析　随着方法学的研究进展及循证医学实践的实际需求,出现了许多上述未涉及的 Meta 分析,主要有:卫生经济评价的 Meta 分析、患者报告结局的 Meta 分析、全基因组关联研究的 Meta 分析、Meta 分析的汇总分析等。

三、Meta 分析的作用

Meta 分析的作用有如下几个方面:

1. 提高统计学检验效能　通过综合同一主题的多个研究结果,对多个原始研究进行综合,客观上增加了样本量,从而提高了统计学检验效能。在缺乏大样本多中心干预研究时,多个小样本研究的 Meta 分析能提供更有参考价值的证据。

2. 定量估计效应指标的水平　当多个同类研究的结果在程度或(和)方向上不一致时,可以通过 Meta 分析得到研究效应的综合水平,对有争议甚至相互矛盾的研究结果给出一个较为准确的结论。对仅有小样本临床试验的研究而言,通过 Meta 分析可以提高统计效能和效应值估计的精确度。

3. 评价研究结果的不一致性　由于纳入研究的质量、研究对象、试验条件和样本量等不同,多个同类研究的结果可能存在差异。通过 Meta 分析可以发现研究间的不一致性,考察研究间异质性的来源,估计可能存在的偏倚。

4. 探索新的假说和研究思路　通过 Meta 分析,可以汇聚更多的人群临床特征,通过对多个原始研究若干差异的分析,发现存在的问题,提出新的研究假说。也可以探索单个研究的某些问题,发现以往研究的不足之处,从而提出新的研究假说和研究方向。因此,设计合理、严谨的 Meta 分析能对证据进行更客观的评价,对效应指标进行更准确、客观的评估,并能解释不同研究结果之间的异质性。

四、Meta 分析的局限性

1. 无法纳入全部的相关研究,也不能提取全部的相关数据　因各种条件的限制,Meta 分析不可能纳入全部的相关研究,比如文献发表语言通常是选择英语或中文,其他语言的相关文献就不能被纳入。Meta 分析的合并统计只是基于某一主题选择原始研究中具有共同结局指标的某一部分,所以并不会完整的反映原始研究的全部。

2. 发表偏倚　由于阳性结果的文献更容易被发表,阴性结果的研究不容易被发表,所以基于文献数据的 Meta 分析获取的原始数据具有一定的偏倚,研究结果存在发表偏倚。

3. 受限于原始研究　Meta 分析属于基于文献的二次研究,其结果受原始研究限制,也不可能解决原始研究存在的设计和方法学缺陷。

五、Meta 分析的基本步骤

Meta 分析需遵循科学研究的基本原则,包括明确研究选题、检索收集原始研究文献、制定文献纳入与排除标准、筛选纳入文献、提取数据、评价纳入文献质量、统计学处理、发表偏倚分析和报告结果等基本研究过程。其中,统计学处理是 Meta 分析最关键的步骤之一,其主要内容包括根据资料类型选择恰当的效应指标、纳入研究的异质性检验、选择适合的统计分析模型、效应合并值的参数估计与假设检验、效应合并值参数估计的图示等。

第二节 Meta 分析的效应量与精度

一、效应量

效应量(effect size/effect magnitude)是指临床上有意义或实用价值的数值或观察指标变量,是单个研究结果的综合指标。Meta 分析效应指标的选择取决于数据类型,通常有三种类型的效应指标,分别对应三种类型的数据。第一种资料为计数资料(dichotomous data)或称二分类资料(binary data),此类资料中,每一个体处于两种状态之一,如生与死,阳性与阴性,有效与无效等。第二种资料为计量资料或称连续变量资料(continuous data),可用均值和标准差来表示,常见的连续性变量如身高、体重、血压和各种实验室指标等。第三种资料为生存率资料或时间 - 事件资料,主要的结局指标是观察某一时间段之后所发生的结局事件,如死亡或残疾等。

(一) 计数资料的效应量

1. EER 和 CER 在预防性和治疗性临床试验中,率可细分为 EER 和 CER 两类。EER 即试验组中某事件的发生率(experimental event rate,EER),如采用某治疗措施治疗某疾病的有效率。CER 即对照组中某事件的发生率(control event rate,CER),如对某病不采取该治疗措施的有效率。

2. RD 在疾病的病因、治疗及预后研究中,常用发生率来表示某事件的发生强度,两个发生率的差即为率差,也称危险差、风险差(rate difference,risk difference,RD)。如随机对照试验中,试验组发生率(EER)与对照组发生率(CER)的差即为 RD,其计算方法为:RD=EER−CER。RD 大小可反映试验效应的大小,其置信区间是否包含 0 可用于推断两个率有无统计学差异。

3. RR 相对危险度(relative risk,RR)是前瞻性研究(如 RCT、队列研究)中较常用的指标,它是试验组(暴露组)某事件发生率 p_1 与对照组(或非暴露组)的发生率 p_0 之比,其计算方法为:RR=p_1/p_0=EER/CER,用于说明前者是后者的多少倍,常用来表示试验因素与疾病联系的强度及其在病因学上的意义大小,其置信区间是否包含 1 可用于推断两个率有无统计学差异。

4. OR 优势比(odds ratio,OR)又称比值比,是暴露组某事件的比值与非暴露组该事件的比值之比,是测量疾病与暴露联系强度的一个重要指标。回顾性研究(如病例对照研究)往往无法得到某事件的发生率(如发病率),也就无法计算出 RR 值,因此用 OR 值来替代。当该发生率很低时(如发生率 ≤ 5%),RR 值与 OR 值近似相等。

(二) 计量资料的效应量

1. WMD 加权均数差(weighted mean difference,WMD)是每个研究均数差的加权,需要根据纳入研究的样本量(例数)进行加权。该指标以试验原有的测量单位真实地反映了试验效应,在实际应用时,该指标容易被理解和解释。

2. SMD 标准化均数差(standardized mean difference,SMD)可简单地理解为两均数的差值再除以合并标准差的商,它不仅消除了某研究的绝对值大小的影响,还消除了测量单位对结果的影响。因此,该指标尤其适用于单位不同或均数相差较大的数值资料分析。但是 SMD 是一个没有单位的值,因而对 SMD 分析的结果解释要慎重。

(三) 时间 - 事件资料的效应量

生存率资料或时间 - 事件资料通常用危险比(hazard ratios,HR)表示,相当于加了时间因素的 RR,其专业意义解释与 RR 相同。

二、精度

Meta 分析的精度表示结果的可靠程度,通常用 95% 可信区间表示。可信区间 (confidence interval,CI) 又称置信区间,是循证医学中常用的统计指标之一。CI 主要用于估计总体参数,从获取的样本数据资料估计某个指标的总体值。如率的 CI 估计总体率,均数的 CI 估计总体均数。通常,试验组与对照组某指标差值或比值的 95%CI 与以 0.05 为检验水准的假设检验等价。因此,95%CI 上下限之间的宽度可用于表示 Meta 分析的精度。

Meta 分析的精度与样本大小、事件发生数量和研究设计有关,直接反映到可信区间宽度上。可信区间越宽,表示效应值的不确定性高,精度越低。研究纳入的患者和观察事件相对较少而致置信区间较宽时,降低该研究结果的可靠性。

在 Meta 分析中,合并效应量与合并效应量的 95%CI 同时在森林图中报告。OR 的 95%CI 为:$[\exp(\ln OR-1.96\times SE_{\ln OR},\exp(\ln OR+1.96\times SE_{\ln OR})]$;RR 的 95%CI 为:$[\exp(\ln RR-1.96\times SE_{\ln RR},\exp(\ln RR+1.96\times SE_{\ln RR})]$;HR 的 95%CI 为:$[\exp(\ln HR+1.96\times SE_{\ln HR},\exp(\ln HR-1.96\times SE_{\ln HR})]$;RD 的 95%CI 为:$[RD-1.96\times SE_{RD},RD+1.96\times SE_{RD})]$;MD 的 95%CI 为:$[MD-1.96\times SE_{MD},MD+1.96\times SE_{MD})]$。

第三节　Meta 分析的统计模型与异质性处理

一、Meta 分析的统计模型

Meta 分析所使用的统计模型主要为固定效应模型(fixed effect model)和随机效应模型(random effect model)。一般来讲,选择固定效应模型还是随机效应模型,主要根据研究间异质性情况进行判定。两者的适用情况不同,产生的结果也不同。

1. 固定效应模型　固定效应模型的理论假设是所有的同类研究来源于同一个效应的总体,同时各研究的方差齐性,其效应综合估计的方差成分只包括各个独立研究内的方差。此时在估计总效应时,用各个独立研究的内部方差来计算各研究的调整权重。若各独立研究的结果同质,可采用固定效应模型计算合并后的综合效应。固定效应模型常用的方法有 M-H 法、Peto 法,以及用率直接计算 OR 值法。

2. 随机效应模型　随机效应模型的理论假设是所有的同类研究可能来源于不同的研究总体,各个独立研究间具有异质性,其效应综合估计的方差成分既包括了各个研究内的方差,也包括了各个研究之间的方差,所以在估计总效应时将两者综合起来估算调整权重。随机效应模型所得结果的 95% 可信区间较大,结果更保守。若各研究结果不同质,但有必要计算合并后的统计量,则可采用随机效应模型。

二、异质性

按照 Meta 分析的统计学原理,只有具有较好同质性的资料才能进行合并,因此 Meta 分析前需要对多个研究的结果进行异质性检验,以便根据异质性分析结果选择适当的方法进行 Meta 分析。

1. 异质性的含义　异质性(heterogeneity):由于纳入同一个 Meta 分析的所有研究都存在差异,因此将不同研究间的各种差异称之为异质性,在 Meta 分析中则指各研究间的不相似性。研究间的差异主要来源于研究对象、研究设计、干预措施、结果测量。不相似性可能是由于使用不同的统计学方法或是由于研究所评价的是不同类型的患者、不同治疗方法或不同临床结局所致。

2. 异质性的类型　Meta 分析的异质性分为临床异质性、方法学异质性和统计学异质性三种。临床异质性是指参与者不同、干预措施的差异及研究的终点指标不同所导致的变异。方法学异质性是指由于试验设计和质量方面的差异引起的,如盲法的应用、分配隐藏的不同,或者由于试验过程中对结局指标的定义和测量方法的不一致而出现的变异。统计学异质性是指不同试验间被估计的治疗效应的变异,它是研究间临床和方法学上多样性的直接结果。临床异质性、方法学异质性和统计学异质性三者是相互独立又相互关联的,临床或方法学上的异质性不一定在统计学上就有异质性表现,反之亦然。

3. 异质性检验　Meta 分析会制定严格的纳入和排除标准,以纳入具有相同特征的文献,以最大限度地减少异质性来源,但由于一些潜在的混杂因素,仍有可能出现研究不同质的情况。因此,在合并各独立研究结果之前应当进行异质性检验,以确定纳入文献是否有异质性,从而选择合适的统计模型,或进行亚组分析(subgroup analysis)和敏感性分析(sensitivity analysis)。

Q 检验是异质性检验的常用统计方法之一。异质性检验结果为 $P > 0.1$ 时,可认为多个同类研究具有同质性,可使用固定效应模型计算合并统计量。而当异质性检验为 $P \leq 0.1$ 时,则应分析导致异质性的原因,如纳入研究的设计方案、测量方法、用药剂量、用药方法、患者年龄和性别、疗程长短、病情轻重等因素是否均衡可比。可采用亚组分析计算合并统计量来分析是否存在上述原因引起的异质性。若亚组分析后多个同类研究的结果仍有异质性,则使用随机效应模型来计算合并统计量。若异质性检验的统计量在界值附近时,最好同时采用固定效应和随机效应两种模型分别进行计算后进行分析判断。

Cochrane 协作网的系统评价专用软件 RevMan 计算的 I^2 用来评价多个研究结果间异质的大小。用于描述由各研究所致而非抽样误差所引起的变异(异质性)占总变异的百分比小于 50% 时,其异质性可以接受。

三、异质性的处理

识别出异质性后,如何对异质性进行处理是 Meta 分析结果准确可靠的一个重要环节。异质性处理的常用方法有:选用随机效应模型合并效应量、按亚组分析探讨异质性来源、进行 Meta 回归、敏感性分析、改变效应量等,若异质性过于明显,则考虑放弃 Meta 分析。

1. 异质性处理的基本流程　在 Meta 分析时,首先根据所开展研究的临床意义和异质性检验结果确定结果变量的指标。如果具有统计学异质性,则选用随机效应模型进行合并效应量计算;如果具有临床异质性和方法学异质性,则先按照亚组分析探讨异质性来源,或进一步进行 Meta 回归及混合效应模型;如果异质性过于明显,无法解决,则放弃 Meta 分析。在此之后,可通过敏感性分析来评估结果的稳健性。

2. 亚组分析　亚组分析是在出现异质性或要回答特定患者采用特定干预措施或特定研究时,从临床异质性和/或方法学异质性的角度探讨异质性的来源,保证仅同质性研究才能合并效应量。亚组分析是根据各个研究的特征(如研究对象的特征、研究类型等),将研究分为不同的类别,然后针对不同类的研究分别进行 Meta 分析。亚组分析是将所有纳入分析的数据分成更小的单元,以便在各亚组内能进行比较,这时往往同一亚组内具有较好的同质性,因此亚组分析也是探讨异质性来源的方法之一。

亚组分析需要谨慎看待,由于采用多个亚组分析,假阳性的概率将会大大增加。某一亚组的效应或异质性检验有统计学显著性而在另一亚组没有统计显著性,并不表示异质性的原因是由亚组这一因素引起,因为不同的亚组可能包含不一样的信息,不同亚组的探测效应能力是不一样的。

3. Meta 回归　Meta 回归(meta regression)是通过建立回归方程,来反映一个或多个解释变量与结果变量之间的关系,以试图明确各研究间异质性的来源,从而筛选出导致异质性的重要影响因素。一般认为,Meta 回归是亚组分析的扩展,主要通过对多因素的效应量进行联合分析实现,仅当 Meta 分析纳入的原始研究数量超过 10 个时才可使用。

在 Meta 回归里,将效应估计量(如 RR、OR、MD 或 lgHR 等)作为结果变量,将可影响效应量大小的研究特征因素作为解释变量,则回归系数描述了结果变量怎样随着解释变量的单位增加而改变。其统计学差异性通过对结果变量和解释变量之间有无线性关系来确定,通过回归系数的 P 值来判断这种差异有无统计学意义。

4. 敏感性分析　敏感性分析是用于决定一个研究结果的敏感性或它对系统评价或 Meta 分析如何改变的一种分析方法,用于评估数据和使用方法的不确定性如何影响合并结果的稳健程度。敏感性分析是根据各个研究的特征(如设计类型,随访情况等)重新考虑纳入 Meta 分析的研究个数,并比较前后两次 Meta 分析的结果变化。如果敏感性分析对 Meta 分析或系统评价的结果没有本质性的改变,表明其分析结果的可靠性和稳定性较好;如果结论出现了逆转性变化,则其结论解释要慎重。

敏感性分析常用以下几种方法:改变研究类型的纳入标准、研究对象、措施或终点指标;纳入或排除某些具有某种特征的研究,不管其是否符合纳入标准;使用某些结果不太确定的研究估计值重新分析数据;对缺失数据进行合理的估计后重新分析数据;使用不同统计方法重新分析数据,如用随机效应模型代替固定效应模型;从纳入研究中剔除质量相对较差的文献后重新进行 Meta 分析,比较重新分析前后合并效应间有无显著性差异。

第四节　Meta 分析的结果评价

一、森林图

Meta 分析的主要结果通常用森林图表示。森林图是以统计指标和统计分析方法为基础,用计算结果绘制的图形,可简单直观地描述了 Meta 分析的统计结果,是 Meta 分析最常见的结果表达形式。

1. 森林图的基本特征　在平面直角坐标系中,以一条垂直的竖线代表无效线,即横坐标为 0 或 1,每条与横坐标平行的线条代表一个研究的 95%CI,线条中央的小方格代表研究结果的效应量的点估计。方块大小则代表该研究在合并统计中的权重大小。而图下方的菱形表示多个研究合并分析的综合效应大小及其 95%CI。图上一般还标示出异质性检验的统计量及其 P 值和合并分析的统计量及其 P 值。如图 6-1、图 6-2 所示。

2. 二分类变量的森林图　二分类变量是临床研究中最常见的资料类型,相对危险度(RR)、比值比(OR)和率差(RD)是主要的统计学效应量指标。二分类变量的森林图报告了每篇纳入文献及两个组分别的例数和事件发生数、权重值,分别以数字和图示的方法呈现效应量(RR、OR 或 RD)及其 95%CI。森林图下方标示异质性检验和合并分析的检验结果。

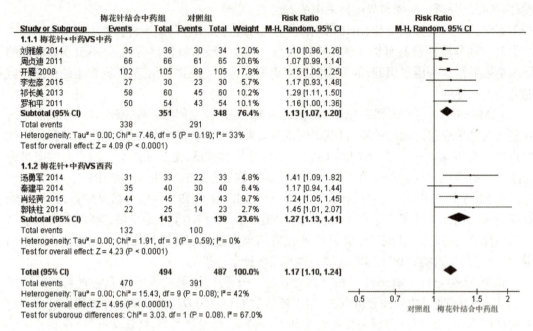

图 6-1 两组斑秃患者临床总有效率比较的森林图

3. 连续性变量的森林图 当分析指标是连续变量时,可选择加权均数差(WMD)或标准化均数差(SMD)为合并统计量。连续性变量的森林图报告了每篇纳入文献及两个组分别的例数、均数和标准差、权重值,分别以数字和图示的方法呈现效应量(WMD 或 SMD)点估计及其 95%CI。森林图下方标示异质性检验和合并分析的检验结果。

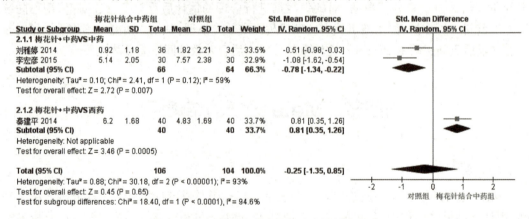

图 6-2 两组斑秃患者皮损评分比较的森林图

4. 时间 - 事件变量的森林图 当分析指标是时间 - 事件型指标时,可选择 HR 为合并统计量。HR 值的森林图报告了每篇纳入文献及每个研究分别以数字和图示的方法呈现效应量(HR)点估计及其 95%CI 和权重。

5. 单组率的森林图 当分析指标是二分类变量,且只有一个组的率进行汇总分析时,该分析指标是主要的统计学效应量指标。单组率的森林图报告了每篇纳入文献及每个研究的事件发生率及其 95%CI、权重值,分别以数字和图示的方法呈现。森林图下方标示异质性检验和合并分析的检验结果。

6. 累积 Meta 分析的森林图　累积 Meta 分析森林图分别以数字和图示的方法报告了每篇纳入文献及每个研究累积了之前的所有研究后的效应值及其 95%CI 置信区间。

7. 个体数据的森林图　以临床特征为分类依据,分别报告患者例数、效应值及其 95%CI 和统计学检验结果。

二、Meta 分析报告偏倚及评价

(一)报告偏倚

1. 报告偏倚的概念　纳入研究的完整性是影响系统评价结果和结论准确性的重要因素。目前,纳入研究的完整性主要通过报告偏倚来评价。当一项研究成果的传播受到其自身传播性质和研究结果方向(如阴性结果)的影响导致其发表或未发表时,就产生报告偏倚。

2. 报告偏倚的分类

(1)发表偏倚(publication bias):因研究成果的发表或未发表造成的偏倚。有统计学意义的研究结果比无统计学意义的研究结果被报告和发表的可能性更大。若 Meta 分析只是基于已公开发表的研究结果,可能会因为有统计学意义的占多数,从而夸大效应或危险因素的关联强度而导致偏倚发生。

(2)时间滞后性偏倚(time lag bias):是指研究成果快速发表或延后发表被检索到的机会差异而造成的偏倚。

(3)重复发表偏倚(duplicate publication bias):是指同一项研究成果在不同的期刊发表多次造成的偏倚。

(4)发表位置偏倚(location bias):是指研究结果发表的杂志不同,而不同杂志被获取的程度和被标准数据库索引的水平不同造成的偏倚。

(5)语言偏倚(language bias):是指研究结果以某种语言发表而造成的偏倚。通常以英语发表的文献更容易被检索到。

(6)结局报告偏倚(outcome reporting bias):是指由研究结果的性质和方向导致选择性报告某些结局而不报告其他结局所造成的偏倚。

控制报告偏倚在实际操作中比较困难,Meta 分析是应尽可能将所有的研究搜集齐全,包括未发表的阴性研究报告、会议论文、各种研究简报、学位论文等。

(二)报告偏倚的评价

任何一项 Meta 分析都不可避免地要受到报告偏倚的影响,因此对报告偏倚的评价尤为重要。只有正确评价了报告偏倚的程度,才能最大限度地减少其对 Meta 分析的影响。常用的报告偏倚评价的方法有漏斗图、Egger 线性回归法、Begg 秩相关法、剪补法、失安全系数等。其中以漏斗图法最为常用。

漏斗图(funnel plots)是基于对干预措施效果估计其准确性随样本含量增加而提高的假定设计,以每个研究干预措施效果的估计值或其对数为横坐标,以研究的样本量大小或标准误的倒数为纵坐标,而形成的散点图。一般数量多、精度低的小样本研究的效果估计值广泛分布在图的底部,呈左右对称排列;而数量少、精度高的大样本研究的效果估计值分布偏上,分布范围较窄且逐渐向以合并效应量为中心的位置集中。无发表偏倚时,其图形呈对称的倒漏斗状,故称为漏斗图。

漏斗图是从直观上识别发表偏倚的方法。漏斗图的横坐标为效应量,若为连续性变量可直接用原始测量值,若为关联性指标可用自然对数转换后的值。纵坐标为研究的样本量或标准误或精确度(标准误的倒数)。样本量越小,分布越分散;样本量大,分布越集中。若没有偏倚,呈对称的漏斗状。相反,图形不对称有偏向,表示存在偏倚(图 6-3)。

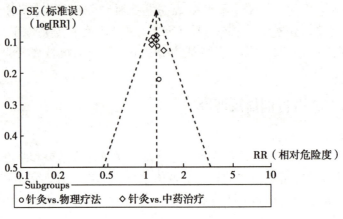

图 6-3　漏斗图

第五节　网状 Meta 分析

如果想进行一个 Meta 分析,目的是比较 A 和 B 两种干预措施的效果,经过文献检索发现,目前没有这两者的直接比较研究,或者虽然有直接比较的研究,但数量少或者质量低,不足以进行直接比较的 Meta 分析,或者需要对多种干预措施进行比较时,可以采用网状 Meta 分析。

一、间接比较

1. 临床问题

问题一:已知有 RCT1,干预 A vs 干预 B;RCT2,干预 A vs 干预 C,在无 B vs C 直接比较的 RCT 情况下,如何实现 B 与 C 的比较?

问题二:已知有 Meta 分析 1,干预 A vs 干预 B;Meta 分析 2,干预 A vs 干预 C,如何评价 B 与 C 孰优孰劣?

问题三:如何实现多组 RCT 数据的全部利用?

问题四:如何对当前所有的有效治疗措施进行比较,筛选出最有效、最安全的治疗方案呢?

2. 解决思路　我们期望比较干预措施 A 与 B,没有二者直接比较的 RCT 证据,但有它们分别与干预措施 C 比较的 RCT,C 成为 A、B 的共同对照。于是我们可借助干预措施 C 来间接评价干预措施 A 与 B 的治疗效果,这是间接比较最简单的形式。"借助"已开展的其他处理因素的相关临床试验和证据来评估要评价的 2 种干预措施的效能,这种比较形式称为间接比较。

3. 计算方法　将 A 与 C 比较的统计分析结果 d_{A-C},与另一组 B 与 C 比较的统计分析结果 d_{B-C},再进行比较,得到 $(d_{A-C})-(d_{B-C})$,即 A 与 B,通过 C 作共同对照的间接比较结果 $(d_{indirect,A-B})$。当个别研究结果用平均值的差异来呈现时,间接比较的结果也以平均值的差别来表示,如治疗后血压平均降低的毫米汞柱(mmHg)等。如 RCT1 中,A 药品治疗患者血压平均降低 12mmHg,其对照 C 药品治疗患者血压平均降低 2mmHg,$d_{A-C}=10$mmHg;RCT2 中,B 药品治疗患者血压平均降低 18mmHg,其对照 C 药品治疗患者血压平均降低 5mmHg,$d_{B-C}=13$mmHg。则 A 治疗与 B 治疗通过 C 作共同对照,间接比较的结果如下:$d_{indirect,A-B}=10-13=-3$,B 治疗相对于 A 治疗,患者平均血压多降低 3mmHg。

另一类临床研究常用的分析采用相对比值为结果,如比值比(OR)、相对危险度(RR)和风险比(HR)等。以 OR 值为例,可先计算各组分析结果 $OR_{A/C}$ 及 $OR_{B/C}$,再计算 $OR_{A/C} \div OR_{B/C}$ 就可得到 A 与 B 间接比较的 OR 值($OR_{indirect,A-B}$)。

统计学上习惯先取自然对数后相减:$\ln(OR_{A/C} \div OR_{B/C}) = \ln(OR_{A/C}) - \ln(OR_{B/C})$。此时各研究整合后的结果分别为:$d_{A-C} = \ln(OR_{A/C})$;$d_{B-C} = \ln(OR_{B/C})$。而 $d_{indirect,A-B} = \ln(OR_{A/C}) - \ln(OR_{B/C})$。因此,校正间接比较分析基本上是把两组分别比较的研究结果,先整合,再相减。再取这个对数结果的指数,即可算出 $OR_{indirect,A-B} = \exp(d_{indirect,A-B})$

4. 结果的方向性　整合各研究比较结果时要注意各分组比较的正负号方向。共同对照 C,在两组比较中都作对照,应放在减号后面,或是分母。这样 C 所代表的治疗效果才会在间接比较中消去。$d_{A-C} - d_{B-C} = (Y_A - Y_{1,C}) - (Y_B - Y_{2,C}) = (Y_A - Y_{1,C}) + (Y_{2,C} - Y_B) = d_{A-C} + d_{C-B}$。间接比较的共同对照组不一定只限定用一种治疗。当比较通过多个共同对照时,以上使用加法的安排阅读起来较方便。如 A 与 B 通过 X、Y、Z 三种不同的治疗作间接比较,可这样分析:$d_{indirect,A-B} = d_{A-X} + d_{X-Y} + d_{Y-Z} + d_{Z-B}$。其中 $d_{A-X}、d_{X-Y}、d_{Y-Z}、d_{Z-B}$ 为各组治疗两两直接比较的研究结果。作间接比较分析时,需注意各研究分组的比较方向,与间接比较所用的加减号是否配合正确。

5. 间接比较与直接比较的差异　从统计学角度讲,若期望间接比较跟直接比较的效果一致($d_{direct,A-B} = d_{indirect,A-B}$),需采用间接比较分析比相同规模的直接比较多 4 倍的研究个数,才能得到相同的统计结果。因此,相对于直接比较来说,间接比较的统计检验效能低,可信区间的范围比较宽。即间接比较的不确定性较高,这是间接比较分析的弱点之一。且当两个主要比较治疗间介入的共同对照越多,其分析误差也随之增加。方法学研究发现多数情况下间接比较和直接比较的结果无显著差异,间接比较的可靠性依赖纳入试验的内部真实性和试验集的相似性。即间接比较的统计学方法本身无偏倚,但所纳入的研究证据需要满足相应的假设。

使用间接比较比直接比较需要注意更多,但不可否认,临床上不同治疗方法的选择在很多情况下是非正式的间接比较形式。若能掌握间接比较的数据处理方法,且能正确解读间接比较的分析结果,则间接比较能提升现有临床研究数据应用效率,能有效协助医生为患者选择恰当的治疗方案。

间接比较的优势在于不存在直接比较的时候,可为临床决策提供有价值的证据。在直接比较存在的情况下,可以合并间接比较结果和直接比较结果,有助于提高结果的精确性和统计学检验效能。

二、网状 Meta 分析

1. 网状 Meta 分析的产生背景　网状 Meta 分析是随着临床治疗方法和临床决策的多样化需求而产生和发展的。当前很多疾病存在多种治疗措施,导致临床决策困难,比如晚期乳腺癌存在 22 种化疗、靶向治疗方案,晚期胰腺癌有 19 种化疗方案,慢性阻塞性肺病有 18 种治疗方案。此外,缺乏直接比较多个治疗措施的研究设计,加剧临床决策困难,如随机对照试验通常仅能比较 2~4 个干预措施,传统的 Meta 分析仅可以比较两个干预措施。临床新药审批,往往只需安慰剂对照,这是因为新药与其他治疗措施比较的随机对照试验,需要大样本量,花费高。在某些领域,新药往往是与当前最有效的药物进行比较,这就导致新药与其他药缺少直接比较的随机对照试验。

2. 网状 Meta 分析的定义　网状 Meta 分析是基于多个研究分析两个以上干预措施之间的间接比较结果(主要是调整间接比较)或者直接比较结果与间接比较结果的合并结果

(混合治疗效应)的 Meta 分析。网状 Meta 分析的特点：

(1)调整间接比较：当多个干预措施在直接比较不存在的情况下，基于其与共同对照干预措施比较的 Meta 分析结果进行比较研究。

(2)混合治疗效应：同时存在直接比较和间接比较的情况下(同时存在一个或者多个闭合环)，基于间接结果和间接结果与直接结果的合并结果同时分析多个(三个或者三个以上)干预措施效果差异。

NMA 最大的优势就是可以对治疗同类疾病的不同干预措施进行量化比较，并按照某一结果指标效果好坏进行排序，进而选择最优治疗方案。

3. 网状 Meta 分析的选题

(1)选题准备：组建网状 Meta 分析制作团队，其团队成员至少包括网状 Meta 分析方法学人员、检索专家、统计人员和临床医生等；保证制作网状 Meta 分析所必需的数据库、经费和时间；熟悉文献管理软件和数据统计分析软件(如 WinBUGS、Stata、R 等)

(2)选题原则

需要性原则：网状 Meta 分析选题不但要紧密结合临床，而且要考虑其研究成果是否能直接为临床疾病的干预提供决策依据。价值性原则：主要指网状 Meta 分析关注的临床问题具有科学研究价值和临床实用价值。创新性原则：选题必须选择别人没有解决或没有完全解决的临床问题，这是选题得以成立的基本条件和价值所在。科学性原则：选题必须有科学依据，确定某个选题前应该了解拟选题国内外的研究热点和发展趋势，且选题必须实事求是、符合客观规律、合乎逻辑推理，要做到立论依据充分，研究目的明确，研究内容具体，研究方法及技术线路可行。

4. 网状 Meta 分析的结果评价　常用效应量及选择和统计模型选择，与常规 Meta 分析相似。网状 Meta 分析对多个干预措施的效应进行两两比较，计算相互间的效应量及其95%CI。森林图以图示和数值的形式同时进行报告。

第六节　诊断试验评价的 Meta 分析

疾病诊断研究是临床研究的一种重要类型，通常指临床医师用物理学的、生物化学的、血清免疫学的、影像学的检查以及其他各种临床检查，对于那些临床上怀疑为某病的患者做出正确的诊断。随着医学技术的迅速发展，新的诊断方法不断涌现出来，因此需要对新的诊断方法的临床价值进行科学的分析和评价。

一、诊断试验的基本概念

1. 诊断试验的概念　诊断试验是运用一定的检测手段和方法将有病者与无病者鉴别开来的试验，主要的检测手段和方法包括以下几个方面。临床资料：从病史、体格检查等获得的临床资料，如高血压家族史、心脏杂音、肺部听诊的湿啰音等；中医辨证资料：通过望闻问切所获得的资料，如舌苔、脉象、证候等；实验室检查资料：生物化学、免疫学、微生物学、病理学检查等；影像学诊断技术资料：超声、CT、X 线、磁共振检查等；各类其他仪器检查：心电图、脑电图、核素扫描、内镜检查等；各种诊断标准：由同行专家制定并获得公认的诊断标准。诊断试验可用于诊断疾病、筛选无症状的病人、判断疾病的严重程度、估计疾病临床过程及预后、估计对治疗的反应和判断治疗效果等。

2. 金标准的概念　在诊断性研究中，金标准是研究设计的关键。所谓金标准，是指当前医学界所公认的诊断某病最可靠、最准确的方法。亦即利用金标准能正确地区分某人属"有病"还是"无病"状态。临床诊断中常用的金标准包括：病理学诊断（活检、尸检）；外科手术发现；特殊的影像学诊断（如用冠状动脉造影术诊断冠心病等）；权威机构公认的综合诊断标准（如中医肺胀的诊断标准等）；长期临床随访所获得的肯定诊断。

二、诊断试验评价指标

根据待评价诊断方法结果和金标准的判别，可得到 4 种情况：待评价诊断方法结果阳性、金标准判断为病人的数量——真阳性的数量（TP）；待评价诊断方法结果阴性、金标准判断为非病人的数量——真阴性的数量（TN）；待评价诊断方法结果阳性、金标准判断为非病人的数量——假阳性数量（FP）；待评价诊断方法结果阴性、金标准判断为病人的数量——假阴性的数量（FN），可以将其整理成四格表的形式。根据这四格表数据可以计算真实性、可靠性和预测值指标，用于评价待评价诊断试验的临床应用价值。

（一）诊断试验真实性评价指标

真实性或准确性，也称效度，是指测量值与实际值的符合程度。它要求一项诊断试验具备能正确地鉴别某个体患或未患某种疾病的能力。用于评价真实性的指标有：灵敏度与特异度，误诊率与漏诊率等。

1. 灵敏度（sensitivity,Sen） 又称真阳性率，是实际患病且被待评价诊断方法诊断为患者的概率，即患者中被正确诊断为阳性的概率。它反映了诊断试验发现病人的能力。

2. 特异度（specificity,Spe） 又称真阴性率，是实际未患病且被待评价诊断方法诊断为非患者的概率，即非患者中被诊断为阴性的概率。它反映了诊断试验确定非病人的能力。

3. 误诊率（mistake diagnostic rate,α） 又称假阳性率，表示实际未患病但被待评价诊断方法诊断为患者的概率，即非患者中被诊断为阳性的概率。它反映了非患者被错误诊断的可能性。误诊率与特异度相加等于 1。

4. 漏诊率（omission diagnostic rate,β） 又称假阴性率，表示实际患病但被待评价诊断方法诊断为非患者的概率，即患者被诊断为阴性的概率。它反映了患者被遗漏诊断的可能性。漏诊率与灵敏度相加等于 1。

5. 约登指数（Youden's index,YI） 又称正确指数，是反应诊断试验真实性的综合指标，用灵敏度和特异度的和减 1 表示。它表示诊断试验发现患者与非患者的能力。

6. 比数积（odd product,OP） 又称优势比（odds ratio,OR），表示患者中诊断阳性数、阴性数之比与非患者中诊断阳性数、阴性数之比的比值。其值越大，则表明诊断试验的诊断价值越高。

7. 似然比（likelihood ratio,LR） 是同时反应灵敏度和特异度的综合指标，即患者中得出某一诊断试验结果的概率与非患者得出这一概率的比值。该指标全面反映了诊断试验的价值，且不受患病率的影响，非常稳定，包括阳性似然比和阴性似然比两种。

（二）诊断试验的预测指标

诊断方法本身特点决定了诊断的灵敏度和特异度，但灵敏度和特异度本身不能帮助临床医生。临床医生想知道的是诊断试验的判别结果与金标准结果的契合的程度。预测指标是反映应用诊断试验结果来估计受检者患病和不患病可能性的大小的指标。诊断试验中的预测指标用于评价诊断试验预测的准确性，有阳性预测指标和阴性预测指标。

1. 阳性预测值（positive predictive value,PV+） 待评价诊断方法诊断为阳性者中金标准确诊为患者的概率。

2. 阴性预测值（negative predictive value,PV-） 待评价诊断方法诊断为阴性者中金标准确诊为非患者的概率。

3. 预测值与真实性指标的关系 总的来讲,诊断试验的灵敏度越高,则阴性预测值越高;特异度越高,阳性预测值越高。当灵敏度与特异度一定,疾病患病率降低时,阳性预测值降低,阴性预测值升高;当患病率不变,降低灵敏度,特异度将提高,此时阳性预测值将升高,阴性预测值将下降。

三、诊断试验评价的 Meta 分析

1. 诊断试验评价 Meta 分析的目的 探讨阈值效应及其他异质性来源,合并灵敏度、特异度、阳性似然比、阴性似然比、DOR 等单一指标,拟合 SROC 曲线,计算曲线下面积(AUC)、Q 指数等。

2. 诊断试验评价 Meta 分析的效应值

(1)DOR:DOR 是将灵敏度、特异度、阳性似然比和阴性似然比等成对指标融入一个指标中,用来说明诊断性试验阳性结果的机会是阴性结果的倍数,是诊断试验评价 Meta 分析中常用的综合评价指标,DOR=(a×d)/(b×c)。

(2)SROC 曲线:当研究间有阈值效应时,估计综合诊断试验准确性的方法是 SROC 曲线。SROC 曲线是针对同一检测指标的不同试验进行 Meta 分析,根据他们的比数比的权重,通过拟合 SROC 曲线综合评价诊断性试验的准确性,从 SROC 曲线得到每一个研究的灵敏度和特异度。SROC 曲线下面积(AUC)是 SROC 曲线的另一个可选合并统计量,它不依赖诊断阈值。良好的诊断试验 AUC 接近 1,而不佳的诊断试验 AUC 接近 0.5。

3. 诊断试验评价的森林图 诊断试验评价的森林图主要分为三大类。一是评价诊断试验真实性的灵敏度、特异度指标的综合,如图 6-4 所示;二是以灵敏度和特异度指标的综合指标 DOR 为评价指标的森林图;三是综合 SROC 曲线,如图 6-5 所示。

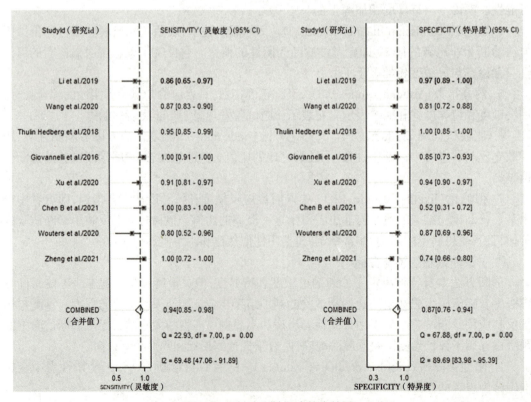

图 6-4 灵敏度和特异度的森林图

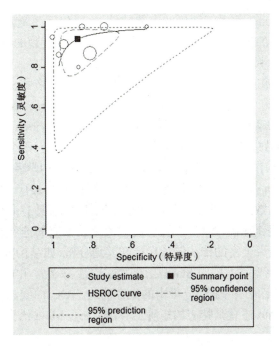

图 6-5　SROC 曲线

第七节　Meta 分析软件应用

Meta 分析的全过程分别要使用到三类软件：文献管理软件、Meta 分析软件和证据分级评价软件。

一、文献管理软件

1. EndNote　EndNote 软件是 ISI Thomson 公司推出的最受欢迎的一款文献管理软件，为科研工作者提供了全套的信息解决方案。其主要功能包括三项：收集及保存文献数据、查询及管理文献数据、帮助研究者快速地使用正确的格式撰写论文。

EndNote 有众多版本，可通过官网 https://endnote.com/ 下载。End Note 除了单机版，还推出了网络版 EN web，只要订购了 web of science 数据库的单位就有权限使用 EN web 进行文献的管理工作，相当于将个人图书馆建立在网络上，只要登录 EN web 就可以使用其最新版的各项功能。

2. NoteExpress　NoteExpress 是国内专业的文献检索与管理软件，完全支持中文，可以帮助用户通过各种途径高效、自动地搜索下载、管理文献资料和论文。使用方式与绝大多数文献管理软件相似，容易学习使用。目前很多高校用户可免费下载和使用该软件，非高校用户可到软件公司官网（http://www.inoteexpress.com）下载。

与国外同类软件 EndNote 相比，NoteExpress 具备如下独特的功能：可批量导入文件夹并自动匹配；支持多级子目录；强大的笔记功能等。作为国内开发的软件，可对中国知网、万方期刊、重庆维普等中文数据库很方便地进行在线检索和导入题录。

二、Meta 分析软件

1. RevMan 软件　Review Manager 软件（简称 RevMan）由国际 Cochrane 协作网开发，

笔记栏

是制作、保存和更新 Cochrane 系统评价的专业软件,主要包括系统评价的文字写作和 Meta 分析两大功能。该软件的统计分析功能具有操作简单、结果直观的特点,是目前 Meta 分析专用软件中较成熟的软件之一。

该软件中预设了四种类型的 Cochrane 系统评价制作格式:干预性试验系统评价(intervention review)、诊断性试验系统评价(diagnostic test accuracy review)、方法学系统评价(methodology review)和系统评价的汇总评价(overviews of reviews)。RevMan 软件能完成计算合并效应量、合并效应量检验、合并可信区间、异质性检验、亚组分析及输出森林图、漏斗图等。其功能强大、操作简便、结果直观可靠,是 Meta 分析初学者的好帮手。

2. Stata 软件　Stata 是一种功能完全通用的统计软件包,被广泛地用于商业及学术机构。Stata 是一套完整的数据处理、统计计算和绘图软件系统,具有命令格式简约、结果可读性强的特点,用户可以根据相应的统计模型,通过命令及相应的选项,灵活机动地完成数据分析工作。Stata 具有强大丰富的传统统计功能和其他分析,如结构方程模型、Meta 分析、时间序列分析、蒙特卡洛模型等。同时 Stata 绘图功能丰富,除了常用的统计图外,同时还提供特殊图形如回归的残差诊断图、生存分析中的生存曲线、ROC 曲线、时间序列分析中的自相关及偏相关图形等。State 还有其特有的矩阵运算语言——Meta 语言,可以实现大量的矩阵运算功能。

Stata 是编程语言中用于 Meta 分析应用案例最多的软件,有非常成熟的有关 Meta 分析的系列命令语句可供选择使用。

3. R 软件　R 语言是一种统计绘图语言,用以实现该语言的软件,通常称为 R 软件。R 软件是免费的,可以通过 R 计划的网站(http://www.r-project.org)了解有关 R 的最新信息和使用说明,得到最新版本的 R 软件和相关的应用统计软件包。R 软件具备完整的数据处理计算和作图功能,不依赖于操作系统,可以运行于 Unix、Linux、Window 及 Mac 系统。R 提供了弹性、互动的环境来分析、可视化及展示数据;提供了若干统计程序包,以及多种集成的各种统计及数学计算函数,可以高效完成数据的统计分析。作为一种开源性的统计软件,使用者还可以根据 R 程序的语法结构创建程序包,并可发布到 R 语言的官网上。R 软件因其优秀的绘图功能和完全开源的特性而广受欢迎。

三、证据分级评价软件

GRADEpro 软件是基于 GRADE 证据推荐分级系统的一款协助进行评级的软件,研究者或决策者可以简便地采用 GRADE 系统对证据进行定量的评级并给出建议的推荐强度,其界面友好,操作简单,易学易用。该软件的下载网址为 https://www.gradepro.org/product。

GRADEpro 最初研发是为系统评价创建结果总结表(summary of findings table,SoF),它还能创建 GRADE 证据概要表(GRADE evidence profile,EP)和评价概观表(overview of reviews table,OoR)。SoF 综合多个结局指标的 Meta 分析结果,并包含对每个结局的证据质量评价,但缺乏证据质量评价所依据的详细信息。EP 除了 SoF 的内容还包括对决定性证据质量的每个因素的清晰评价。

(季聪华)

ER-6-2
扫一扫
测一测

复习思考题

1. 常见的 Meta 分析有哪些类型?
2. 简述 Meta 分析的基本步骤有哪些。
3. 简述 Meta 分析的作用有哪些。

第七章

临床实践指南与决策分析

　　1. 掌握临床实践指南的概念、内容,熟悉指南的制定步骤和方法,掌握临床决策的概念,意义,了解临床决策的模型及评价;

　　2. 了解临床实践指南在医学实践过程中的意义和重要性,能够对指南本身的科学性和严谨性做出评价。

第一节　临床实践指南

一、基本概念

　　临床实践指南(clinical practice guidelines,CPGs)是在某特定领域中用于指导决策和提供卫生保健的诊断、管理及治疗相关原则的文件。

　　2011年,美国医学研究院将临床实践指南的定义更新为:基于系统评价的证据和平衡了不同干预措施的利弊,在此基础上形成的能够为患者提供最佳保健服务的推荐意见。CPGs是缩小当前临床实践和最佳临床实践之间差距的临床决策工具。医生对疾病的诊治已不仅由临床医生的个人经验来决定,而是需要经过严格评价的科学证据来支持。当临床医生遇到一个具体的临床问题时,首先寻找和使用CPGs,如果CPGs无推荐则寻找系统综述,如也无系统综述证据则寻找原始研究证据或者进行临床研究。

　　CPGs与原始研究证据和系统综述的区别在于:指南可为临床医生提供具体的推荐意见以指导医疗行为,是连接证据和临床实践的桥梁,更加贴近临床实践的需要。高质量的临床实践指南是医疗决策不可缺少的组成部分,其重要性已得到广泛认可。用于指导临床决策的临床实践指南必须遵循严格的制定方法。临床实践指南的意义在于它能够指导、帮助临床医生从事预防、诊断、治疗、康复、保健和管理工作,提高临床诊疗的规范性、合理性,从而提高临床诊疗质量和成效,已逐渐成为规范医疗服务、加强服务质量管理和控制医疗费用的重要方法。

　　临床实践指南的内容一般包含:基本信息、背景、证据、推荐意见、评审和质量保证、资助与利益冲突的声明与管理等方面。

　　1. 基本信息　包括标题/副标题(能通过题目判断指南、报告指南的发表年份及指南的分类)、执行总结(对指南推荐意见进行汇总呈现)、术语和略缩语(对指南中出现的新术语或重要术语进行定义,缩略语应列出全称)以及通讯作者(确定至少一位通讯作者或指南制定者的联系方式)。

2. 背景　简要描述指南涉及的卫生问题、目标、目标人群、使用者、应用环境及指南制定小组。

3. 证据　包含卫生保健问题(应描述指南推荐意见所基于的关键问题并描述结局遴选和分类的方法)、系统评价(应描述指南基的系统评价是新制作的或使用现有已发表的,若指南制定者使用已发表的系统评价,应给出参考文献并描述如何检索和评价,并报告是否对其进行了更新)及证据质量评价和分级的方法。

4. 推荐意见　应提供清晰、准确且可实施的推荐意见,如果证据显示在重要的亚组人群中,某些影响推荐意见的因素存在重大差异,应单独提供针对这些人群的推荐意见。还需要描述形成推荐意见的原理和解释说明,从证据到推荐的过程和方法。

5. 评审和质量保证　包括外部评审和质量保证。

6. 资助与利益冲突的声明及管理　应描述资金来源以及作用,利益冲突的声明和管理。

7. 其他方面　包括指南的可及性、局限性,以及对未来研究的建议。

二、临床实践指南制定方法

临床实践指南中所有的推荐意见都应该有证据可循。制定高质量的临床实践指南,最重要的环节是对证据的正确评价和基于证据的推荐意见的形成。

(一) 步骤和方法

1. 界定范畴　调研现有的临床实践指南,从相关临床问题中选择关键问题纳入指南制定的范围,通过征求专家及专业机构的意见和建议,对新指南的范畴做出界定。对其制定的可行性,包括时间安排、人力、财力等进行合理地计划。

2. 确定指南制定小组　建立多学科指南制定小组并确定参与专家名单。指南制定小组一般由 15~20 人组成。参与指南制定者需具备四项核心技能,包括临床专业技术、卫生保健实践经验、专业知识及研究质量评估技能。指南制定小组除包括相关学科的专家外,还应有方法学专家(包括评价证据、制定指南的临床流行病学家、卫生经济学家以及统计学家等)、卫生管理人员、其他可能使用该指南的专家和目标用户(通常是患者)代表等。拟定名单时需要考虑专家的代表性以及适合的牵头人,并避免参与的人员有相关利益冲突。

3. 形成关键问题　根据指南研制目标形成关键问题,将关键问题转化为可研究的问题,决定哪些需要进行证据的系统综述。经由专业人员进行系统文献检索。检索 Cochrane Library、Embase、Medline 等数据库,重要的专业学会/协会和指南出版机构网站,以及正在进行的试验注册平台及其他相关数据库。先检索已有的指南及系统综述,其次检索随机对照试验,最后根据所提出的问题和获得证据的数量再检索其他类型的临床研究。

4. 选择评价指标　选择影响临床决策和推荐的关键指标,对指标进行分类和分级。

5. 证据的收集、评价和分析　优选需要收集的证据,证据的评估可采用 GRADE 分级系统,从而理清证据质量,区分推荐强度。GRADE 分级的相关评估因素包括:设计类型、证据间的一致性程度、直接还是间接证据、证据的精确度及效应值大小,此外,还需考虑价值和偏好等。在此基础上,结合其他可获取的证据类型及应用资料,形成推荐意见。

6. 同行评议(专家咨询)及更新计划　更新计划包括到期日期和/或描述小组将用于更新建议的流程。

7. 经费支持和赞助方　披露对制定证据审查和指南建议提供的经费支持。

8. 指南的发布　指南制定的详细步骤和要求,可参考相关文献(Schünemann F, Meerpohl

JJ，Schwingshackl L，et al.Guidelines 2.0：systematic development of a comprehensive checklist for a successful guideline enterprise［J］.Z Evid Fortbild Qual Gesundhwes，2021，163：76-84）。

（二）实例

为便于理解临床实践指南制定过程中证据级别的分类方法及推荐意见的形成体系，现以"指南 1"和"指南 2"为例，作如下说明：

1."指南 1"所采用的证据和推荐意见分级标准，如下：

（1）利用刘建平教授建立的中医（Chinese medicine，CM）证据分级系统：

Ⅰa：由随机对照试验、队列研究、病例对照研究、病例系列这四种研究中至少 2 种不同类型的研究构成的证据体，且不同研究结果的效应一致；

Ⅰb：具有足够把握度的单个随机对照试验；

Ⅱa：半随机对照试验或队列研究；

Ⅱb：病例对照研究；

Ⅲa：历史性对照的病例系列；

Ⅲb：自身前后对照的病例系列；

Ⅳ：长期在临床上广泛运用的病例报告和史料记载的疗法；

Ⅴ：未经系统研究验证的专家观点和临床经验，以及没有长期在临床上广泛运用的病例报告和史料记载的疗法。

（2）利用和修订美国国家指南信息中心建立的（GRADE 分级）推荐水平体系：

A 级：至少包含一项高质量的随机对照临床试验，并在部分文献中始终提供具体建议（证据来自Ⅰa 和Ⅰb）；

B 级：需要包含与主题相关的、取得良好效果的临床试验，但缺乏随机对照临床试验（证据来自Ⅱa、Ⅱb 和Ⅲ）；

C 级：需要包含专家委员会的报告、意见和 / 或临床经验，但缺乏高质量的临床试验（证据来自Ⅳ和Ⅴ）。

基于上述标准和方法，指南中对于中风的前驱症状的中医治疗分级评估意见见表 7-1。

表 7-1　中医治疗中风前驱症状的指南推荐意见分级评估

前驱症状	病因病机与治疗原则	推荐药方	评分等级
肝阳上亢证型	肝阳上亢致风动、络脉绌急 治疗原则：平肝潜阳	天麻钩藤汤加减	推荐等级：C 证据分级：Ⅳ
痰浊阻滞证型	痰浊阻滞，风痰上行扰阻脑络 治疗原则：息风化痰	半夏白术天麻改良方	推荐等级：C 证据分级：Ⅳ
肾虚血瘀证型	肾阴虚不养肝，导致内风，气血不和，瘀阻经络 治疗原则：补肾活血	六味地黄丸加减	推荐等级：C 证据分级：Ⅳ
风痰阻络证型	肝风夹痰，风痰阻脑 治疗原则：化痰止风活血通络	化痰通络汤加减	推荐等级：C 证据分级：Ⅳ
痰热腑实证型	痰热阻腑，风痰阻络 治疗原则：清热化痰	星蒌承气汤加减	推荐等级：C 证据分级：Ⅳ
气虚血瘀证型	气虚不足，内蕴滞血，无力推动，瘀血内停 治疗原则：补气活血，疏通经络	补阳还五汤加减	推荐等级：C 证据分级：Ⅳ
阴虚风振证型	肝、肾阴虚，导致风阳内扰 治疗原则：滋阴、抑阳、疏肝、防风	镇肝熄风汤加减； 育阴熄风汤加减	推荐等级：C 证据分级：Ⅳ

笔记栏

2. "指南 2" 则根据第二章第三节 GRADE 方法进行质量评价，GRADE 分级的标准见表 7-2。

表 7-2 指南推荐意见分级

推荐等级	推荐强度：好处与风险、危害和负担（1 级或 2 级）	科学证据的状态：支持证据的方法学强度（A、B 或 C 级）*	含义
1A：强烈推荐，高质量证据	好处明显大于风险和负担，反之亦然	来自随机对照试验的一致证据，没有重要的局限性或来自观察性研究的非常有力的证据	在大多数情况下，建议适用于大多数患者。进一步的研究不太可能改变我们对效果评估的信心
1B：强烈推荐，中等质量证据	好处明显大于风险和负担，反之亦然	来自随机对照试验的证据具有重要局限性（结果不一致、方法学缺陷、间接或不精确），或来自观察性研究的非常有力的证据	在大多数情况下，建议适用于大多数患者。更高质量的研究很可能对我们的效果评估信心产生重要影响，并可能改变评估结果
1C：强烈推荐，低或极低质量证据	好处明显大于风险和负担，反之亦然	至少一项关键结果的证据来自观察性研究、病例系列或来自存在严重缺陷或间接证据的随机对照试验	在许多情况下，建议适用于大多数患者。更高质量的研究很可能对我们的效果评估信心产生重要影响，并很可能会改变评估结果
2A：弱推荐，高质量证据	好处与风险和负担密切平衡	来自随机对照试验的一致证据，没有重要局限性或来自观察性研究的非常有力的证据	最佳措施可能因情况、患者或社会价值观而异。进一步的研究不太可能改变我们对效果评估的信心
2B：弱推荐，中等质量证据	好处与风险和负担密切平衡	来自随机对照试验的证据具有重要局限性（结果不一致、方法学缺陷、间接或不精确），或来自观察性研究的非常有力的证据	最佳措施可能因情况、患者或社会价值观而异。更高质量的研究很可能对我们的效果评估信心产生重要影响，并很可能会改变评估结果
2C：弱推荐，低或极低质量证据	好处、风险和负担评估的不确定性；好处、风险和负担可能会密切平衡	至少一项关键结果的证据来自观察性研究、病例系列或来自存在严重缺陷或间接证据的随机对照试验	其他替代方案可能同样合理。更高质量的研究可能会对我们的效果评估信心产生重要影响，并很可能会改变评估结果
未分级的基于共识声明	由于缺乏证据而存在不确定性；但专家认为好处大于风险和负担，反之亦然	分级推荐的证据不足	未来的研究很可能会对我们的效果评估信心产生重要影响，并可能会改变评估结果

注：* 指南小组确定所有关键结果的整体证据质量基于，①如果所有关键结果的证据质量相同，则这将成为支持问题答案的证据的总体质量；②如果证据质量不同，并且在关键结果之间存在不一致的结果，则提供证据质量的区间；③如果证据质量不同，并且在关键结果中存在一致的结果，则任何关键结果的最低证据质量决定证据的整体质量。

目前，国际上更常用 GRADE 工具来为证据质量评级（分为高、中、低、极低四个级别），并且进一步应用 GRADE 来为指南制定推荐意见（强推荐、弱推荐）。因此，GRADE 在指南的制定过程中的两处关键环节发挥了决定性的作用。GRADE 的基本介绍在本书前面章节中已经涉及（详见第二章第三节），本章仅仅对其在指南制定中的作用加以介绍。

指南的制定往往是针对明确的临床问题(如针灸治疗急性脑缺血)给出诊断、治疗的推荐意见。推荐意见是临床医生、患者或其他相关人员使用指南时的主要阅读内容。指南的推荐意见是参考现有相关指南,依据当前可获得的临床研究证据及其方法学质量评价、有效性/安全性系统综述或 Meta 分析结果,并结合当地医疗条件、医生技术水平、患者价值观、费用等各个方面而形成的。

用来评定有效性/安全性的系统综述/Meta 分析的质量等级时,GRADE 工具考虑所纳入原始研究的偏倚风险(risk of bias)、不一致性(inconsistency)、不精确性(imprecision)、间接性(indirectness)、发表偏倚(publication bias)、经费来源偏倚(funding bias)。其评价标准为严重受限、无严重受限、强烈怀疑、未探测到等,因项目不同而异。

(1)偏倚风险:考察的是原始研究本身设计、执行、数据管理、统计分析、报告撰写等方面是否出现系统性偏差。偏倚的存在,会导致研究所呈现的结果系统性偏离真实值。

(2)不一致性:考察的是纳入同一个 Meta 分析的多个研究各自结果的相似性,原则上,结果的点估计值分布越集中,且都分布在有效或无效一侧的情况下,不一致性较低。严重受限,则代表纳入的原始研究结果差异较大,结果不稳定,其汇总结果的置信区间会较宽,且可信度下降。

(3)不精确性:考察的是 Meta 分析结果估计值的不精确性,通常是 95%CI 的上限和下限的临床意义是否相同,即当出现最极端的两种情况时,医生的临床决策是否会改变。

(4)间接性:是从两个方面来考量,其一是纳入 Meta 分析的原始研究的人群特征是否与系统综述的研究问题所针对的人群相似;其二是该 Meta 分析结果是来自直接比较还是间接比较。

(5)发表偏倚:考察的是纳入 Meta 分析的原始研究结果是否存在具备某种特征的数据系统性缺失,比如,阴性结果的研究都没有被纳入分析,而这种缺失是由于发表的过程中,阴性结果的研究可能更难被杂志接受发表。

(6)经费来源偏倚:考察的是纳入 Meta 分析的原始研究的经费来源有多少来自利益相关机构,如生产该药品的企业等。越是重要的研究,对是否存在这种偏倚的敏感性越高。

综合上述诸项的评价结果,可以判断一个具体的 Meta 分析结果的证据质量。随机对照试验结果的评价等级,是从高质量证据开始;观察性研究是从中等质量证据开始评级。当上述诸项中,若有一项被怀疑有风险,则根据情节严重程度降 1 级或 2 级,如从高质量降为中等质量证据等。当出现很大的效应差异,或混杂因素会导致低估疗效,或出现剂量效应关系的时候,可以考虑升级,但满足这些条件的情况比较少见。

把 Meta 分析结果从 RevMan 等软件中导入 GRADEpro/GDT 后,可以在此软件中实现上述步骤,并生成 summary of findings 表或 evidence profile 表,将数据和判断结果综合表达。

此后,需要继续使用 GDT 功能,利用其内在的 EtD(evidence to decision)表来帮助指南制定专家组(panel group)形成推荐意见。

在形成推荐意见时,需要考虑以下 11 个方面的问题:

1. 问题,指南所关注的临床问题的重要性如何?

2. 疗效,疗效的实际效果有多大?

3. 伤害,伤害(副作用)的实际影响有多大?

4. 疗效/伤害证据质量,上述证据的质量如何?

5. 价值权衡,疗效与伤害之间权衡的结果是倾向于哪一边?

6. 资源要求,对各种资源的需求如何?

7. 资源证据强度,资源需求评估的证据强度如何?

8. 成本效果,成本效果分析的结果倾向于干预 / 对照的哪一方?

9. 医疗公平性,对医疗公平性的影响?考虑弱势群体。

10. 可接受性,干预措施是否可以被主要的利益相关方所接受?

11. 可行性,干预措施是否具有临床可行性?

在每个方面下面,都有 1~4 个细节问题需要逐一回答。具体内容请注册 GRADEpro/GDT 后在指南制定界面查询。

根据 GRADE 制定的指南,"推荐强度"反映了一项干预措施是否利大于弊 / 弊大于利的确定程度。"利"包括降低发病率和病死率、提高生活质量、降低医疗负担(如减少服药和不便的血常规检测)、减少资源消耗等;"弊"包括增加发病率和病死率、降低生活质量或增加资源消耗等。GRADE 用"强推荐"表示确信相关的干预措施利大于弊或弊大于利;用"弱推荐"表示认为干预措施有可能利大于弊或弊大于利,但把握不大。

(三)资源介绍

1. 美国国家指南交换中心(National Guideline Clearinghouse,NGC) 提供临床实践指南和相关证据的功能完善的数据库,是由美国负责卫生保健研究质量的政府机构(Agency for Healthcare Research and Quality,AHRQ)与美国医学会(American Medical Association)和美国卫生规划协会(American Association of Health Plans)合作建立的。

2. 加拿大临床实践指南 由加拿大医学会(Canadian Medical Association,CMA)维护,指南包括来自加拿大各地和各机构团体提供的临床实践指南。

3. 苏格兰院际指南网络(The Scottish Intercollegiate Guidelines Network,SIGN) 建于 1993 年,SIGN 指南重点关注的领域有癌症、心血管疾病和心理卫生等。网站有指南全文。

4. 国家卫生与保健卓越研究所(National Institute for Health and Care Excellence,NICE) 是英国立法授权成立并独立于政府运营的卫生医疗服务标准制定的法定机构,是权威的药物和医疗技术评估机构之一。主要负责新药物和医疗技术的评估,设立药物目录内用药和医疗技术的临床使用标准,为英国国民健康服务体系提供药物目录的决策参考,为医务工作人员提供行医准则,拥有决定药物和医疗技术是否进入国家药物报销目录的法定权力。

5. 新西兰指南研究组(The New Zealand Guideline Group,NZGG) 于 1996 年在新西兰卫生委员会领导下建立,主要目的是制定和实施循证临床实践指南。该网站将指南分为四种类型,基层医疗服务管理指南、患者转诊和管理指南、第一专科评估准入标准指南和临床评估标准指南。

6. 循证医学指南(EBM Guidelines) 是芬兰赫尔辛基的 Duodecim 医学出版有限公司的循证医学指南网站,该公司收集和发行"EBM Guidelines",包括涉及上千个临床问题的 1 700 份以上指南。

7. 英国牛津大学循证医学中心(Oxford Centre for Evidence-based Medicine,OCEBM) 是创建于英国牛津大学,目的是提高临床医生和医学生的循证医学知识。该中心为医生、医学教师和对循证医学感兴趣的医务工作者免费提供循证医学的学习资源及其更新。

8. 国际指南联盟图书馆(Guidelines International Network library of guidelines,GIN) 2002 年,国际指南联盟成立,该联盟由来自 46 个国家的 89 名成员和 93 个组织构成。GIN 图书馆目前囊括了 7 400 余个文件,包含 3 636 个不同质量的临床指南。GIN 倡导指南的制定应基于全球化、多学科学者的共同参与,明显区别于现有指南制定标准的局限性。

9. 中华医学知识库(Chinese Medical Ace Base) 是由《中华医学杂志》基于中华医学

会杂志社学术资源,进行整理筛选,为用户提供更多丰富的知识库,包含精选指南库、视频库、科研与写作库、名师讲堂、全科教育库、医学人文库,共6个模块,让医生一站式获得最新、最全、最好的国内医学领域指南及共识类文献。表7-3为临床实践指南资源。

表7-3　临床实践指南资源

名称	链接地址
NGC(National Guideline Clearinghouse)	http://www.guideline.gov/
CMA(Canadian Medical Association)	http://www.cma.ca/clinicalresources/practiceguidelines
SIGN(The Scottish Intercollegiate Guidelines Network)	http://www.sign.ac.uk/
NICE(National Institute for Health and Care Excellence)	http://www.nice.org.uk/
the New Zealand Guideline Group, NZGG	http://www.nzgg.org.nz
EBM Guidelines	http://www.ebm-guidelines.com
Oxford Centre for Evidence-based Medicine,OCEBM	http://www.cebm.net/calendar.asp
Guidelines International Network library of guideline	https://guidelines.ebmportal.com/
Chinese Medical Ace Base	http://seleguide.yiigle.com/home/zhinan

(四)中医临床实践指南的制定

我国中医临床实践指南的制定正处于发展阶段。目前,中医临床实践指南制定过程中参考最多的证据包括:①专家意见;②无对照组的病例观察报告;③设有对照组但管理和控制不严格的试验结果;④单个、小样本随机对照试验结果。

既往用于临床实践指导的常见形式为专家共识。然而专家共识的编制主观性较强,尤其是中医流派较多,不同专家学者都有自己的学术观点和习惯治疗方法,影响专家共识被认可并广泛使用。团体标准《中医临床诊疗指南编制通则》(ZYYXH/T 473-2015)中明确指出对于中医证候分类的筛选、长期在临床上广泛运用的病例报告和史料记载的疗法、未经系统研究验证的专家观点和临床经验,应选用专家共识的方法形成推荐意见。遴选共识专家小组成员是共识法实施的关键,由具有学术权威性、专业代表性的成员组成中医临床实践指南共识专家小组,将能够具有较好的共识结果和广泛的推广前景。

2007年,世界卫生组织(WHO)西太平洋区域与中国中医科学院合作,制定了27种疾病的传统医学临床实践指南。该指南采用了循证制定方法,但在制定过程中遇到了最大的问题,即证据不足。

2014年底,国家中医药管理局政策法规与监督司开展中医临床诊疗指南制定、修订工作,对中医领域13个专科领域的240项中医临床诊疗指南项目进行修订(其中修订140项,制定100项)。指南的潜在获益取决于指南本身的质量,如此大量的指南修订工作对保障和提高指南质量提出了更高要求,而中医临床诊疗指南制定和修订工作同时也面临着诸如高质量临床证据数量不足、中医药疗效评价体系不完善等较大的挑战。

综上,中医临床实践指南制定中存在以下几个问题。

第一,缺少高级别证据,证据推荐强度的依据不足。证据的搜集与评价是循证指南实践制定过程的关键。影响证据级别评价与推荐强度的因素主要有以下几个方面:证据的方法学质量、结局指标的重要性、疗效评价结果的精确度、治疗风险、发生目标事件的风险、费用、价值观等。然而,中医学以及中医临床研究的特点使得中医临床实践指南制定时在证据级别的评价与推荐意见的形成方面存在一些难点。

第二,中医学特有的理论体系及临床实践方法增加了循证临床实践指南的编写难度。中医学具有独特的理论体系、诊疗方法。中医药领域指南在制定、临床使用等方面具有特殊性,例如辨证分型如何统一、方药及剂量如何灵活使用、中医古籍文献如何应用、西医临床医师使用困难等。有专家提出,评价中医指南应当使用符合中医药特色的质量评价体系,考虑中医药辨证论治,将临床应用验证纳入评价体系。目前,已有研究人员开展了中医临床实践指南的适用性和临床应用情况的相关评价、建立中医药临床实践指南评价体系等工作,值得指南制定者们关注。

三、临床实践指南的评价与应用

高质量的临床实践指南可对临床实践发挥重要指导作用,但是目前临床指南数量庞大、内容复杂,针对同一问题有不同的指南,质量也良莠不齐,临床医师需要对指南的质量进行评价,然后选择高质量的指南应用于临床。

(一) 评价工具

2003 年发布的指南研究和评价的评估的常用工具是 AGREE(appraisal of guidelines research and evaluation)。AGREE 由 AGREE 国际协作组织制定,已被翻译成多种语言,发表了上百篇文献,被多个卫生保健服务机构认可。2009 年,由 AGREE 协作网的部分成员组建的 AGREE next steps 协会对 AGREE 工具进行了修订,并发布 AGREE Ⅱ标准。登录 AGREE 协作组织网站(网址:http://www.agreetrust.org)可下载标准全文。AGREE Ⅱ的具体条目介绍如下:

AGREE Ⅱ由 23 项关键条目构成,分布于六个版块之中,同时还包含两个总体评估条目。每一版块都单独针对指南各个部分的质量做出评估。

1. 六个版块内容

(1)范围和目的(条目 1~3):涉及指南的主要目的、涵盖的临床问题和适用的患者。

(2)利益相关者的参与(条目 4~6):包括指南的制定者、目标人群和适用者,重点反映指南代表的目标人群的观点和选择。

(3)制定的严谨性(条目 7~14):关于收集、筛选、评价综合证据的过程,制定和更新推荐建议的步骤方法。

(4)明晰与表述(条目 15~17):关于推荐意见描述的清晰程度。

(5)适用性(条目 18~21):关于指南应用时可能涉及的单位、操作和费用问题。

(6)编辑工作的独立性(条目 22~23):关于编辑的独立性和对指南制定小组中各成员利益冲突的说明。

2. 具体 23 项关键条目

(1)对指南总目标的详细描述:涉及指南对社会和目标患者潜在的健康影响。对指南预期带来的健康获益也应具体到特定的临床问题。例如预防糖尿病患者的(长期)并发症;按照成本 - 效果的原则合理应用抗抑郁药。

(2)对指南所涉及的临床问题的详细描述:对指南所涉及的临床问题应作详细说明,尤其是主要的推荐建议。仍以条目(1)的问题为例:糖尿病患者 1 年当中需要测定多少次糖化血红蛋白(HbA1c)? 治疗抑郁症患者采用选择性血清素再摄取抑制剂(SSRIs)治疗是否比三环类抗抑郁药(TCAs)治疗成本 - 效果比更佳?

(3)对指南所适用的目标人群(含患者和公众人群等)作明确介绍：包括适用人群的年龄范围、性别、病史、同期并发症。例如此治疗糖尿病的指南只适用于胰岛素非依赖型糖尿病患者,不包括伴有心血管并发症的糖尿病患者。

(4)指南制定小组成员由相关的专业组织成员构成：要详细介绍参与指南制定过程的专业人员,包括制定指南指导小组的成员,对研究证据进行选择和评价／分级的研究小组成员,以及形成最后推荐方案的人员。不包括参与外审的人员及目标人群。

(5)结合目标人群的观点和意见：指南制定小组应了解患者的治疗过程和对治疗的期望。通过各种方法可以确保指南制定小组获悉目标人群的观点。比如可以邀请他们中的代表参加指南制定或草案外审的过程,可以从通过调查、访谈或文献综述等方法获取这些信息。应对收集信息的过程做相应的记录,并记录相关信息的结构如何影响指南的制定和推荐意见的形成。

(6)明确规定了指南的目标使用者：使用者可以清晰地知道指南的内容是否与其相关。例如,有关腰背痛的指南,其目标使用者可能包括全科医师、神经科医师、骨外科医师、风湿科医师和理疗师。

(7)系统地检索相关证据：应给出完整的检索策略,对检索策略的描述要详尽、具有可重复性。

(8)对证据的选择标准做了明确说明：对检索获得证据的纳入和排除标准应做详细说明,这些标准明确给出了纳入和排除证据的理由。

(9)应清楚描述证据体的优势和不足,详细说明制定过程中所使用的方法学质量评价工具是否正规。例如,指南运用 GRADE 评价证据体的质量,给出了证据概要表,清楚解释了纳入证据的具体情况。

(10)对制定推荐建议的方法做了明确说明：应该对制定推荐建议的方法和如何获得最终推荐建议进行描述。例如,方法可以有投票制,正式全体达成一致性的技术(德尔菲、格拉泽技术等)。此外,对不一致的方面和其解决方法也应加以详细说明。

(11)在制定推荐建议中综合考虑了对健康的获益、副作用和风险。

(12)推荐建议和支持推荐的证据之间关系明确：推荐建议和支持推荐的证据之间有明确的相关性,而且每个建议都应列出它所参考的证据目录。例如,运用指南的证据概要表针对每项结局标明了证据等级,考虑利弊平衡得出了推荐意见。

(13)指南在发表之前经过外部专家的审查：每一指南在发表之前都应经过专家的外部评审。评审专家不应包括指南制定小组的成员,而应该由一些临床专家和方法学专家组成。也可以邀请患者代表参加评审。对于外部审查方法的细节内容应该加以说明,包括审查者的名单和其单位名称。

(14)提供指南更新的步骤：指南应反映当前最新的研究结果,因此,对指南更新的步骤应做明确说明。例如制订出更新的时间表,或者由一个常设的小组定期接收最新的文献检索,并对指南做出相应的更新。

(15))做出的推荐建议应明确：推荐建议对于何种方案适用于何种病情以及什么样的患者,应该有明确和具体的说明,并得到相应证据的支持。

(16)对临床情况中的不同选择进行清楚说明：指南应该考虑到对于筛查、预防、诊断或治疗临床情况中可能存在的不同选择,这些备选方法应在指南中加以明确说明。例如,对于治疗抑郁症的推荐可能包括以下几个选择：① TCA 治疗方案;② SSRI 治疗方案;③心理治疗;④药物和心理综合治疗。

(17)比较容易检索到推荐建议：使用者应能够很方便地找到最相关的推荐建议,这些推荐回答了指南所涉及的主要临床问题,而且可以用不同的方法找到,如表格、流程图、加粗显示和下划线等。

(18)对指南应用中可能存在的障碍和促进因素进行讨论:例如,国内发表的指南发表语种为中文,可能限制了其在非汉语国家和地区的应用;而随着循证医学的思想在中国医生中的普及和深入,临床医生对高质量的循证指南的需求意愿更强烈了,这将促进指南的推行和使用。

(19)为指南的应用提供相关工具:为了使指南得到推广,需要提供附加的材料使其得到传播和实施。例如,辅助的工具包括摘要文件、患者传单、计算机支持等,都应与指南一起提供。

(20)考虑到了指南应用过程中可能涉及的费用问题:应用指南推荐可能需要额外的资源。例如,需要更多的专科人员,新的设备和昂贵的药物治疗费。这些可能涉及医疗预算中的成本。在指南中应该对可能会影响到的资源费用问题进行讨论。

(21)指南提供了监测或审计的关键评价标准:测量指南使用的情况能提高它的使用效率,这需要在指南的推荐中明确评估的标准,并对此加以说明。例如涉及喉痛和扁桃体切除指征的指南,监测的内容包括喉痛患者入院标准,根据有关标准施行手术的比例及住院患者中并发症的情况等。

(22)指南的制定应不受基金资助机构的影响:一些指南的制作获得了外部资金赞助(如政府基金、慈善机构、药厂)。资助的形式可能是提供资金用于支持整个指南的制定,或只是其中部分环节。另外,对于赞助商的利益和观点没有影响到指南最终的推荐应加以说明。

(23)指南制定小组成员利益冲突的说明:有些情况下指南制定小组成员间可能存在利益冲突。例如,制定小组的某一成员所研究的课题由药厂提供赞助,而该课题在指南中有所涉及。因此,指南小组所有成员应对他们自己是否有利益冲突做出明确的声明。

(二)临床指南应用的原则

临床医生在使用指南的时候应该遵循以下几点原则和方法:

1. 个体化原则 在使用指南时,应该充分考虑病人的社会人口学和临床特点,并考虑与指南的目标群体是否相符合。针对不同的病人,在指导原则下,根据不同的病情情况及不同的因素,进行个性化的治疗,以取得最好的治疗效果。

2. 适用性原则 如果病人的状况和指南中的目标群体类似,那么可以考虑采用指南上建议的干预措施。同时,根据该区域或医院现有的卫生条件、病人的经济情况,对患者、医疗成本的负担程度、地方卫生服务体系的覆盖面等因素进行评估,同时对这种干预的可行性和成本-效益比进行评估。

3. 病人的选择原则 在临床决策中,病人及其家属的价值取向和意愿起着举足轻重的作用。医师应当提前和病人或其家属交流,以了解他们预期的结果和与指南中结果之间的差异。对病人和家属的选择,应给予充分的尊重。

4. 时效性原则 随着医疗技术的进步,临床和基础研究的证据也在不断地被更新。因此时效性原则在医学的基础与临床研究中也是非常重要的。以往被视为有效的疗法在新的证据下可能会被证明为无效,而以往被视为无效,甚至是禁忌的疗法也会被新的证据所证实有效。

5. 后效评估原则 后效性评估是指在病人按照 CPG 制定的计划治疗后,对病人的情况继续进行后续的临床随访评估。在整个循证临床中,后效评价起着举足轻重的作用,同时也能提供临床资料参考,以供指南的即时修正和更新。

临床医师应用 CPG 在实际临床工作中应注意以下几个方面的技巧:

1. 注意指南的制定流程和方法，循证 CPG 比非 CPG 更可靠。

2. 对指南的推荐级别和证据级别进行分析，理解其重要性，从而判定指南的可靠性。

3. 临床应用按推荐强度确定。如果病人的情况与指南的目标人群相符，则应尽可能地采纳指南中的推荐，尤其是强烈推荐的意见，A 级的指南意见更应优先使用，除非有特殊原因，否则不能拒绝使用。

4. 在多个指南推荐意见不一致的情况下，应综合考虑国情、患者意愿和就医条件等因素。

5. 怎样运用国外的指南？很多国外的指南制定严谨，质量可靠，受到了很多医师的青睐。但是在实际应用中，要考虑到国内的适用性。即使是基于相同的证据，由于各国或地区之间的文化和经济差异，也会导致推荐意见的差异。这也就意味着，在特定的情况下所制定的指南并不适用于另一情况，必须根据本国的国情加以调整。

6. 在指南执行过程中应排除所存在的障碍。在指南执行时，会面临很多阻碍，这些阻碍来源于社会、医疗机构以及医生本身。例如，①一些新的医疗方案社保不予报销等社会因素；②医生过分自信、盲目地使用指导原则等个人因素；③脱离指南、习惯性给予常规治疗等受医药宣传误导的环境因素。

第二节　临床决策分析

临床决策分析是由决策分析在临床实践中的应用而形成的。临床医生经常需要权衡利弊，在检测和治疗策略之间做出选择。这个过程通常是通过做出全局和隐含的判断来完成的。决策分析是一种分析方法，它使这个过程更加明确、可重复和基于证据。虽然临床医生不太可能进行自己的决策分析，但他们会阅读此类分析的出版物或使用基于它们的指南。临床医生在阅读决策分析时可以做出两种判断。第一个判断是关于方法的可信度，例如决策分析是否解决了相关的临床问题，包括所有重要的结果，使用当前最好的证据来推导模型中的变量，并采用了适当的时间范围。第二个判断是通过确定模型变量的确定性来评估首选治疗方案的置信度，结果在敏感性分析中是否稳健，以及结果是否适用于特定患者。来自有效和稳健决策分析的结果可以为指导小组和参与共同决策的患者 - 临床医生二元组合提供信息。

一、基本概念

决策是人们为了达到一定的目标而选定行动方案并付诸实施的过程。决策有科学决策和经验决策之分。科学决策强调在科学的理论和知识的指导下，使用科学的方法或技术进行分析，从达到同一目标的各个行动方案中，选择出最优方案的过程。而经验决策则既不强调多方案选优，也不依靠科学的分析方法，它是指在过去同类事件经验的基础上所作出的决策，因而是主观性很强的决策过程。

决策分析是一种利用客观证据和基于模型的评估来替代策略的医疗决策分析方法。高质量的医疗决策分析和成本效益分析为临床医生、患者以及卫生决策人员提供关于复杂问题的决策指导。尽管临床医生在面对临床难题时很少会构建自己的决策树，但他们从医疗决策分析中获得的信息将有助于他们反思自己的决策。

临床决策是指依据国内外医学科学的最新进展，对提出的临床决策方案与传统方案进行全面比较和系统评价，充分评价不同方案的风险及利益之后，选取一个最好的方案进行实践的过程。而临床决策分析（clinical decision analysis，CDA）是指在充分评估不同方案的风险和利益后，采用定量 / 定性分析的方法选择最优方案，以减少临床不确定性和利用有限资源获得最大效益的一种思维方式,包括诊断决策、治疗(康复)决策、决策树分析等。作为一种科学决策方法学,临床决策分析近年来逐渐受到人们的重视,不仅可以帮助医务人员分析临床问题,还是一种最大限度地减少临床实践和决策失误的科学方法。

临床决策分析在临床上按照决策的可靠性程度可划分为以下三种类型:

1. 确定型决策 是指供决策者选择的各种备选方案所需的条件都已知,并能准确地知道决策的必然结果。对于决策者所期望达到的目标,这种决策没有不确定的因素,面对的只是一种确定的自然状态。

2. 风险型决策 是指对决策者期望达到的目标,存在着两个或两个以上的不以决策者的主观意志为转移的自然状态,但可以预先估计或利用文献资料得到每一种自然状态发生的可能性,在进行此类决策时要承担一定的风险。

3. 不确定型决策 是指只能凭决策者的主观倾向进行决策,决策者对各种可能结果出现的概率无法知道。

二、临床决策分析模型

(一) 决策树模型

在临床实践中,决策者往往由于患者个体体质的不同、病情的变化、医生对病情的掌握程度、医学技术的发展等诸多不确定因素而无法得知各种可能的结果发生的概率,只能在不确定的条件下,凭主观直觉作出决策,这时就需要采用决策程序来构建不确定条件下的临床决策。在不确定条件下的临床决策最直观且最常用的方式就是决策树分析模型。

1. 作为决策分析的基本分析工具,决策树是一种将临床问题按时间顺序和逻辑顺序联系起来并用图形进行展示的方法,说明可以采取的治疗方案的方向,以及各种医疗方案的结果,并以各种医疗方案的疗效和概率为依据,进行数量计算,比较效益和代价,以便进行医疗方案的决策。临床决策树制定的过程见表 7-4。

表 7-4 临床决策树制定步骤

步骤	内容
1	为特定的患者群体制定问题,使用可操作的干预措施和明确的替代行动方案,考虑与决策相关的结果(即参与者、干预措施、比较、结果,又名 PICO 过程)
2	构造一个决策树,其中包含潜在行动路线(至少两个)的决策分支,以及表示相关结果发生或不发生的机会节点[a]
3	确定是否应该将 Markov 模型[b](详见决策分析第二个模型)添加到决策树中,如果决策问题涉及持续时间的风险,这是可取的
4	如果使用 Markov 模型,选择合适的模型时间范围和 Markov 周期长度
5	对于成本效益分析,请选择所需的分析角度(例如,从医疗保健提供者的角度,社会的角度等等)
6	确定与机会节点相关的概率,以及与结果相关的效用或价值
7	进行文献搜索,明确概率和效用
8	通过在决策树中"折回"[c] 来确定首选的行动方案
9	进行敏感性分析,提供首选的行动方案

注:a,机会节点通常用一个圆表示,机会节点是决策树中涉及不确定性的步骤,这些概率事件的可能结果不受决策者的控制,而是显示为从节点向右的路径;b,Markov 模型是一种随机模型,它将不确定事件显示为定义的健康状态之间的转换以及状态之间的转换速率和概率,Markov 模型对于建模随时间变化的风险、事件的时间和可能发生不止一次的事件非常有用;c,"折回"决策树分析方法表示向后工作,一种是从决策树的最右边的机会节点开始,在每个机会节点上,从右侧所有机会分支的效用都是通过将分配给每个机会分支的概率(提供获得期望值的权重)与其相关效用相乘,并将所有分支的结果相加。

2. 临床决策树由一些节点、分支组成,节点有两类,一类叫决策节点,用方形小结"□"表示,由此开始一项决策;另一类叫机遇节点,用圆形小结"○"表示,为不同的治疗方案针对不同的病情之间的连接点;分支用从左到右的线条来表示,由决策节点发出的分支叫决策枝,由机遇节点引出的分支叫机遇枝。针对所选方案,对应病人的病情,可能会有某种治疗结果,我们把它称作结局,一般用长方形方框来表示。病人的最终结局就由最后机遇节点的结果来决定。通常按照惯例我们把每条线条末端的结局写在长方形方框中。方框中可以是病人的最后结局,如治愈、好转、未愈或死亡,若考虑的是经济方面的问题,可以是经济方面具体的数值,若关心的是其他方面的结局,如住院天数,存活时间等,对应的就是相应的具体的数值。因此,决策树包括了:①决策节点,在这些点处可选择两个或更多的可选方案;②机遇节点,在这些点处揭示病人的状态、获得检验结果或者其他一些不受医生控制的事件;③结局,是描述沿着决策树上不同的事件路线,病情会发生什么变化。另外还要加一些线条、文字或数字方面的描述。绘制出决策树后,为进行正确的决策,还须进行以下几个步骤:①把概率加到决策树上。我们需要知道决策树中每一个机遇节点的概率,其中包括对应于每条路径末端最终结局的概率。可借助文献估计概率,并咨询专家意见以获取所需信息。②确定数值化结局。在决策树中每条路径的末端可以给出一个数值,来表示如果沿着这一路径到达该点的死亡率或生存率。根据文献资料的数据可将结局数值标注在路径的末端。③确定最终期望值(EV),各机遇节点的期望值为此节点各分支概率与结局值乘积之和。④作出决策(图7-1)。

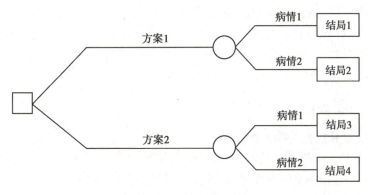

图 7-1　临床决策树

(二) Markov 模型

慢性疾病的自然发展过程往往在不同程度的病变之间转换,总的趋势是病情逐渐加重,产生并发症最终导致死亡。用传统的决策树方法对一种疾病的治疗措施进行评价时,必须固定分析期限,以便计算在此期间内不良事件发生的平均概率和病人的平均效用值。通常将所研究疾病发生不良事件(如脑卒中或死亡)的中位时间或平均时间作为所有病例发生该事件的时间,用平均的发生概率进行分析。但在慢性疾病进展过程中,通常不确定什么时候会发生不良事件,而事件发生的早晚直接影响到干预结果的效用值。在这种情况下,许多研究人员提出,与一般的决策树模型相比,用 Markov 模型模拟疾病发生的过程并进行决策分析更为恰当。

Markov 决策分析的原理是将所研究的疾病按其对健康的影响程度划分为几个不同的健康状态,并根据各状态在一定时间内相互间的转换概率,结合每个状态上资源消耗和健康结果,通过多次循环运算,估计出疾病发展健康结局及费用。分析过程大致如下:

首先,将整个疾病过程依据研究目的和疾病的自然转归划分为不同的健康状态,即 Markov 状态。所有可能发生的事件都被模拟为一种状态到另一种状态的转换过程(图 7-2),并将所要分析的期间划分为相同的时间周期,称为 Markov 循环周期。患者在每一循环周期内,都有一种状态向另一种状态转移的可能。在一个 Markov 状态上向自己的转换表示病人在一个循环周期内可停留在某一状态,而不转移到任何其他状态。各状态间的相互转换,应根据实际病程的发生而定。

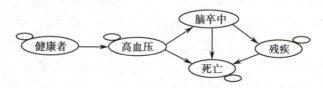

图 7-2　临床 Markov 决策分析图

在确定了 Markov 状态及循环周期后,结合有关疾病发生率及各状态转换概率的资料,估计病人停留在各个状态的时间或转换到另一个状态的可能性。将病人达到终点(如死亡状态)前,在每个状态上所处的循环(或时间)进行综合的过程为 Markov 分析过程。如果所研究的疾病(如脑卒中)可能对生命质量造成严重的影响,这时应进行效用分析。可结合每个健康状态上的效用值 u_s 来估计整个队列的质量调整生命年(QALY,quality adjusted life year),QALY=$\sum_{s}^{t}=it_s \times u_s$,效用值 u_s 为 0~1 的数值,完全健康状态的效用值为 1,死亡为 0。结合各状态上所消耗的成本或费用 c_s,可算出整个疾病过程的资源消耗 C =$\sum_{s}^{t}=it_s \times c_s$。一项临床干预措施,可能影响病人在状态上的分布,也可以影响状态间转换率即疾病的进程,这时可分别用不同的 Markov 模型估计和比较不同干预措施下的患者的期望寿命、QALY 或资源消耗,并进行相关的成本效果、增量分析等等。

三、决策分析评价

(一) 评价决策分析方法的可信度

1. 决策分析是否解决了相关的临床问题(包括所有重要的结果)　医疗决策分析应有明确的重点:①解决特定患者群体的临床问题;②使用可操作的干预措施和一个或多个明确的替代行动方案;③使用与临床决策相关的结果(即患者或人群、干预措施、比较因素、诊疗效果,又名 PICO 过程)。决策分析所依据的决策树必须包括与临床决策相关的所有选择替代方案。忽略管理替代方案会导致成本效益分析中出现异常误导的结果(当不包括有效但成本较低的替代方案时)。

医疗决策分析应包括与患者有关的所有重要结果(例如死亡率、生活质量和功能状态),而不是替代结果(例如实验室或影像检查的结果)。在简化决策模型的过程中,决策分析师不应遗漏罕见但重要的结果,如死亡,任何此类遗漏都会降低结果的可信度。干预的危害和好处一样重要。例如,对传染性结核病患者的密切接触者使用异烟肼治疗潜在结核病的成本效益分析中没有包括预防性结核病治疗的任何不良事件,因此可能高估了预防性结核病治疗与不治疗相比的益处。

2. 决策分析的时间范围(Markov 模型)是否合适　模型的时间框架(通常称为分析的时间范围)应该足够长,以捕获因干预而产生的任何成本和效益。对于某些决策来说,选择终生范围才是合适的。例如,在模拟潜在感染时,潜在感染可以在患者生命的任何时候发展成活动性疾病。因此,对于时间范围仅为 20 年潜伏结核病年轻人患结核病风险的研究将无法捕获累积的终生风险。在其他情况下,可根据事实来选择合适的几年的时间框架。例如,当决策模型侧重于预防癌症复发的干预措施时。

3. 决策分析模型中的变量(概率和效用)是否基于目前的最佳证据 决策树上填充了事件和健康状态后,每个状态都有其相关的概率(例如发展活动性结核病的可能性)和效用(例如患有活动性结核病患者的一年可以被判断为在完全健康的情况下仅具有一年生命价值的一半)。

对于决策分析的临床医生来说,批判性地研究概率和效用的来源也许是最简单和最重要的批判性判断。在理想情况下,所有对结果产生重大影响的重要参数都基于系统评价。然而,并非所有来自系统评价的证据都是高质量的,这取决于研究质量和评价方法。如果证据质量低(即具有高度不确定性),决策分析结果的可靠性将会下降。

4. 对于成本效益分析,分析视角是什么(例如,从医疗机构或医务人员的角度、社会观点等) 决策分析可以包括决策替代方案的预期成本,称为成本效益分析。成本效益分析通常用于比较两种或多种决策选项,其中一种提供了更好的健康结果,但成本更高。

效益和成本,可能会因目标受众的观点而异,无论是患者、医院、健康维护组织、政府还是社会。该观点将决定模型中包含哪些成本和健康结果,以及如何评估它们。例如,从社会角度对传染病进行成本效益分析将包括对受影响人群的疾病传播和相关健康结果进行建模。

(二)评价对首选行动方案的把握程度

1. 决策分析结果的可靠性如何 为了测试不确定性对模型结果的影响,分析师应该对决策树中的所有关键变量进行灵敏度分析,即通过其合理范围改变概率和效用值。

2. 结果是否适用于特定患者 可通过以下问题来解决决策分析对特定患者的适用性:①决策分析中的人群是否与特定患者情况相似;②决策分析中的干预措施(干预选项)是否与临床情况下评估的干预措施相似;③决策分析的主要结果对特定患者决策是否重要。

(姚亚妮)

复习思考题

1. 临床实践指南的定义是什么?

2. 临床实践指南制定的步骤和方法有哪些?

3. 临床决策定义和意义是什么?

4. 如何进行临床决策分析评价?

ER-7-2

扫一扫
测一测

第八章

定 性 研 究

> **学习目标**
>
> 1. 通过与定量研究相比较,学习定性研究的基本概念;
> 2. 掌握定性研究常用方法的实施过程及注意事项。

　　定性研究方法源于人类社会研究的现场研究和参与观察,随着时代的发展,科学知识的不断更新和融合,定性研究当前也广泛用于多个学科领域。特别是近年来,医学研究领域里一直在不断探寻新的研究方法,定性研究便是其中之一。由于中医药理论和实践重视"身心"同治,定性研究方法具有很好的适用性。本章将着重介绍定性研究方法及其在中医研究中的应用。

第一节　概　　述

　　提到定性研究,人们常以定量研究(quantitative research)作为参照对比,它所使用的方法也常被看作与定量研究方法或数理统计方法的对立。定量研究(如问卷调查、临床试验等)目的是解决问题和验证假说,这种方法适合于回答"多少"类问题,如某化疗方案的"利"是否大于"弊",某疾病的可疑危险因素与该疾病的相关程度有多大等等。而定性研究方法通常是提出问题和阐释现象的某种假说,回答"是什么""怎么样""为什么"这种问题,其本质可以说是一种"阐释性"研究。如为什么患者会不遵医嘱,如何护理临终患者等等。在医药卫生研究领域,二者各具优势,互为补充。

一、定义

　　定性研究(qualitative research)又被翻译为"质性研究"或"质化研究"。目前,国内外对定性研究的定义尚无统一的标准。目前学术界较为公认的定性研究是指:在自然环境(实地现场)中,使用开放型访谈、参与型与非参与型观察、文献分析、案例研究等现场研究方法对社会现象进行深入细致和长期的研究,分析方式以归纳为主。由此产生的见解、知识、观点和理论假设即为定性调查结果。研究所得的定性资料是对事件发生过程真实、详细地描述和引用被访谈者经历、见解的文字性材料。定性研究是从当事人的视角理解他们行为的意义和他们对事物的看法,然后在这一基础上建立假设和理论,通过证伪法和相关检验等方法对研究结果进行检验;研究者本人是主要的研究工具,其个人背景以及和被研究者之间的关系对研究过程和结果的影响必须加以考虑;研究过程是研究结果中一个必不可少的部分,必须详细记载和报告。

二、定性研究与定量研究的比较

相对于定量研究而言,定性研究通过认识被研究者所处的社会、自然环境,了解其体验,揭示被研究者对社会生活和特定事物的理解、态度和信念。选取小范围的样本人群进行观察或访谈,得到非常具体信息丰富且广泛的音像、图文资料,通过分析,开放地形成概念和想法,产生具体的描述、明确关联的模式或者解释(表 8-1)。医学临床研究中所应用的定量研究主要包括各种临床研究方法,详见本书第二章第二节。

表 8-1 定性研究与定量研究的比较

项目	定量研究	定性研究
研究范式	实证主义	人文主义
理论模式	理论检验	理论建构
主要目标	确定相关关系和因果关系	深入理解社会现象
信息类型	数字	文字、图像
分析方法	计算、统计分析	文字描述
资料收集方法	量表、问卷、结构观察等	参与观察、深度访谈等
研究特征	相对客观	相对主观
临床研究领域中的具体应用形式	描述性研究、分析性研究和试验性研究	观察、访谈

对定量研究而言,其基于的范式是实证主义研究范式,强调客观性、实证性和价值中立。将社会现象当做纯粹客观的现象来测量分析,从经验事实中得出客观的研究结论。定性研究的范式是人文主义研究范式,通过思辨的、宏观的方式深入人的内心世界去理解其行为及社会后果。

三、常用方法

在医学临床研究领域中,定性研究常用的方法有访谈法和观察法。

(一)访谈法

访谈法(interview)是研究者通过口头谈话的方式从被研究者那里收集信息的研究方法。访谈不同于日常对话,主要区别在于:访谈有很强的目的性,而且在访谈中主要是访谈者提出问题要求受访者回答,而没有日常对话中的相互发问过程。访谈的基本形式是问答,由访谈员提问,由受访者回答。访谈的过程就是一系列围绕某一研究目的而进行的问答。

访谈可以根据问题的开放程度分为封闭式访谈、开放式访谈和半开放式访谈。

封闭式访谈是由访谈者主导,按照事先设计好的,具有固定结构的统一问卷进行访谈。选择受访者的标准和方法、所提的问题、提问的顺序以及记录方式都标准化,研究者对所有的受访者都按照同样的程序问同样的问题。

开放式访谈没有固定访谈问题,鼓励受访者用自己的语言发表看法。目的在于了解受访者认为重要的问题、他们看待问题的角度、他们对问题的解释,以及他们使用的概念及其表述方式。访谈者起辅助作用,尽量让受访者自由发挥。

半开放式访谈中访谈者对访谈的结构具有一定的控制作用,但同时也允许受访者积极参与。通常,研究者事先预备一个粗线条的访谈提纲,根据自己的研究设计对受访者提出问

笔记栏

题。但是,访谈提纲主要作为一种提示,访谈者在提问的同时鼓励受访者说出自己的问题,并且根据访谈的具体情况对反馈的程序和内容进行灵活的调整。

封闭式访谈多用于定量研究。开放式访谈多用于定性研究的初期,了解受访者关心的问题和思考问题的方式。随着定性研究的深入,逐步转向半开放式访谈,重点就前期访谈中出现的重要问题以及尚存的疑问进行追问。

在本课程范围内,"访谈"均指代"开放式"和"半开放式"访谈。

按照访谈的对象人数,访谈法可以分为两类,一对一深入访谈(in-depth interview)和焦点组访谈(focus group)。二者在研究中经常互补使用。

1. 一对一深入访谈

定义:访谈由两个人组成,即访谈者和受访者的对象。访谈由研究者引导和控制,层层深入,目标是最终获得目的性的回答。

总体要求:访谈法要求研究者应能够创造一个安全、信任和和谐的氛围,能够做到冷静聆听受访者的谈话,并及时调整问题的内容、方式、次序,以达到访谈的目的。

访谈的目的——提出研究问题,研究问题有许多种,并非所有的研究问题都适合采用定性研究方法(表 8-2)。

表 8-2 研究问题及是否适合使用定性研究方法

研究问题	举例	是否适合使用定性研究方法
一般性问题	中国学习中医的学生是如何看待中西医结合医疗体制的?	少用
特殊性问题	某中医药大学中医系学生是如何看待中西医结合医疗体制的?	是
差异性问题	某中医药大学的学生对将循证医学课程设置为必修课是否支持?	否(更适合定量研究。在定性研究中过于关注差异性问题容易将复杂事情简单化,动态问题固定化)
过程性问题	某中医药大学的学生在将循证医学课程开设为必修课的过程中起到了什么作用?	是
意义类问题	某医院的护士是如何看待自己的职业的?	是
情景类问题	某医院的护士每天是如何履行自己的职责的?	是
描述性问题	某中医药大学是如何安排毕业生就业的?	是
解释性问题	某中医药大学安排毕业生就业的举措对这些学生意味着什么?	是
理论性问题	某中医药大学安排毕业生就业的举措对中国中医药学毕业生就业工作有何贡献?	否(容易犯先入为主的错误)
推论性问题	某中医药大学安排毕业生就业的举措是否适合其他大学?	否(定性研究不强调对研究结果进行推论)
评价性问题	某中医药大学安排毕业生就业的举措好不好?	否(定性研究不贸然对研究结果进行价值评判)
比较性问题	某中医药大学中医系优生和差生的比较研究	是(但不适合初学者)
因果性问题	为什么很多中医药大学教师外流?	否(定性研究的整体目的若直接定位到因果关系研究中容易忽略那些自认为是非因果关系的材料)

（1）受访者的选择：概率抽样仍然是社会科学研究选择大型和具有代表性样本的主要方式，但定性研究经常遇到无法选择概率样本的情形。如想要了解在堕胎合法化地区性公民投票中学生可能采取的态度，抽样总体就必须是那些有投票资格的，而且投票意愿很高的学生，显然这个总体很难获知。此外，概率抽样比非概率抽样需要更多时间策划和实施，且经济成本往往更高，因此研究者们发现即使有可能进行概率抽样，有时候也并不使用。如想要了解大学生对于安乐死合法化的看法。这种情形下，就该采用非概率抽样（non-probability sampling）了。

非概率抽样是相对于概率抽样而言的，指抽取样本时不依据随机化原则，而是根据研究者的意愿、判断或方便程度等条件，采用某种方式从总体中抽出部分单位对其实施调查。非概率抽样的方式有许多种，可以归为以下几种类型：①目的性抽样（purposive sampling），按照研究的目的抽取能够为研究问题提供最大信息量的研究对象，也称为"理论性抽样"，即按照研究设计的理论指导进行抽样。是定性研究最为常用的抽样方法。当可供访谈的对象很多时，可以进一步采用目的性随机抽样的方法。②滚雪球抽样（snow ball sampling），请已经参加访谈的受访者推荐其所知道的可能为访谈提供有用信息的人员，也可以主动以受访者为线索，发现其周围的适宜受访者。当可以获得的受访者人数较少或较难接近时常用。缺点在于抽样所获得的样本容易带有共同的特征。③方便性抽样（convenient sampling），由于受到当地实际情况的限制，抽样只能随研究者自己的方便进行。这是一种偏倚较大的抽样方法，应该仅限于前两种抽样方法无法实施时使用。可以用于对于突发而短暂或紧急事件或访谈条件严格受限的定性研究。④机遇性抽样（sampling by chance），根据当时当地的具体情况进行抽样。通常发生在研究者对当地情况不太了解，而且有较长时间在实地进行调查时。这种抽样方法可以给研究者较大的自由度，也经常被使用。但是在时间较短的研究中使用这种方法容易给研究结论带来偏倚。

（2）访谈提纲的制定：访谈提纲的制定须列出主题词、关键词和所需要受访者回答的问题。以半开放式访谈为例，在准备访谈提纲是需要注意：提出粗线条的问题；尽量使用开放性问题（open ended question），即避免"是否"类的问题，可以使用以"如何""为什么""怎样""是什么""有什么"等疑问词开头的问题；关注态度、看法、想法、认识、观点、意见等；问题顺序应该从浅入深；第一个问题很关键，需要与研究相关，又容易回答；一般不超过10个问题。

（3）访谈场所：可以选择办公室或者受访者家中或其他能够保证条件的地方。保证安静，避免打扰。

（4）实施：一对一，全程录音，保证私密性。签知情同意，保留受访者基本信息。访谈者首先简单自我介绍，说明访谈的目的和程序以及为什么选择受访者。按照访谈提纲展开访谈，可以根据受访者提供的信息追加或减少既定问题。访谈过程记录资料的方式包括笔记、录音或录像。访谈进行15~60分钟。

（5）访谈技巧：①开场白要简单明了，有礼貌。②做一个好的"倾听者"，访谈并非交谈，访谈者不要发表自己的意见，不轻易打断受访者的谈话，容忍沉默，除了提问，尽量不发出声音。必须要回应时，可以通过点头认可、"嗯"、重复、重组和总结受访者的话等方式。③没听清或线索很重要时可以追问。当访谈时出现新的重要线索，可以随机应变进行深入追问，但一定不能离题太远，头脑中要记住访谈的主线。④访谈时要友善地看着受访者，不要总是低头看提纲。⑤边听边适当做现场笔记。⑥访谈开始及过程中应时刻注意录音设备是否工作正常。⑦现场的控制和决断力是访谈顺利进行的关键。

（6）资料处理：资料的处理分为转录、分析两个阶段。

转录：访谈录音要在当天由访谈者亲自完成全文转录，即将录音转录成文字。全文转录要求做到对录音中的每一个字、停顿、特殊语调都转化成为文字，对头脑中记住的或现场笔记中记录下来的当时的特殊动作和表情也需要体现在转录文字中。如"嗯……呵呵（微笑），我想我今天用这个方子是用对了。（停顿 2 秒）对吧？"

分析：在访谈录音转录成为文字以后进行。

第一步：通读并熟悉资料。

第二步：对资料进行编码（coding），亦即从转录的文字中选取对于研究目的而言有独立意义的字、词、词组、短语，甚或是短句。研究者将从文中提取出来的编码设定码号，再将所有的编码的码号顺序排列，成为编码本，为以后的分析工作提供便利；或者直接沿用编码的文字或者概括编码的文字直接将编码命名。编码的数量是研究者自己决定的，可多可少，根据访谈的目的和所得到的信息的多少而定。通常一个访谈研究会就同一研究问题访谈多位受访者，在所有受访者访谈的转录文字中，编码系统是同样的。

第三步：在编码的基础上进行进一步分析。常用的分析方法有主题分析和情境分析。

主题分析：根据研究的目的，将目的、意义或内容相近的多个编码归纳形成一个主题（theme），再将多个主题进行有意义的归类，形成更高层次的领域（domain）。例如，在一项研究随机对照试验方法应用于中医临床疗效评价时所遇到的困难与障碍的一对一深入访谈中，共访谈了 12 位医生，全文转录 12 份，共抽提编码 21 个，形成主题 9 个，归纳领域 4 个，分别是方法领域、社会领域、意识领域和学术思想领域。下面以意识领域的主题和编码为例进行说明（图 8-1）。在进行主题分析时，把不同受访者所提供的相同主题内容放到一起，然后根据主题分门别类进行陈述及阐释。

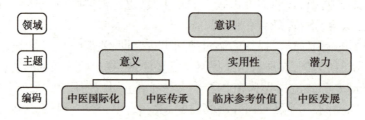

图 8-1 意识领域的主题和编码结构图

情境分析：把握资料中的有关重要信息，找到可以反映资料内容的故事线，发展出故事的有关情节，对故事进行详细的描述。通读资料后，抓住其中的核心叙事、故事的发展线索以及组成故事的主要内容，将编码按照这个核心故事的叙事结构进行分类，如引子、时间、地点、时间、冲突、高潮、问题的结局、结尾。分析结束时，要把有关内容整合为一个具有情境的整体。

主题分析与情境分析在同一项访谈资料的分析中相辅相成。主题分析是以问题为核心的横向分析，而情境分析是以故事为线索的纵向分析。前者可以更为全面地反映不同受访者对于这一主题的不同看法，强化差异性，但是容易忽略资料之间的连续性和动态性，也容易将不易归类的资料排除在研究结果之外；后者则可以更为深入地叙述其中重点故事的脉络和情节，但是容易忽略故事主线以外的资料。

2. 焦点组访谈法（focus group） 焦点组讨论指在特定场所通过对有关特定主题进行讨论来产生资料的一种研究方式。"焦点组"指为了探讨一系列特定问题而聚集到一起的一组人群。研究者选好谈论的主题，参与者表达各自的意见并进行相互交流，研究的资料从中得以产生。比如召开读书分享会，由一个主持人领导一个小组就某本书进行讨论，从而获得小组成员的感受、看法、态度和意见等。焦点组访谈规模一般是 8~12 人参与者,一名经验丰富、训练有素的主持人以一种无结构的自然的形式与参与者进行交谈,通常访谈时长为 2~3 小时,在专业座谈会议室进行。下面介绍焦点组访谈的实施步骤。

(1)确认访谈目的,围绕目的撰写访谈大纲。

(2)定好场地,确保场地符合座谈会要求;准备现场需要的物料包括食品和水。

(3)确定主持人、笔录人员以及会场管理人员。

(4)确定受访者条件后准备甄别问卷,符合条件的受访者,邀约在指定时间参与现场访谈。

(5)访谈当天对现场进行布置和设备调试。

(6)正式访谈。

(7)整理和提交录音资料、笔录资料。

(8)生成定性研究报告。

焦点组访谈与个体访谈相比较有自己的优势与局限。焦点组访谈能够提供详细信息,并且从多个参与者中获得比个体访谈更丰富的信息。其原因在于小组中各参与者之间受到的启发和相互影响,可能会唤起他们平时不会出现的想法和见解。而且访谈可以和观察相互结合,对主持人的能力要求很高,同时这种方法比个体访谈成本低,时间短。但同时焦点组访谈,问题的数量受到限制,不能提敏感问题,参与者更容易说冠冕堂皇的观点。

在定性研究中,一对一深入访谈与焦点组访谈有时需要互补使用。在对访谈对象进行过一对一深入访谈后,可以有目的地选择几位受访者参加焦点组访谈。这样,可能通过群体讨论激发出新的或更为深刻的观点,也能分析同一位受访者对同一问题前后观点是否一致。二者互相配合使用可以使定性研究更为丰满。

(二) 观察法

定性研究中的观察法是研究者通过自己的视角对事物进行观察感知的方法。根据研究者参与到被观察的人群和环境中的程度不同,可以分为参与者观察与非参与者观察。在临床研究中,二者都有使用,但是参与者观察相对而言更为常用。本章将详细介绍参与者观察法。

1. 参与者观察法(participant observation) 在参与者观察中,研究者成为他正在观察的周围环境中的一部分,与被观察者有言语和行为交流。也就是说,研究者以观察者的身份进入他所研究的被观察对象的日常生活或自然环境当中,观察对象的行动,他们的相互影响,以及他们周围的事件和情境。而研究者的身份在此过程中可以是公开的也可以是隐蔽的。尽管公开身份的观察可能会引入"研究者效应",即由于研究者身份的公开,引起被观察者的言谈举止发生变化的效应,但是许多学者仍旧鼓励采用公开身份的参与者观察,因为他们认为这种效应本身也能说明被观察者的某些特性。有学者认为隐蔽身份的观察更容易获得"真实"信息,但是却有悖于伦理学原则。公开身份的参与者观察逐渐获得了更多的支持。

(1)步骤

1)制订观察计划:包括时间、地点、人物、事件四大方面。即观察的目的是什么人或什么事件,在什么时间观察,在哪里观察。

2)选择观察方式:隐蔽式还是公开式,是否录音或录像,是否做现场笔记。

3)制定具体的观察着眼点:①人物,有谁在场?他们是什么人?他们的角色、地位和身份是什么?有多少人在场?这是一个什么样的群体?在场的这些人在群体中各自扮演的是什么角色?谁是群体的负责人?谁是追随者?②事件,发生了什么事情?在场的人有什么行为表现?他们说 / 做了什么?他们说话 / 做事时使用了什么样的语调和形体动作?他们相互之间的互动是怎么开始的？哪些行为是日常生活中的常规？哪些是特殊表现？不同参与者在行为上有什么差异？他们行动的类型、性质、细节、产生与发展的过程是什么？在观察期间他们的行为是否有所变化？③时间，有关的行为或事件是什么时候发生的？这些行为或事件持续了多久？时间或行为出现的频率是多少？④地点，有关的行为或事件是在哪里发生的？这个地点有什么特色？其他地方是否也发生过类似的行为或事件？这个行为或事件与其他地方发生的行为或事件有什么不同？

4）制定观察记录表：包括以上观察要点中需要现场记录的内容，也包括观察者的个人笔记（观察时的感觉）、方法笔记（观察时可能存在的方法学问题，如离得太远听不清对话等）和理论笔记（对观察到的现象的理论假设）。

（2）实施

1）描述观察现场情况：主要是描述现场的自然环境和人文环境。

2）观察的实施：第一步，开放式观察，即观察者调动所有感觉器官，观察场所与人物的整体全貌，观察记录应该以全面描述为主，尽可能记录下所有看到、听到和体会到的东西。第二步，逐步聚焦，聚焦到自己要观察的内容上。聚焦的方法有很多，可以先主后次，可以按照空间方位的一定顺序，可以先看静态的后看动态的，或者相反，可以特意观察某一特殊时间段，也可以特殊观察某一场面。

3）记录的顺序：随时间逐事连续记录，不要总结。

4）记录的语言：具体、清楚、实在、朴实、中性。避免过于文学化（隐喻、双关等），避免具有特定含义的语言（成语、歇后语等），避免过于通俗的民间语言（俗语等），避免过于程式化的语言（如新闻口号、政治套话），避免学术行话。

（3）分析和解释：进行资料分析并做出恰当的解释。观察的分析和解释实际上在观察期间已经发生。进一步的分析是建立在观察记录表中内容的基础上的。观察记录表中的内容可以有量化的内容，也必定会有大量文字描述或叙述性的内容。观察资料的解释，首先是描述和介绍所见所闻；下一步是从观察到的信息中形成概念和理论。如果需要产出理论，也可以采用扎根理论方法。

参与者观察法有自己的优点和局限。优点在于研究者能充分接触所研究的领域，能够把自己的印象和感受作为资料的一部分，观察获得的资料极为丰富，能够对研究领域形成一个更加完整的图像；局限在于可能有研究者效应（公开性观察），需要较长时间来完成研究。

2. 非参与者观察　研究者用置身事外、袖手旁观的态度来观察人物或者现象。其他步骤和方法同上。这种观察方法的优点是相对"客观"（虽然有质疑），但是局限在于对研究的问题较难有深入了解，不能随时发问，而观察距离较远时，会看不到现象或听不清声音。

第二节　定性研究的系统综述

一、定义

定性研究的系统综述，也叫做定性研究的综合（qualitative evidence synthesis，QES），是针对某一主题领域（如可接受性、可行性、实施挑战等）的，以纳入定性研究为主，处理叙述性资料的系统综述。其目的是探索人们对周围世界的认知和体验，包括对健康和疾病、健康和社会护理服务、机构、建筑环境和社会其他方面的认知和体验，以及建立和发展可能有助于解释社会世界的理论和模型。定性研究的系统综述在医学领域内的应用逐渐增多，越来多地用于决策过程,为临床医疗、卫生和社会福利政策的制定提供资料和依据。

二、定性研究系统综述和定量研究系统综述的关系

定性研究资料主要采用比较归纳的方式进行分析,主要体现研究者或受试者的想法、看法,对细节进行发现;定量研究资料主要采用测量统计的方法进行分析,主要体现治疗的疗效、安全性等。因此,定性研究和定量研究是可以互相补充的。因其各自的特性,在研究资料合成时也需要使用不同的方法。定性研究系统综述和定量研究系统综述的共性和区别见表 8-3。

表 8-3 定性研究系统综述和定量研究系统综述的共性和区别

研究情况		定性研究的系统综述	定量研究的系统综述
共性		均需要针对某一临床问题,收集全世界所有已发表或未发表的研究文献,用统一、科学的评价标准筛选合格研究,并使用评价工具对研究进行质量评价,用相应的方法进行合成,然后得出可靠的结论,并随着新的相关研究的出现及时更新	
区别	研究目的	理解含义、经验和理论	测量效应
	研究问题	不同人群、不同环境下干预措施体验的区别,解释某件事物的不同理论是什么	干预措施之间的疗效比较
	研究问题设定	随着时间的推移,通过研究的探索,问题最终确定下来	预先确定研究问题
	检索策略	通过项目提炼检索策略	预先确定的详尽的检索策略细节
	纳入范围/样本	发现相似和不同的研究来理解不同环境下的现象	注重同质性,发现所有相似研究
	纳入排除	通常根据全文进行筛选	通常根据摘要进行筛选
	分析	主题分析,转译合成	统计分析
	结局	存在的研究中确定的	预先设定的
	报告	叙述性分析,模型	临床研究的 Meta 分析,森林图

定性研究的系统综述可以将不同背景下的资料合并在一起,生成新的理论或概念模型,弥补当前的研究空白。研究还可以涉及定量研究无法测量的部分,为原始研究的发展提供多方面的信息。定性研究的系统综述可以通过不同的文本信息创造更有力的解释和多层次的概念,形成的理论可以更加广泛、包容,增强结果的可转移性。定性研究的系统综述的结果已经成为医疗行为和政策中的一个重要的证据来源,其方法仍在发展中,对于研究方法实施和结果解读还有很多质疑。一些新出现的合成方法可能有技术上和理论上的不足,不能普遍适用于所有内容的合成和解释。

三、定性研究的系统综述的常用方法 Meta- 民族志及其实施步骤

Meta- 民族志是采用定性研究的方法,对大量的已发表的定性研究报告进行综合。它是一种新的、"高层次"的诠释或理论,可以较为完善的诠释现有的证据。Meta- 民族志是一种诠释而非集合。它不只是像叙述性文献综述一样,简单地收集和评价一些解释,其目的在于开发新的理论以解释一系列研究结果。它通过再分析和比较已发表的研究,对结果提出新的诠释。Meta- 民族志将归纳和诠释相结合,通过特殊的方法比如"主题分析"和"连续比较"建立更高层次的综合,从而产生新理论。

Meta- 民族志的实施具体包括以下 7 个步骤：

1. 开始确定感兴趣的研究问题。

2. 检索并选择相关研究。由于定性研究的立意是很明确的,因此不必要进行彻底和全面的检索。选择相关研究的过程具体分为四步：①确定综合的重点；②定位与查找相关的研究；③制定纳入与排除标准；④对纳入的研究进行质量评估。

3. 反复阅读。仔细反复地阅读文献,并在这个过程中标记关键的比喻/概念或解释性模式(explanatory schema)(这些实际上就是合成的原始资料),并尽可能地保持上述概念等的原貌,忠实于其本意。

4. 确定研究之间的相关性。为每一个研究编制一个清单,将出现的比喻或解释性模式、成语、想法和关键的概念(及相关概念)罗列在一起。具体如下：

(1)互补转译法(reciprocal translation)：将确定了的关键概念进行相互转译,适合于概念可以直接比较的研究。例如,研究者要判断是否可以把这个研究中"尴尬"的概念转译为另一个研究中"耻辱"的概念。对某一概念从一个研究情景转译到另一个研究情景中,抓住关键意思能力的判断,往往基于概念本身的主题,其中包括说服力(cogency)、经济性(economy)以及可以诠释的范围(scope)。最终研究者选择的是"最恰当的"概念。

(2)驳斥综合法(refutational synthesis)：适合于观点对立的研究；研究者需要对每一项研究中的关键概念予以鉴别,并对不同研究报告之间矛盾之处加以概括,要对"反斥"的理由和现象进行严谨的检验,并尝试做出解释。

(3)论点综合法(line of argument synthesis)：将一系列部分整合为一个整体。经过各研究之间的相互转译,审查单个研究之间的共同点和不同点,将它们整合成适合于所有研究的新的解释,即为论点综合法。

5. 各研究间相互转译。比较各不同研究中的比喻/解释性模式的相似性和相互作用。

6. 综合转译。比较各种转译,鉴定转译的类型,从单个研究内容中升华出隐喻或解释性主题。如此反复,从而产生新的诠释,发展新的概念。

7. 发布综合的结果。用恰当的形式将综合的结果报告给读者,以供交流。

第三节　定性研究在中医学领域中的应用

中医学的整体观和辨证论治的本质特点决定了定性访谈可以为中医所用。近年来中医学领域内越来越多的研究者使用了定性研究的方法进行研究,主要涉及以下几个方面。

1. 名老中医学术思想的继承　中医学历来注重师承,名老中医学术思想和临证经验,是中医经典理论、先贤学术经验与当今临床实践相结合的典范,是中医药行业的宝贵财富,后学者应该继承并发扬。因名老中医临床经验的积累和学术理论的形成大多建立在个人经验的基础上,运用定性访谈法则可以获得名老中医的学术思想、临证经验、用药心得、治学思路等,对于中医药传承研究有着非常重要的意义。

2. 探讨中医诊疗过程的特点　中医诊疗过程是一种复杂干预,中医医师诊疗过程不同于西医医师,其更强调整体治疗和个性化服务,其疗效也具有整体效应,仅仅应用客观量化的结局指标难以对中医疗效过程进行评价,在这方面定性访谈法充分展示了它的优势。比如有学者对北京五所医院的 9 名中医大夫进行了 41 次参与性观察,并对其中 7 名医生进行了个体深入访谈,总结出药物、心理干预、医嘱、医患关系以及依从性等要素构成了中医复杂干预。

笔记栏

3. 中医针灸研究中的应用 针灸疗法凭借其安全有效、无副作用的优势日益受到医学界的重视,关于针刺疗效评价的临床研究在世界各地广泛开展。定性研究在针灸临床方面已初具规模,研究涵盖针灸治疗模式、疗效评价、方案构建与优化以及治疗方案依从性等方面。

4. 分析影响中医治疗效果的非技术水平因素 定性访谈法在临床中较多用于了解患者身处疾病中的困扰、对治疗的接受度、态度、依从性、自我管理及医患关系等,这些都是除技术水平外影响中医治疗效果的重要因素。如有学者使用定性研究的方法对寻求中医治疗的患者进行个体深入访谈,明确中医诊疗过程中无法量化的相关因素对患者的影响。这些都难以用定量研究的客观数据进行评价,定性研究在此方面展示了它的优越性。

5. 与定量研究相结合的科研思路 定性研究通常为定量研究提供依据或线索,是定量研究的前奏;而定量研究是定性研究的延伸和拓展。二者互为补充,互为辅证。在定量研究开始之前,定性研究可用于指导定量研究的设计;定量研究结束之后,定性研究也可作为定量研究的补充。因此中医科研领域有必要纳入定性研究。例如,有学者在一项针刺治疗抑郁症相关随机对照试验的基础上,对参与前期试验的受试者进行定性访谈,将访谈资料与前期定量资料结合分析,发现定性资料与定量资料互为补充。

十余年来,定性研究方法在中医药领域的应用从最开始的传播、概念介绍、研究设想,已经发展到很多实际的研究,研究水平也在不断提高,但在国际杂志上发表的中国作者的研究还相对较少。当然,这受定性研究往往具有很强的地域和文化特色的影响,研究结果往往外推到其他环境时会受到限制,但如果看到多元化的视角反而可以互相补充和验证,那么具有浓厚本土特色的研究发表在国际英文杂志上就会很有价值。

（陈 书）

复习思考题

1. 定性研究的定义及特点是什么?
2. 定性研究与定量研究的区别是什么?
3. 定性研究系统综述和定量研究系统综述的区别是什么?

ER-8-2

扫一扫
测一测

第九章

患者价值观与循证临床实践

学习目标

1. 掌握患者价值观的基本概念,深刻理解医患价值观与医德的意义;

2. 熟悉以患者为中心的医患协同的循证实践、患者参与决策模式和能够注重医患沟通的技能培养;

3. 了解常用循证决策辅助工具的特点及如何在循证实践中正确引导患者价值观。

循证医学实践需要重视患者的价值观。循证决策能否实施并取得预期效果,取决于患者的知情同意和支持配合。临床决策要充分体现"以人为本"的医学思想,立足于患者的根本利益,以期实现患者利益最大化。在循证决策中患者的价值观是影响循证医学实践成功与否的关键所在。

第一节　患者价值观的内涵

一、价值观及其特点

价值观(sense of worth)是人们对各种具体对象(人、事、物)基于一定的思维感官之上而作出的认知、理解、判断或抉择,是对客观世界及其行为结果的评价和看法,反映了人们的主观认知和需求状况。个人价值观是决定个人行为的心理基础,是价值及价值关系的总看法和根本观点,通过其行为也可判断其价值观,包括其价值取向、价值追求和价值目标,以及指导其行为的尺度和准则等。

价值观具有主观性、稳定性、历史选择性、可改变性特点。

1. 主观性是指价值观根据个人内心的尺度进行衡量和评价。由于每个人的先天条件和后天环境不同,人生经历也不尽相同,每个人价值观的形成会受到不同的影响,因此,每个人都有自己的价值观和价值观体系。在同样客观条件下,具有不同价值观和价值观体系的人,其动机模式不同,产生的行为也不同。

2. 稳定性是指人们思想认识的深层基础,是随着人们认知的发展,在环境、教育的影响下,逐步培养而成的价值构建。一旦形成,便是相对稳定持久。

3. 历史选择性是指在不同时代、不同社会生活环境中形成的价值观不同。在家庭和社会的影响下,从出生开始一个人的价值观会逐步形成。一个人所处的社会生产方式及其所处的经济地位,对其价值观的形成有决定性的影响。

4. 可改变性是指价值观作为人对自身生活意义的反思和追求,既具有相对的稳定性,同时又会随着环境的改变、经验的积累、知识的增长和社会生活的变化而变化,因此人们的价值观有可能发生改变。

二、患者价值观及其特点

(一)患者价值观的概念

患者的价值观(patients'beliefs and preferences)包括患者对其健康的看法、认知、期望和目标,也包括患者对不同医疗或疾病相关选择的利弊权衡,比如潜在获益、伤害、花费及负担等。患者是一个特殊群体,由于患者来自五湖四海,家庭环境、受教育程度、经济状况、心理素质各不相同,加上疾病的复杂性,甚至需要面对出生和死亡,就形成患者价值观的个体差异性、趋同性和易变性。

(二)患者价值观的特点

1. 个体差异性 每个人都有自己独一无二的地方,患者的差异是基于教育水平、家庭背景、社会地位等等先天条件和后天环境。很大程度上也涉及一个人社会实践的形成,能够通过自觉反思,形成"自我意识",在构建自我意识中,价值观无疑居于核心地位。不同患者的价值观和价值观体系必然存在个体差异,随之也会辐射到对疾病症状、体征和治疗的理解,并随之产生不同的行为模式。例如,过世的癌症患者亲属,对于包块、疑似癌变的指标变化,反应会异常强烈,甚至产生惶恐不安、焦虑等负面情绪,相反对于不熟悉癌变的患者则会反应淡定,对疾病的临床表现不明显。再如,某单位有人猝死,会导致许多同事出现胸闷、胸痛症状。对于处在精力高度紧张工作环境中,发生疾病的临床表现不明显,甚至延误就诊。对同一疾病,有害怕药物毒副作用不按要求服药,也有自己添加其他药物和保健品不当导致药物相互作用产生不良反应的。

2. 趋同性 趋同性是经典的演化现象,亲缘关系疏远的物种,由于生活环境相似,独立演化出相似的特征。这种趋同也由于患病的情形,必然影响到个人价值观,价值观一旦形成,也有一定的稳定性和持续性,保持相对的趋同。例如急性病患者大多心理反应强烈,焦虑和恐惧,更强烈的会产生严重的应激反应。癌症病人的心理反应大致分为四期:休克-恐惧期、否认-怀疑期、愤怒-沮丧期、接受-适应期。还有就是患者群体都期望有效、安全、合理的治疗,希望尽快痊愈,早日出院返家、回归社会。

3. 易变性 患者由于疾病的突发性,很容易导致自己的身体、安全、归属和爱、尊重和自我实现的不平衡状态,从而推动个体价值观的倾向,引发个体行为的易变。患者要承受工作、经济、亲情、家庭等各方面的压力,也要受到就医环境、医护人员、患者之间的影响,还要受到各种检查、治疗的干预,很容易影响患者主观选择。这种心理冲突,产生相应的挫折感和负性情绪,在做决定时容易偏差甚至是错误决定。

正确掌握患者价值观的形成原因和特点,分析影响因素,加以正确引导,必将有益于改善医患关系和提高患者依从性。

三、医患价值观的统一协调

医患双方共同面对战胜疾病、促进健康和延长寿命的目标,二者在价值观上是共同的。但是在于各自的角色和角度不同,会产生矛盾甚至冲突。例如医生关心精准的生理、生化指标,而容易忽略患者心理需求;在医疗费用的理解上,不是单纯的产品等价交换,是综合医学发展、社会福利的综合考虑。这就对医患双方提出了相互统一协调的要求,医生要及时了解患者的价值观需求,多学人文知识,掌握沟通技巧。患者也需要正确认知自我需求、合理疗效需求、合理技术需求、合理服务需求。医生与患者始终保持一致,共同对抗疾病。

建立统一协调的价值观就要充分发挥价值观的可改变性特点。患者价值观的改变是可以通过分析其产生的原因有针对性的进行教育改变的。例如讲究谈话艺术、充分阐明机制、效益利害分析等。发扬中医大医精诚和西医尊重生命的精神,全力以赴治疗疾病,视整个医疗服务组织为家,重视和尊重所有医疗参与者,视患者为亲人,这种和谐氛围可以给予患者人文关怀,引导患者正确的价值观和意愿。

和谐医患关系的基础是医患双方以共同价值观为本的相互尊重、相互信任、相互包容和相互合作的关系。医生站在和患者平等的位置,才能更好地收集患者资料,做出正确的诊治。在医患关系中,由于信息的严重不对称性,患者往往处于弱势地位,缺乏医学专业分辨能力,容易产生疑惑的心理。正常的医患关系需要建立在互信基础上,信任在很大程度上取决于双方对价值观的认同程度。对患者而言,就医是性命相托,必须求得安全、有效的诊疗,这就要求医护人员具有很高的医疗技术与职业道德水准,以达到价值观统一,从而相互信任。医务人员应充分尊重患者的选择和决定,增进患者对疾病和医务工作的认识和理解,调动患者主动参与治疗的积极性,从而形成指导合作、共同参与的医患模式。医患关系和谐与否,单靠一方的努力是不够的,这就需要医生真正理解患者的身心病痛,同时患者也要正确理解医疗行业的特殊性。对一些疑难杂症,在某种情况下,医生有时也是有心乏术。有些患者缺乏医疗知识,而医务人员与患者的交流沟通又很不够,以致患者对医疗效果的期望值过高,甚至超出了当前的医疗技术水平。只有医患之间相互理解、积极沟通和相互包容,才可能实现和谐的医患关系。

第二节　患者价值观与实践证据的关系

一、患者所需的个性化决策与循证实践证据的关系

循证决策的本质是在当前可得到的最佳同类证据指导下的高度个性化的科学决策。因此循证医学更有效地针对个体患者开展个性化治疗,尤其注重个体患者的价值观。临床医生循证实践必须考虑:当前可得的最佳证据是否适用于个体患者? 将可能相关的研究结果用于患者时,如何把握好尺度? 基本了解患者病情后,如何制订一个科学的治疗方案? 如何降低治疗中的各种损伤和副作用? 如果当前治疗方案患者不接受,有无更好的替代方案? 什么样的治疗方法最符合个体患者特定的价值观和意愿? 如何帮助患者参与治疗决策?

随着信息化推进和移动终端普及,患者对健康和疾病的知识获取更加便捷。随着社会生活水平的提高和患者对健康要求的提高,或者其受教育程度较高,患者对自己疾病的了解往往并不比医生少。基于以上诸多原因,让我们应该思考如下几个问题:临床医生严格按照循证医学实践步骤执行,是否可收到满意的治疗效果? 医生认为满意合理的治疗方案,患者是否完全同意? 患者对医生提出的方案有无自己的看法? 患者是否可以参与治疗决策? 所以,在临床决策时证据是必要条件,但并不是充分条件,还应考虑患者的价值观。

每位患者有不同的经历和文化背景,对疾病认知有不同的价值观,例如,一个曾看到自己父亲死于肝癌的妇女,如果发现自己是乙肝病毒携带者,她会惊恐不已。而一些不熟悉乙肝相关知识的乙肝病毒携带者则很少焦虑。医生应探索患者患病的经历,理解患者疾病的痛苦。依据医生经验判断所做的决策分析并不能应用于每一个具体的患者。循证医学实践的倡导者已经认识到患者价值观的重要性,在临床医生与患者接触的过程中怎样充分而恰当地综合患者的观点,目前尚无定式。患者对医疗效果的期望值很高,但临床医生与患者接

触的时间常常有限,加上临床医生沟通技能差异,这些因素也会影响循证决策。因此,患者的价值观会影响实践证据的实施效果。

二、循证实践证据与患者价值观的统一性

如何将患者参与卫生保健的积极性与循证医学实践相结合是另一至关重要的问题。患者更容易信服那些易于理解的形式提供的信息,例如,患者只有在充分必要时才会接受药物治疗,在这种情况下,如果向他们提供一些实用、易懂的防治信息,那么即使这些防治方法无效,此时为患者提供的建议也往往会被采纳。在这方面,患者甚至可以影响医生的用药习惯。事实上,患者与医生都存在"即使知道证据存在,也不一定会采纳证据所支持的建议"的情况。无论是在咨询过程中还是咨询之后,患者本人对卫生保健的支配感都是一个重要因素。感到自己有支配权的患者看起来更能够配合治疗,因为他们具有参加治疗的主动性,这样的患者常常能得到较好的健康结局。因此临床医生又面临新的挑战即如何激发患者的这种支配感。

此外,临床医生应正确引导患者的价值观及意愿。第一,清楚地罗列治疗方案,并加以权衡。医务人员不仅要让患者了解医学的科学性、实践性和技术性,而且要让其了解医学的风险性,要让患者知晓疾病发生发展过程中可能出现的特殊情况,认识到每个人可能存在个体特异性,了解现有医疗技术的局限性。临床实践有许多不确定的因素,大多数药物的有效率仅有30%~50%,不能过高地期望治疗方案的获益。第二,提供有效、实用的与患者疾病相关的信息。尽可能为患者提供有关治疗费用、效果利弊、并发症及其预后等方面的信息以帮助患者做出选择。事实证明,患者越是参与循证决策,理解所获得的证据,其做出的选择就更能体现患者的价值观。第三,医患双方共同参与治疗决策。临床医生尽可能为患者提供相关专业的准确信息,与患者共同分析、充分交流引导患者选择。理想的模式是了解患者的意愿←→沟通交流←→引导患者的选择←→医患共同决策。医患共同决策,能使证据在决策中更有意义,并能促进临床证据的普及传播,从而取得最佳的实施效果。

三、循证实践证据与患者价值观在医学伦理学上的基本原则

1. 尊重原则(principle of respect)　尊重原则是一项最基本的道德原则。尊重患者人格,维护患者权益。医生要尊重患者及其家属的人格权、自主权、决定权以及必要的隐私权,治疗要得到病人的知情同意。尊重原则实现的关键是医方对患方的尊重,同时也要有患者对医方的尊重。

2. 不伤害原则(principle of nonmaleficence)　不伤害原则是任何医疗活动不应对患者造成身心伤害,不管动机如何。这是临床伦理原则中的底线原则。不伤害原则不是绝对的,只是相对而言,因为许多检查和治疗,即使符合适应证,也仍会给病人带来某些躯体或心理上的伤害。医生应该防止各种可能的伤害,或将伤害减至最低程度。不伤害与有利有着密切关系,即不仅应避免对患者的伤害,而且应该促进病人健康、完满与福利。

3. 知情同意原则(principle of informed consent)　知情同意包含了知情和同意(不同意)两个密切相关的层次内涵。在临床实践中临床医师在为患者做出诊断和治疗方案后,必须向病人提供包括诊断结论、治疗决策、病情预后及诊治费用等方面真实、充分的信息,包括这种方案的益处、危险及可能发生的其他意外情况,并以此做出医疗方案使患方能自主自由地做出决定,接受或不接受这种方案。知情同意的实施需要满足相当的条件。这些条件包括患者及其家属具有一定的文化基础和自主决定的能力,这是患方知情同意的前提。

4. 自主原则(principle of autonomy)　自主原则是指患方对医疗活动有独立的、知情的

和自愿的做出理性决定的权利。医务人员在履行义务的过程中,应该把诊疗方案、可能产生利与弊的效果及其概率等如实地告诉患方,让患方自主决定是否采用这些手段和方法。

5. 公正原则(principle of justice)　公正原则是要求在医疗服务的实践和行为中公平、正直地对待每位患者。将有关类似病案以同样的准则加以处理,将不同的个案以不同的准则加以处理。公正原则要求对患者的人格尊严要同等地予以尊重,要以同样热忱的服务态度对待每一个人,绝不能厚此薄彼。

6. 保密原则(principle of medical confidentiality)　保密原则是指医生在医疗活动中不得泄露有关患者的隐私及疾病情况。包括患者的个人资料、患者的病情资料等。

当然,医生对病人隐私的保护并不是无限制的、绝对的。为病人保密还应考虑到不伤害他人和社会利益,如传染性疾病的发生,应及时上报疫情。当病情需要与其他医疗相关人员共同讨论诊治时,这时就不得不公开病情。医疗保密必须以保证不伤害患者自身的健康与生命利益为前提,在一些特定情况下医务人员采用"善意的谎言",以保证诊治的效果,这在道德上是允许的,但应在得到监护人的知情同意后才能实施。

第三节　患者价值观对循证实践的影响

患者价值观在循证医学实践中的作用和价值,在于从患者利益出发,充分尊重患者的价值观,即患者在充分知情的情况下,参与医疗决策,对疾病的诊治方案做出选择,这是循证医学实践的必然要求。同时医生要主动与患者交流与沟通,了解患者的价值观,既可改善医患关系,构建和谐诊疗环境,又可提高患者治疗依从性,提高诊疗效果,改善预后,实现"医患双赢"。

一、患者的自主权对循证实践的影响

患者有权利就关于自己的医疗问题做出决定。但有些患者由于年幼、知识水平有限、智力低下、精神不正常等,自主做出合理决定的能力降低或缺乏,会采取非理性的行动,医务人员应加以干涉以便保护患者不受自己行动造成的伤害。

尊重患者的自主权利这一原则要求医务人员在医疗活动前取得知情同意。实行知情同意的必要条件是:

1. 信息的提供,信息的理解(属于知情的要素),自愿的同意和同意的能力(属于同意的要素)。有效的知情同意需要提供所有合理的医疗方案和其他可供选择的方案、可能带来的益处和不良反应等。

2. 患者对信息的适当理解。人们常在竞争、需要、家庭利益、法律义务、有说服力的理由等影响或压力下做出决定。某些疾患可使患者失去理解信息和表示同意的能力。一个有行为能力的人必须能理解治疗或研究的程序,能权衡利弊,能运用自己拥有的知识和能力做出决定。

3. 尊重患者包括尊重患者的隐私权,医务人员要为病人保密。只有如此,病人才能把全部情况告诉医务人员,才能维持医患之间的信任关系,这也是顺利进行治疗的必要条件。但当保密的义务与其他义务发生冲突时,有时保密义务就要让位给其他义务,例如不伤害别人的义务。当为病人保守秘密会给病人带来不利或者危害时(如生命安全),会给他人带来不利或危害时(如传染病),会给社会带来不利或危害时(如生理功能缺陷不能胜任岗位),医务人员需要按照相关法规报告信息。

二、患者的接受性和依从性对循证实践的影响

在循证实践中有效的、恰当的、物有所值的措施，只有被患者接受，并遵照医嘱，才能真正实现其价值。因此，患者对治疗的接受性和依从性，是影响证据转换成效果的一个重要内容。很多患者会拒绝医生认为恰当的、物有所值的治疗。比如，英国研究显示，80% 的高血压病人对降血压药物治疗持保留意见，1/5 的病人曾在服药中发生不良反应，很多患者因此停止了有益的降血压治疗。

价值取向是影响患者对治疗接受性和依从性的最重要因素。大部分患者会接受自己感觉需要的、效果大、副作用小，而且可以负担得起的治疗。但是，治疗是否必要，治疗的效果和副作用的大小，取决于患者对不治疗的危险和治疗的益处与不良作用的理解和权衡，以及患者对支出可负担的价值判断。当治疗的实际效果小于患者的期望时，他们会拒绝治疗。比如，医学界一般认为，在心血管病高危人群中使用降血脂药是可取的，但是西方 80% 的患者还是希望知道该药物效果的大小，研究发现该药的实际效果小于患者的期望。另外，患者所希望的结果可能与医生不一样。以帕金森综合征治疗为例，医生关心的可能主要是治疗能否改善病情，而患者主要关心的是治疗是否可以提高生活质量，说明患者会拒绝那些只能改善病情不能改善生活质量的治疗措施。

三、患者价值观对循证实践患者参与和医德的关系

循证实践引入患者参与，对患者的道德素养和道德水平也必然提出要求。患德是指患者及其陪伴者（家属或相关人员）在医疗单位诊治疾病过程中所表现的品德行为、修养以及医患协作形式，包括与医生、其他患者及社会的道德规范。在治疗过程中，虽然强化了患者的主动权，但也会因为患者的一味坚持，而影响医生的正确诊疗。因此，科学认知、积极主动地和医生进行沟通交流、正确认知医疗技术的客观性和有限性、做到内心认同医务人员的辛勤付出和劳动是十分重要的。

患德医德互为前提、密不可分。两者核心目标都是维护健康，防治疾病。因此，两德并非隔离两端，不相往来，他们是可以相互促进的。高尚的医德可以引发患者心中的"正能量"，以感恩和敬佩的视角看待医生付出，让其更放心地配合医生诊疗；良好的患德更容易获得医生信任，增加信心，在诊疗过程中能全力施为，更高效地发挥医生的作用。高尚的医德可以让患德更强烈的体现出来，良好的患德亦可让医德在诊疗活动中更加发扬光大。由此医德可以通过患德体现，患德亦可通过医德托衬，两者互为依托，是医患双方及社会全体成员的共同追求，裨益于整个社会。在循证医疗实践中只有患德和医德辩证统一，医患和谐诊疗实践才能实现。

四、正确引导患者价值观

不同个体患者的价值观是多样的：依据疾病不同风险，不同患者具有不同价值观，例如疾病的并发症或副作用（出血、疾病复发、加重等；慢性病导致肾、心脏、眼底及四肢大血管损伤等）所引发的价值观都不相同；依据预后不同，不同患者具有不同价值观，例如对生存时间与生活质量权衡（外观美丧失、功能丧失及运动受限等）；依据环境与时间，不同患者具有不同价值观，像权衡等待事件与治疗关系（参加女儿的婚礼、孙儿的诞生等）；面对治疗成功与失败，不同患者具有不同的价值观。总体而言大家只要成功，难以接受失败。

关注患者价值观的核心在于解决复杂的医患关系，尤其是复杂的医疗外问题、复杂社会关系和矛盾（医患矛盾）、亲人群体、经济、心理、婚姻状况、工作、价值观、愿望或与他人的争

吵或纠纷,以及疾病压力与长期患病带来的各种问题等。同时,也要关注价值观的效益,提高患者治疗依从性,提高诊断治疗效果能直接缓解医患关系,构建和谐诊疗环境。

正视医生和患者价值观的差异。需要关注疾病指标与患者感受的矛盾,治疗过程中的生理性指标(检验指标、影像指标及功能指标)与患者感受(恐惧、无助、疼痛、限制活动、对智力影响、被尊重程度及未来生活质量);关注中间指标与终点指标矛盾。不良反应、并发症、生存时间、生存质量、康复程度、疾病复发、恶化、纤维化与癌变都会带来不同的价值观判断。

正确引导患者价值观,使其尽早参与循证决策,理解所获得的证据,患者做出的选择就越能代表自己的愿望和价值观。同时加强医患沟通,从患者层面强化对疾病的体验、所处社会环境、行为习惯、价值取向、选择偏好和对风险的态度;从医生层面,应知晓其实患者早已有多种不同选择,应尽可能为患者提供有关治疗费用、利弊、并发症及每种治疗方案会产生不良后果等方面的信息。

第四节　患者参与决策方式

一、顺应患者的价值观决策因素

循证决策优势在于循证医学比传统的医疗决策能更有效地针对个体患者开展个性化治疗,尤其注重个体患者的价值观。

由于患者个体间价值观不同,每位患者在决策每一步骤中,其需求和选择不尽相同,医生不可能精确评估每位患者参与程度。依据总体平均价值观的决策分析不一定适用于每一个具体患者。循证医学始创者 Gordon Guyatt 等提出临床决策包括 3 个主要因素,掌握信息(有关治疗选择的利弊),探索患者对治疗方案和潜在后果的价值观,实际决策。在决策方式上,一些患者可能需要可获得信息支持自己决策,需要医生提供信息;一些患者虽然需要可获得的信息,仍希望医生作最后决策;还有一些患者则希望医患双方共同决策。在决策要求上,医生需要准确地评估患者对获得的信息、相互之间的交流及决策程度的选择,并结合个体患者的具体情况调整治疗方案。无论是医生决策、患者决策,还是医患双方共同决策,医生都必须探索和了解患者对治疗和潜在后果的价值观,通过交流去正确认识和引导患者的选择。

决策辅助工具如决策板(decision boards)、决策手册(decision booklets)、挂图表(flip charts)、录音和录像(videos and audiotapes)、计算机化的决策工具(computerized decision instruments)等决策辅助方法能以通俗易懂的方式向患者传达各种可选择的治疗方法及其相关结局。即使如此,选择依然复杂,且决策工具绝不能替代医患之间的交流。

全球患者决策辅助工具标准(The International Patient Decision Aids Standards,IPDAS)协作网是能够根据患者意愿循证制定患者参与决策的工具。其目的是提供与治疗方案相关的利弊、可能性、不确定性等循证信息;帮助患者了解治疗方案;明确患者价值观选择的利弊。决策辅助工具功能是详细描述可能经历的过程的,包括身体、情感、社会影响,指导患者考虑何种利弊对患者最重要,提供结构式的决策指南。IPDAS 决策关注决策辅助工具选择的治疗方案是否更好地体现了患者的意愿、是否有助于患者参与决策、了解所有选择方案的特点、了解其价值观对决策的影响。

决策辅助工具有别于常用的健康教育资料,其更详细、具体、个性化,为患者知情选择提供帮助。健康教育资料信息更宽泛,帮助患者认识和了解他们的诊断治疗和措施,而非帮助患者参与治疗决策。运用决策工具需要有满足群体需求的高质量决策工具;要有临床医生愿意在临床实践中使用的决策工具;要有提供决策支持的有效系统;要有临床医生和卫生保健用户均熟知的共享决策模式。Cochrane 系统评价结果发现,与常规治疗相比,决策工具能增强患者的参与性,促进患者价值观的知情决策,减少医患决策冲突。

二、患者价值观融入循证决策

患者参与决策的模式主要有:家长模式,完全单方面由医生判断患者病情并决定治疗方案;消费者模式,医生提供诊断信息和各种治疗方案,但最终的治疗方案完全由患者决定,医生只是执行患者选择的治疗方案;解释模式,医生主要提供咨询和建议,帮助患者自己决定治疗方案;共享模式,医生以患者老师和朋友的身份出现,共同制订最终的治疗方案。不同的情况下,适合不同的模式,共享模式是最理想的医患共同参与的临床决策模式。

临床决策模式的基本流程:第一步,成立由多方组成的治疗小组,包括主管医生、患者、家属或朋友、第三方代表等利益攸关方。第二步,共享信息和专业知识,临床医生先与患者及家属进行沟通和交流,充分了解患者的价值观和意愿选择,以及谁是有"话语权的决策者"。注意,双向信息共享、深入交流和沟通是关键。第三步,严格评价证据,确定可能会影响决策的偏倚。包括患者、临床医生、医疗服务系统等。第四步,临床医生在综合考虑证据和患者意愿的基础上,提出建议以及形成最终决策。双方意见一致时,予以实施,双方意见不统一时,需查找原因与沟通协调。第五步,过程评估与效果评估。包括评估患者是否了解治疗方案和预后及理解程度,患者的价值观在最终建议中所占的比重,患者的实际效果如何。

注重医患交流,患者对治疗的接受性和依从性取决于他们对有关信息的掌握和理解。医务人员是患者获得和理解信息的关键,其他信息来源包括网络、电子数据库和病人的亲戚朋友。因此,做好医患交流是提高病人接受性和依从性的关键。影响医患交流的因素有医患关系、病人的知识水平和理解能力,以及改变病人行为措施的应用等。做好医患交流,研究显示,患者最希望知道治疗的副作用、治疗的目的和益处、如何用药,以及有关注意事项等。但是,患者对信息的需求随种族、文化、性别和年龄的不同而不同。在提供相关、准确、基于证据的信息基础上,医生还应倾听患者诉求,鼓励患者进行必要的提问,促进沟通和互动。比如,鼓励和引导病人对疾病转归提出恰当的询问。患者的误解会产生很多负面效应。患者对治疗效果和副作用的理解和权衡还与患者的年龄、疾病的严重程度、知识水平和心理承受力有关。医生可以采取多种措施,提高患者的理解和分析能力,促进患者参与决策。比如,可以用图表和绝对数表示效果和危险的大小,以及向病人解释资源多少和价值取向在决策中的作用。

当健康权被定义为基本人权,要求人人公平共享,患者比以往更加关注自身的健康利益。尤其当医疗费用由患者自己承担,或医疗费用过高时,他们更强烈要求参与自己的治疗决策。生物-心理-社会的医学模式要求我们不只是治疗疾病本身,还要关注患病的个体,促使者达到生理、心理和社会功能的完好状态,健康地回归社会,实现人与社会与自然和谐相处、持续发展。

三、医患共同决策模式

医生主导的家长式医疗决策模式、医生告知患者的知情决策模式正逐渐向"以患者为中心"医患共同参与的共同决策模式转变。医患共同决策(shared decision making,SDM)是

"以患者为中心",以患者价值观、偏好、意愿为基础,结合当前最佳的临床证据以及临床医生的知识、技能、经验,制定出最适合患者个体化的临床决策的过程,最终目的是使患者利益最大化。因此,医患共同决策医疗决策模式符合和谐医患关系的构建,也是密切的医患关系建立和发展的内在需要。

医患共同决策模式的制定,尤其在特殊人群(如老年人、小儿、癌症病人和弱势人群等)的决策制定中起着很重要的作用。在共同决策的临床实践过程中,患者需要签署知情同意书,需要被告知该方案的风险、益处及其备选方案,并且该方案是被临床实践证实了的证据体。医患共同决策有潜力促进"以患者为中心""以患者价值为基础"的医疗系统,真正使患者参与进来,并能改善对患者的关怀,降低患者的医疗费用。提出明确的决策支持模型和框架,有跨专业共同决策模型(interprofessional shared decision-making model,IP-SDM model)、渥太华决策支持框架(Ottawa decision support framework,ODSF)、决策指导员介入的共同决策框架等,以完成"探索更好的方法来帮助医生和患者共同做出艰难的医疗卫生决策"。

医患共同决策也存在着一定的局限性。最常见的局限就是时间问题,让每一位患者在短时间内理解和明白决策的相关知识、益处和风险等是比较困难的,患者通常会跟家人及朋友商量和咨询其他医生,或者通过网络查找相关信息等;同时,医生可能需要跟自己的团队一起评价相关的证据、讨论患者的情况。这种时间上的耽搁,可能会占用正在等待就诊的其他患者的时间。再者医生经常需要权衡"过度诊断"与"诊断不足","过度治疗"与"治疗不足"等存在不确定性的问题,医患共同决策也不能减少这种不确定性。同时,医患共同决策也必然会增加医生的工作量;告知患者某个治疗决策中较罕见发生的死亡或残疾等重大风险可能会加剧患者的恐慌和不信任感;而且因为证据更新滞后性问题,影响基于证据决策的时效性,这些都是实践中面临的挑战。

医患共同决策是"以患者为中心",基于当前最佳的研究证据,鼓励临床医生让患者共同参与诊断、治疗和随访的讨论,制定出最适合患者的个体化的临床决策,旨在加强医患沟通,提高患者依从性,使临床决策与患者的价值观和偏好保持一致且符合伦理原则,以促进医患和谐关系。医患共同决策的过程恰好体现了循证医学的精髓,是以当前最佳的临床证据与临床医生的经验、知识、技能及患者的意愿、期望和价值观三者密切结合而做出适合患者的最佳临床决策的过程,也是医学发展的必然要求,医生和患者在医疗活动认知和医学证据信息上的不对称性,要求医生在循证医学实践时必须担负更多的责任和义务,做到证据的合理应用,保证患者的健康和人类的幸福。

(熊光轶)

复习思考题

1. 简述循证医学实践的目的是什么。
2. 简要回答如何在临床实践中正确指导患者价值观。

第十章

卫生技术评估与卫生经济学评价

ER-10-1

PPT 课件

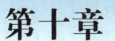 **学习目标**

1. 掌握卫生技术评估和卫生经济学评价的基本概念;
2. 熟悉卫生技术评估和卫生经济学评价的基本内容和常用方法;
3. 了解卫生技术评估及卫生经济学评价应用的领域,为这些方法应用于中医药临床研究奠定基础。

第一节 卫生技术评估

一、卫生技术评估概述

(一)卫生技术评估的基本概念

自中华人民共和国成立以来,我国医疗卫生事业发展成就巨大,国民健康水平显著提升,但仍存在卫生健康事业发展不平衡、不充分的问题,其中医疗服务供给与需求之间、保障基金筹集与购买支付能力之间的矛盾尤为突出。在具体的医疗卫生服务实践中,无论是服务要素的临床准入、应用及其效果评价,还是基本药物、医保药物、适宜性技术的遴选与目录制定,甚至包括医保价格的谈判,对基于"价值医学"理念且涉及安全、有效、经济、创新、适宜、可及等多个维度的专业评价的需求与日俱增。与此相伴,卫生技术评估(health technology assessment,HTA)成为实现"价值医学"实践转化的重要工具,被广泛应用于医药卫生体系的政策决策和监管治理环节。

WHO 将卫生技术定义为用于医疗保健和医疗服务系统的特定知识系统,包括药物、疫苗、医疗设备、手术、服务提供模式、公共卫生干预措施、卫生材料、医疗计划、技术程序、后勤支持系统和行政组织,或泛指用于疾病预防、筛查、治疗和康复的知识体系,以及促进健康、提高生活质量和生存时间的技术手段。HTA 作为具体分析与评价卫生技术的工具,通过综合运用循证医学、卫生经济学、医学伦理学以及其他相关学科的原理和方法,可以对卫生技术的技术特性、安全性、有效性、经济性、社会适应性等多个方面进行全方位的系统评价并提出综合建议。其目的在于为各层次的决策者提供合理选择卫生技术的科学信息和循证证据,同时为卫生技术的开发、应用、推广与淘汰提供决策依据,进而实现合理配置卫生资源,提高有限卫生资源的利用效率,最终达到促进医疗技术创新,改善医疗质量,提高人群健康的目的。

(二)卫生技术评估的发展历程

1. **整体概况** HTA 的概念及实践最早起源于 20 世纪 60 年代的美国公共卫生部门,随后逐渐被英国、澳大利亚、加拿大等发达国家采纳并进一步推广至部分南美洲及亚洲国家。经过近 60 年的探索与发展,HTA 已然成为卫生技术管理的核心环节,在世界范围内产生了巨大影响。目前,全球已有 50 多个国家建立了 HTA 机构,形成了配套管理体系和部门协调机制,将 HTA 作为支持卫生服务优化、提升医疗资源配置和使用效率的关键技术手段,并从立法和政策的高度规定了 HTA 在卫生政策制定中的作用。自 20 世纪 90 年代引入我国后,HTA 在本土得到迅速发展,上海复旦大学卫生技术评估重点实验室、国家卫生健康委员会下属卫生政策与技术评估组织等十余家 HTA 机构先后成立,政府亦出台了多个政策文件以促进 HTA 的发展,引导其从纯粹学术研究转向决策融合,至今在卫生决策领域已积累了许多宝贵的经验。

在 20 世纪 70 年代,HTA 主要注重卫生技术的安全性评价,80 年代侧重于医疗卫生费用和成本 - 效益的积极性评价,90 年代开始关注伦理因素的影响,进入 21 世纪后又将患者、公众等群体的参与价值纳入其研究范围。评估客体从早期局限于大型、先进技术设备进一步扩展到微型技术、软技术、心理咨询服务等卫生领域的方方面面,内容也涉及更广泛的领域,如体制、社会、伦理等。随着国家级和地区级 HTA 机构不断增加、地域协作日益频繁,HTA 在依托数据库、电子病案等多种信息资源的基础上,更加强调评估程序的透明化和评估方法的科学化和标准化,更加注重更大范围的评价和结果的传播、政策转化。从全球范围来看,鼓励、支持开展 HTA 已成为各国优化卫生体系、提高体系效率的重要举措。

2. 评估机构　纵观 HTA 的发展历程,不同评估机构在学科体系建设和完善过程中均起着十分关键的作用。国内外知名的 HTA 机构 / 组织主要包括:

(1)卫生决策中心(Decide:Health Decision Hub):Decide 是由世界卫生组织主办的卫生决策中心,是一个非正式全球协作网络。其通过卫生技术评估、经济评估、投资案例或开发促进卫生决策公平透明的任何其他程序,来支持跨地域和领域的数据和分析合作,以帮助决策者在第一时间做出最佳决定。

(2)国际卫生技术评估协会(HTAi):HTAi 是一个全球性、非营利性的科学专业协会,面向所有进行、使用或面临卫生技术评估的团体或个人。其前身是国际卫生保健技术评估协会。

(3)国际卫生技术评估机构网络(INAHTA):INAHTA 是一个由 51 个卫生技术评估机构组成的网络,致力于分享关于制作、传播 HTA 报告的信息,以便促进循证决策。INAHTA 目前承担生产 HTA 数据库的责任,即国际卫生技术评估数据库(https://database.inahta.org/)。

(4)国际药物经济学和结果研究学会(ISPOR):ISPOR 是一个国际性、非营利性组织。该协会的成员包括来自世界 100 多个国家的 14 000 名个人和分会,致力于通过促进卫生经济学和卓越成果研究,以改善全球卫生决策。ISPOR 的卫生技术评估中心是提供卫生技术评估的资源 / 工具的综合储存库。

(5)亚太卫生技术评估网络(HTAsiaLink):HTAsiaLink 是亚太地区 HTA 机构的合作研究网络。该网络旨在推动共享 HTA 的信息、经验和资源,加强卫生技术评估的研究效率。

(6)欧洲卫生技术评估网络(EUnetHTA):EUnetHTA 是一个由政府组织(包括欧盟成员国、欧洲经济区和欧洲自由贸易区国家等)、区域相关机构及非营利性组织组成的网络,致力于在欧洲生产或传播 HTA。

(7)美洲卫生技术评估网络(RedETSA):RedETSA 是一个卫生部、监管当局、卫生技术评估机构、泛美卫生组织 / 世界卫生组织的合作中心,以及美洲区域的研究和教育机构。旨在促进美洲的技术评估进程,加强 HTA 机构之间的信息交流,以支持关于此类技术的管理、合并、使用及更新的决策。

(8)原卫生部卫生技术评估重点实验室(复旦大学):现称国家卫生健康委卫生技术评估重点实验室,我国最早成立的 HTA 机构,致力于开展 HTA 的科学研究、教育培训、技术服务和交流合作,为卫生、医疗保障等各级各类政府部门、医疗卫生机构及其他相关组织提供 HTA 证据,以此推动学科发展和促进政策转化。

(9)国家药物和卫生技术综合评估中心:由国家卫生健康委卫生发展研究中心筹划组建,旨在建立我国 HTA 体系,负责组织、协调、推动药物和 HTA 项目实施,研究制定评估标准、评估质量指标体系,推动我国 HTA 工作规范开展。

二、卫生技术评估的基本内容

(一) 传统卫生技术评估

1. 评估内容　传统 HTA 的评估内容包括卫生技术的技术特性、有效性、安全性、经济学特性和社会适应性。

(1)技术特性:指卫生技术的操作特性及符合该技术在设计、组成、加工、耐受性、可靠性、易使用性和维护性等方面的规范。

(2)有效性:指卫生技术在实践应用过程中改善患者健康的能力,包括效力(efficacy)和效果(effectiveness)。效力是指在理想情况下将卫生技术应用于某一特定的健康问题而取得的成效,如在随机对照试验中,选择受试对象的标准非常严格并在条件极好的研究中心开展研究。效果是指在一般或日常条件下将卫生技术应用于某一特定的健康问题而取得的成效,如在社区医院由全科医生将某一卫生技术应用于各种类型的患者。

(3)安全性:指卫生技术在特定条件下可能存在的风险(如不良反应的发生率及其严重程度等)及患者的可接受程度。

(4)经济学特性:包括微观经济性和宏观经济性两个层面。微观经济性指某一卫生技术的成本、价格、付费情况和支付水平等,也涉及比较应用卫生技术时对资源的要求和产生的结果;宏观经济性指某一新技术对国家卫生总费用的影响,对卫生资源在健康领域中分配的影响及对门诊和住院患者的影响,以及还包括对调控政策、卫生改革和技术革新的政策变化、技术竞争、技术转换和应用的影响。

(5)社会适应性:指卫生技术和社会环境之间的相互影响,例如社会的资源分配、技术的可获得性、患者的偏好、社会规范和价值观等。

2. 评估方法　HTA 涉及多个学科知识和理论,所使用的方法和设计往往受到评估目的和内容、数据来源和可得性的影响。在原始研究设计中,常采用随机对照试验、非随机对照试验、间隔时间序列研究、观察性研究和定性研究等。此外,还可以采用系统综述/Meta 分析、网状 Meta 分析、定性系统综述等二次研究的方法。不同的研究设计方案,所获得证据的论证强度不同。在设计卫生技术评估研究方案时,需根据评估目的、评估问题及内容,考虑现有资料的可获得性,选择恰当的评估方法和研究设计。

3. 评估流程　HTA 的评估流程包括 3 个主要环节:设定议题、开展专业评估和专家委员会审议及推荐。具体可细分为以下 9 个步骤:

(1)确定评估主题:需要进行卫生技术评估的项目十分繁多,但由于资源和资金有限,必须在众多项目中挑选优先项,即优先领域设置(priority setting)。一般来说,评估主题的确定主要取决于提出评估申请的机构的目的、医疗实践的需要、用户和决策者的需要。在优先主题遴选过程中,需要考虑的因素包括:①疾病负担(如患病率、发病率、死亡率、并发症发生率等)和疾病影响的人群范围;②卫生技术成本或医疗总费用;③临床实践应用中的差异程度;④能否改善健康结局或降低危险度;⑤能否解决现存的伦理、法律、社会问题;⑥是否有足够的资料用于评估；⑦是否被公众、政策需要；⑧是否用于制定调控、费用支付政策。

（2）确定评估的具体问题：HTA最重要的环节之一就是要明确具体要解决的问题。评估机构应明确评估的目的和理解评估结果的利益相关方，因为不同的利益相关方（如医务人员、患者、政治家、研究人员、医院管理者和公司执行者等）看待问题的角度和所具备的专业知识差别较大，因而可能影响评估的内容、报告的形式和结果的传播等。确定评估的具体问题时至少应包括以下基本要素：①具体健康问题；②利益相关方；③评估的技术类型；④技术使用者；⑤技术应用场所；⑥评估内容。

（3）确定评估主体：HTA的评估主体主要以政府设立或委托组建的评价机构为主，如英国国家卫生与保健研究所（National Institute for Health and Care Excellence，NICE），加拿大安大略省卫生技术咨询委员会（Ontario Health Technology Advisory Committee，OHTAC）和丹麦HTA中心（Danish Centre for Health Technology Assessment，DACEHTA）等；其次为前文提及的各大国际协作机构和网络；另外还有一些独立的学术机构与研究团队。但无论如何，最佳评估主体的确定最终由评估问题的性质所决定。

（4）收集现有资料：进行卫生技术评估的最大挑战之一就是收集与某一评估题目相关的数据、文献和其他信息，这是保证评估成功的关键。对于非常新的技术，可能资料非常有限且难以查寻；对大多数技术而言，可能有较多资料，但质量各不相同。因此，在进行文献检索时特别是在制定检索策略时应咨询信息专家，以保证合理选择数据库，获得所有相关的信息。

（5）评价证据：卫生技术评估需要从不同类型、不同质量的研究中获得科学的证据，评估者必须对已有的资料进行系统、严格的评价。一般来说，证据评价包括以下两个方面：①研究分类，由于原始研究的设计类型不同，产生的证据强度不一样。评价证据的第一步就是按照基本的方法学类型和研究特征，对研究证据进行分类；②证据分级，根据研究证据的方法学严格性，采用不同形式，按照客观标准和偏倚程度对每一研究进行结构式的严格评价和分级。

（6）合成资料：评价证据后，为了形成决策依据，需要将不同研究类型的研究结果进行合成，或者从社会、经济等更广的角度进行评估。主要的合成方法有系统综述、Meta分析、决策分析、共识法等。专家意见在证据分级中论证强度不高，特别是在评价某一干预措施的效果和安全性时。但是当缺乏高强度论证依据时，也可由专家组从有限的证据中总结出意见。

（7）得出结论和提出建议：结论是指评估的结果或发现，推荐意见是根据研究发现所做出的建议或意见。结论和建议必须与证据的质量和强度相联系，基于已有的证据和评估发现的结果和结论，不能根据主观感觉进行推断。

（8）传播结果和建议：HTA的目的是为相关机构提供科学的决策信息，因此必须采用各种方法传播评估结果的建议，使各利益相关方知晓。但由于未针对特定利益相关方或对利益相关方的要求理解错误、呈现形式（包括格式和内容）不当、传播媒介选择不合理等因素，常常造成HTA报告未能传播或传播后未引起注意。

（9）实践和后效评价：当结果和建议转化为政策或具体落实后，还应进一步作后效评价以检验其实践效果及产生的影响力。

（二）医院卫生技术评估

1. 与HTA的联系与区别　医院是新技术准入与使用的主体，也是卫生技术管理的责任主体。如何将HTA的理念引入医院的卫生技术临床管理，尤其是在医院和临床科室遴选、准入、使用新技术的决策等方面，建立一套基于循证的医院卫生技术管理架构，是提升医院精细化管理水平的重要方法。医院卫生技术评估（hospital-based health technology

assessment,HB-HTA)能够根据医院需求为医院管理决策进行 HTA 活动,是解决提高服务效能和合理控制成本这两大管理难题的有效途径。HB-HTA 指根据医院情况,为医院管理决策而进行的 HTA 活动,它包括在医院开展和为医院评估 HTA 的过程和方法。HTA 与HB-HTA 评估的范围都是药品、医用设备、医疗器械、诊疗方案等。HB-HTA 侧重关注医院层面,而 HTA 往往关注国家或社会层面,两者在政策制定、卫生经济学评价上区别较大。HB-HTA 从医院角度做预算影响分析,而 HTA 最常用的经济学评价类型是从社会或国家角度做成本 - 效果分析。

2. 组织管理模式 HB-HTA 主要有以下 4 种组织管理模式:

(1)大使模式:由国家权威机构牵头,组织专业领域内权威的临床医生向医院传播其提出的推荐意见,这些临床医生发挥了 HTA "信息"大使的作用。大使模式不产生 HTA 报告,但能促进医院人员采用推荐的 HTA 建议。

(2)迷你模式:由临床医护人员发起,通过问卷或表格清单等媒介在医疗组织内部收集数据,通常包括技术、患者、组织和经济四个主题,探讨采用新技术的原因及使用后果。迷你模式是医院管理决策的主要依据,但在其他情况下被决策者用作补充。该模式因具有灵活性、开放性和时效性快的特点而受到推崇,但生产周期太短,检索的证据可能不够充分而导致偏倚。

(3)内部委员会模式:由医疗机构行政人员、管理人员、医护人员等代表组成的多学科小组负责评审与使用新卫生技术有关的证据并给出建议,最后由医疗执行委员会或高级管理人员决策。

(4)部门模式:该模式代表了 HB-HTA 的最高层次、也是最为复杂的组织结构。评估主体为一个正式的组织结构,配备有专门的 HTA 人员进行全职评价工作,具体可分为独立小组、基本整合型的 HB-HTA 部门、独立的 HB-HTA 部门、专业整合型的 HB-HTA 部门四种类型。

各模式除单独应用外,还可互相组合,形成不同的 HB-HTA 组织框架。如在迷你模式的基础上,结合采用内部委员会模式或大使模式对报告进行内、外部审查,既能提高 HB-HTA 评估过程的透明度,从而减少偏倚,又能进一步提升 HB-HTA 的评估质量。

3. 评估流程 HB-HTA 流程包括 4 个主要环节:确定优先评估项目、开展评估、审查HB-HTA 报告、评估结果转化应用。具体可细分为以下 7 个步骤:

(1)明确评估问题:通过 PICO 或 TICO 原则构建评估问题,确定评估目的。TICO 原则中的技术(technology,T)指待评估的技术,需详细描述技术所涉及的健康问题和目前的应用情况;TICO 原则中的指征(indication,I)指针对何种症状或疾病,关注的目标人群是谁,使用该项技术的目的是什么。需要详细描述技术的类型、类别、剂量、使用频率、使用时间、持续时间和使用条件。PICO 与 TICO 原则的对照措施指介绍医院目前使用的技术(或选择一种替代技术作比较),描述所有可能的替代技术,并重点介绍在此次评估中作为对照的替代技术。PICO 与 TICO 原则的结局指标指使用待评估技术后的期望结果,可采用死亡率、发病率、副作用、生命质量、成本效果、住院时间、入院人数、预算影响、正确诊断的均次费用等,重点描述在此次评估中所选用的结果指标。

(2)选择评估机构:可在本院 HB-HTA 部门成立项目小组开展 HB-HTA 或委托其他专业 HTA 机构如相关循证医学中心、HTA 实验室等开展 HB-HTA。

(3)设计评估方案:HB-HTA 评估人员根据评估的临床需求和问题,从医院角度设计评估方案。评估内容包括技术的安全性、有效性、经济性、医院适用性(政治战略、组织影响)、证据质量以及对患者重要结果的影响等。确定选用的证据类型和评估指标,制定纳入排除标准,邀请各利益相关方参与组成评估小组,明确评估人员的分工,制定详细的时间进度表,定期组织会议汇报评估进展。

(4)收集证据:系统、全面、透明、无偏倚地收集证据,证据类型包括国内外 HTA 报告、临床实践指南、系统综述、随机对照试验、队列研究、病例对照研究、横断面研究等。证据来源包括公开发表的中英文数据库、临床试验注册网站、HTA 机构与协会的官方网站、灰色文献数据库等。

(5)证据评价与合成:根据研究设计类型采用不同偏倚风险评估工具进行质量评价。可采用系统综述再评价、Meta 分析、模型分析、文献计量学分析和定性方法(深度访谈和焦点组访谈)等证据合成方法进行证据整合。

(6)形成报告做出推荐:基于公认的证据质量评价和推荐意见形成体系对证据体进行综合和评价以及做出推荐,并形成 HB-HTA 报告。HB-HTA 推荐意见有 3 种:①批准,采用该卫生技术(在医院经营预算的资助下支持技术在医院使用);②核准评估,该卫生技术不支持永久核准,但保证在重新评价之前进行使用,由医院预算在有限时间内提供支助,通常积累本地数据;③未批准,该卫生技术应该拒绝(不被用于医院运营预算的财政支持,但未来可以根据新的证据重新进行评估)。

(7)招标采购:由医院的采购部门进行新技术的采购,采购方式包括公开招标、邀请招标、竞争性谈判、单一来源采购等。招标采购需考虑医疗设备技术参数及配置、产品服务、公司商务信息等。此外,还要考虑制造商能否提供更换配件的报价、保修服务的年费标准、售后服务响应时间以及是否提供免费升级等。

第二节　卫生经济学评价

一、卫生经济学评价概述

(一)卫生经济学评价的定义

卫生经济学是经济学的分支学科,是运用经济学的理论与方法来研究卫生领域经济现象和规律的一门学科,其研究目的在于最佳、有效、公平地利用有限的卫生资源,以满足人民日益增长的卫生服务需求。卫生经济学评价是卫生经济学研究中的重要内容,是应用技术经济学的分析与评价方法,对卫生规划方案的制订、实施过程或产生结果,从卫生资源的投入量(卫生服务成本)和卫生资源的产出(效果或效益)两个方面进行科学分析,为政府或卫生部门从决策到实施规划方案以及规划方案目标的实现程度,提出评价和决策依据,从而减少和避免资源浪费,使有限的卫生资源得到合理配置和有效利用,即通过分析卫生规划的经济效果(成本、产出),对备选方案进行评价和优选。

(二)卫生经济学评价的基本概念

1. 有关成本的基本概念　经济学中的成本(cost)是指个体或组织为了生产或提供一定的产品或服务所消耗的活劳动和物化劳动的货币总和。将相关概念代入卫生经济学中,此处的成本则指实施某项卫生服务规划或方案所消耗的全部人力资源和物力资源。在具体评价过程中,常用的成本概念包括以下几类:

(1)直接成本(direct cost):是指直接用于生产某医疗产品或提供某卫生服务所消耗的资源或所花费的代价。一般将与伤病直接相关的预防、筛查、诊断、治疗、康复等所支出的费用(或人力、物力的消耗)视作直接成本。

（2）间接成本（indirect cost）：是指因伤病或死亡所引起的社会成本或代价，包括休学、休工、因病或因死亡所损失的工资、薪金以及丧失劳动生产力所造成的产值减少等。

（3）增量成本（incremental cost）：是指对各个方案进行成本比较决策时，某两个具体方案之间的成本差额，是差别成本的一种表现形式。

（4）沉默成本（sunk cost）：是指已经投入而不能减小或取消的成本，是由于过去决策导致而不受现在决策影响的一类成本。

（5）机会成本（opportunity cost）：是指在决策过程中，因选择某一方案而放弃另一方案所丧失的潜在收益。尽管机会成本是一类假计成本，并非实际支出，但在决策过程中仍需要认真衡量此类成本的现实价值。

2. 有关产出的基本概念　卫生经济学评价中的产出主要是指卫生服务项目所产生的效果。基于不同的评价角度，通常可分为以下三类：

（1）效果（effectiveness）：广义的效果是指卫生服务产出的一切结果。狭义则是指有用的效果，具有满足人民需求的属性。在各卫生规划方案和项目实施中，各种健康指标的变化、卫生问题的改善等均属于效果的狭义范畴。

（2）效益（benefit）：是指有用效果的货币表现，即用货币单位表示卫生服务的有用效果。一般可分为直接效益（direct benefit）、间接效益（indirect benefit）和无形效益（intangible benefit）。直接效益指实行某卫生计划方案后直接节省的费用，如发病率的降低可以减少药品、手术或住院费用的支出。间接效益指实行某卫生计划方案后所减少的其他方面的经济损失，如住院天数的减少可以避免患者及陪同家属因在院、无法从事劳动生产而导致的工资、奖金上的损失等。无形效益指实行某卫生计划方案后减轻或避免了患者肉体或精神上的痛苦，以及病情好转后带来的舒适及愉悦感等。

（3）效用（utility）：是指人民对不同健康水平和生活质量的满意程度，常通过质量调整生命年、失能调整生命年等代表生命质量的指标来进行测算，以反映生命的挽救、延长和生命质量的改善所带给人民的满足感。

（三）卫生经济学评价的基本内容

卫生经济学评价分为全面评价和部分评价两大类。全面评价具有两大特征：第一，评价时既考虑被评价项目的投入（即成本），又考虑其收益（即产出）；第二，同时对两个或两个以上方案进行比较。无法具备上述两大特征的评价，即仅进行成本评价或产出评价，或无方案比较者，均属于部分评价。

全面的卫生经济学评价要求从成本和产出两个方面，对不同的备选方案进行分析比较，其最基本的内容为确认、衡量、比较和评价各方案的成本和产出，解决技术方案的选优问题。测算成本时，应包括直接成本和间接成本，同时充分考虑方案的机会成本和增量成本；评价结果时，需依据不同目的将规划产生的结果划分为效果、效益、效用并分别进行测算。

二、卫生经济学评价的基本步骤

（一）明确评价目标及角度

明确评价目标是开展卫生经济学评价的首要步骤。评价目标不同，则采用的评价方法也不同，应根据具体情况及现有资源选择全面评价或部分评价；同时当存在多个目标时，还应进一步明确目标之间的主次或隶属关系。此外，评价角度的不同还会测算出不同的成本和产出结果，进而产生不同的结论。因此在明确评价目标的基础上，应尽可能从全社会角度出发分析、评价各备选方案的影响以支持科学决策。

（二）备选方案设计

当明确评价目标后,则需要通过调研分析,并结合实际情况设计不同的备选方案。评价者应考虑到一切可能的方案并进行合理、周密地设计,同时各备选方案之间应当具备可比性,这是卫生经济学评价工作的前提,对于最终决策具有重要意义。

（三）备选方案初步遴选

在面对多个备选方案时,应基于以下原则进行初步遴选:①当方案较多时,对若干相似方案进行归类并选择有代表性的方案进行评价;②优先考虑在政策上能够得到支持或承诺的方案;③优先考虑具有高度成本效益的方案;④对具有严重约束条件、无法在现实中实质性开展的方案应予以排除。

（四）方案成本与产出测算

卫生经济学评价的关键在于测算每个待评价方案的成本与产出。方案的成本即实施某方案的成本支出,是需耗费的全部人力资源和物力资源的总和,一般用货币来计量。方案的产出即实施某方案可以获得的成果,一般通过效果、效益、效用等多个角度进行衡量,可以是具体的卫生指标变化、健康水平改进、收入的增加,也可以是卫生资源的节省、损失的减少,抑或两者兼而有之。

（五）成本和产出的贴现

考虑到卫生计划方案的实施往往不止一年,而不同年份的货币时间价值亦不同,通过贴现可以将不同时间所发生的成本和产出,以特定折算比率(即贴现率)换算为"同一时点"上的价值,从而便于各备选方案之间进行合理比较。

（六）成本与产出的定量分析

在确定了备选方案和测算指标后,就应当选择合适的分析方法来对所有备选方案进行定量分析。目前最为常用的方法主要有成本-效果分析、成本-效益分析和成本-效用分析。

（七）敏感性分析

敏感性分析是一种常用的不确定性的分析方法。所谓敏感性,是指备选方案中的各个变量变化对于效果的影响程度。当资料不足或数据可靠性较差,而时间和现有资源又不允许进一步收集资料时,就需要进行敏感性分析以帮助评价者发现对于方案效果具有重要影响的关键变量,并确定其敏感程度。敏感性分析还可辅助判断方案对于不确定变量的承受能力,从而对方案风险的大小进行评估。由于在卫生经济学评价中许多用以建立成本及产出的资料具有不确定性,如医疗服务价格的差异、药品价格的波动、投入不同人力、物力成本对于成本计算的影响等,最终分析产生的结果并不是绝对的,而是在一定的可信区间范围内变动,因此敏感性分析在减少评价偏倚、增加结论可信度方面的作用不可或缺。

（八）分析与评价

通过事先确定的分析方法对不同备选方案进行分析、比较和评价,同时结合可行性分析和政策分析做出科学决策。

三、卫生经济学评价的基本方法

（一）成本-效果分析

1. 概念　成本-效果分析(cost-effectiveness analysis,CEA)是将方案的成本和效果相联系进行评价的一种分析方法。此方法中,成本是实施方案的所有耗费,通常以货币单位计量;效果以各种可以反映人体健康状况的变化指标表示。效果指标又可分为绝对效果指标(发现人数、确诊人数、治愈人数等)和相对效果指标(发现率、治愈率、生存率等)。

2. 特点　在 CEA 的实际应用中,往往采用单位效果的成本作为备选方案间的比较指标,例如发现一例患者的所需成本、治愈一例患者的所需成本等。但无论是绝对效果指标还是相对效果指标,其必须是能够衡量目标实现情况的可用尺度。在选取方案的效果指标时应遵循以下原则:

(1)有效性:效果指标必须能够准确地衡量方案的预期目标,并确实反映其内容。

(2)客观性:效果指标的选取应避免主观决断,不仅要得到相关专业人员的认可,其测量结果还需具备重复测算后的一致性。

(3)特异性:效果指标要针对预期目标来反映其内容的变化情况,但不反映其他情况的变化。

(4)灵敏性:效果指标可以及时、准确地反映变化情况,当方案效果发生变化时,其效果指标必须发生相应的变化。

CEA 直接使用健康指标或卫生问题改善指标进行方案评价与比较,具有评价方法明确、操作简单易行、结论清晰明了的特点。尽管作为卫生经济学评价中最为常用的分析方法,CEA 仍具有一定的局限性,一般只适用于同一目标、同类指标的比较,当指标不同或存在差异性时,结果可能会发生显著的变化。例如药物的疗效可以从生化指标、副作用、患者生活质量等多个角度衡量,当评价者选取的指标不同或对多个指标赋予的权重不同时,产生的结论就会具有一定的不精确性和模糊性。

3. 测算　CEA 的指导思想是以最低的成本来实现方案目标或是消耗一定的卫生资源获得最大的卫生服务效果。具体可分为以下三种情况:

(1)成本基本相同时,比较效果大小。当实现同一健康目标的各备选方案成本基本相同时,比较各方案效果的大小,选择效果最好的作为优选方案。

(2)效果基本相同时,比较成本大小。当实现同一健康目标的各备选方案效果基本相同时,比较各方案成本的大小,选择成本最低的作为优选方案。

(3)成本、效果都不相同,比较增量成本和增量效果的比率。当各备选方案的成本、效果都不相同,无法直接比较时,计算增量成本和增量效果的比率,并将其与预期标准相比较。若以 C 表示成本,E 表示效果,则增量成本和增量效果之比的计算公式为:

$$\frac{\Delta C}{\Delta E} = \frac{(C_2 - C_1)}{(E_2 - E_1)} \qquad (式 10\text{-}1)$$

该增量成本和增量效果的比率低于预期标准,表明追加的投资经济效益好,方案可行。

(二) 成本 - 效益分析

1. 概念　成本 - 效益分析(cost-benefit analysis,CBA)是通过比较各备选方案的全部预期成本和全部预期效益来评价备选方案,为决策者提供决策依据。CBA 要求方案的成本和产出均以货币单位计量,即生命健康也通过货币衡量其价值。

2. 特点　CBA 的基本原则是只要方案的效益大于成本,即净效益为正值,则方案在经济上就是可行的。由于 CBA 的成本与产出均采用货币衡量,这就使得不同类型的卫生服务效果指标能够转化为可以互相比较的统一货币指标,正好在一定程度上弥补了 CEA 无法分析不同类型效果指标的不足之处。理论上来讲,CBA 是经济学评价中最为完美的分析方法,但在现实中的操作难度很大。首先,采用货币形式来衡量健康效果较为困难,尤其对于间接效益和无形效益的量化,更是没有统一的客观标准。其次,很多公共卫生服务项目更追求社会效益而非经济效益,而社会效益很难以货币来衡量。因此,应用 CBA 的成败关键在于能否合理、准确地处理健康效果的货币形式转化。

3. 测算　根据是否需要考虑货币资金的时间价值(即货币资金随着时间的推移而不断

发生增值,因而在不同时间点的价值不同),CBA 可分为静态分析法和动态分析法。由于动态分析法既考虑了货币资金的时间价值,将不同时点发生的成本和效益折算至同一时间进行比较,又考虑了成本和效益在整个寿命周期内的变化情况,更贴近于实际应用,故在此做主要介绍。

(1)净现值法(net present value,NPV):NPV 按照一定贴现率,计算各备选方案在寿命周期内总效益和总成本的现值之差,是反映方案获利能力的动态评价指标。具体计算公式如下:

$$NPV=\sum_{t=0}^{n}\frac{(B_t-C_{1t})}{(1+i)^t}$$ (式 10-2)

式中:B 表示效益;C 表示成本;i 表示贴现率;t 表示年限。

若单个方案的 NPV>0,表示方案存在净效益,具备可行性;若 NPV<0,表示方案存在负效益,不具备可行性。对于多个备选方案比较,应当选择 NPV 最大者作为优选方案。

(2)内部收益率法(internal rate of return,IRR):IRR 是使一个方案的成本现值总额等于效益现值总额时的收益率,即净现值等于 0 的贴现率。具体公式如下:

$$NPV=\sum_{t=0}^{n}\frac{(B_t-C_{1t})}{(1+i)^t}=0$$ (式 10-3)

式中:B 表示效益;C 表示成本;i 表示贴现率;t 表示年限。

由公式可知,在计划期 n 及每年净现金流量不变的情况下,一个方案的净效益 NPV 仅与贴现率 i 有关,并随 i 的增大而减小,故必存在一个 i 值使得 NPV 正好等于 0,此时这个 i 值即为方案的 IRR。计算 IRR 可采用以下两种方法:

1)试差法:采用不同贴现率反复试算备选方案的净现值,直至试算所得的净现值为 0,此时的贴现率即为 IRR。

2)插入法:使用两个不同贴现率试算方案净现值得到正负两个相反的结果时,运用插入法进行 IRR 换算。具体公式如下:

$$IRR=I_1+(I_2-I_1)\left(\frac{NPV_1-NPV}{NPV_1-NPV_2}\right)$$ (式 10-4)

式中:I_1、NPV_1 分别表示偏低的贴现率和相应为正的净现值;I_2、NPV_2 分别表示较高的贴现率和相应为负的净现值。

IRR 代表方案的确切盈利率,只以投资的现金流量为依据,而不考虑其他外部因素的影响。因此,内部收益率法就是根据各备选方案的 IRR 是否高于平均收益率或标准收益率,以此来判断方案可行性的分析方法。若方案的 IRR 大于标准收益率,则方案可行,反之则不可行。

具体而言,对于相互独立的方案,在无预算约束条件下,凡是 IRR 大于所要求的基准收益率的备选方案均是可行方案;在有预算约束条件下,IRR 较大的某个或某组方案作为优选方案。对于两个及两个以上的互斥方案,在无预算约束条件下,还需进一步分析、比较方案之间的增量内部收益率;在有预算约束条件下,以 IRR 大者作为优选方案。

(3)年当量净效益法(net equivalent annual benefit,NEAB):年当量净效益是将各备选方案各年实际发生的净效益折算为每年平均净效益值,是净效益考虑贴现率时的年平均值。具体公式如下:

$$A=CR\times NPV$$ (式 10-5)

式中:A 表示年当量净效益;NPV 表示各年净现值之和;CR 表示资金回收系数(可查阅

复利系数表获得)。

对于不同计划期限的互斥方案,采用年当量净效益法进行比较和评价往往较为方便。当各备选方案的年当量净效益均为正值时,应当选择年当量净效益最大者作为优选方案。

(4)效益-成本比率法(benefit-cost ratio,BCR):BCR 是通过一定贴现率计算的效益现值总额与成本现值总额之比。具体公式如下:

$$BCR = \frac{B}{C} = \frac{\sum_{t=0}^{n} \frac{B_t}{(1+i)^t}}{\sum_{t=0}^{n} \frac{C_t}{(1+i)^t}}$$ (式 10-6)

式中:B 表示效益;C 表示成本;i 表示贴现率;t 表示年限。

效益-成本比率法适用于有预算约束条件的方案评价。若单个方案的 BCR>1,表示方案的效益大于成本,具备可行性;若 BCR<1,表示方案的成本大于效益,不具备可行性。对于多个备选方案比较,应当选择 BCR 最大者作为优选方案。

(三)成本-效用分析

1. 概念 成本-效用分析(cost-utility analysis,CUA)是通过比较方案投入成本量和经质量调整的健康效益产出量来衡量卫生项目或治疗措施效率的一种分析方法,主要通过计算成本-效用比来量化方案获得一个单位的效用指标或挽回一个单位的效用指标所消耗或增加的成本。成本-效用比越高,代表方案效率越低,反之则代表方案效率越高。

2. 特点 CUA 可以被视作 CEA 的一种特殊形式。其最大的特点在于测算产出时,把各方案的不同产出指标转化为了人工制定、可进行直接比较的统一效用指标。这种应用单一的成本指标(货币)和统一的效用指标(如质量调整生命年)进行分析、比较的方法,既克服了 CEA 无法比较不同目标的缺点,同时还弥补了 CBA 难以用货币单位直接衡量生命健康状况的不足,日益受到评价者的重视。应用最为广泛的效用指标主要有以下三个:

(1)生命年:是挽救的生命数与平均每个生命存活年数的乘积。

(2)质量调整生命年(quality adjusted life years,QALYs):计算不同生命质量的存活年数相当于多少生命质量为完全健康的存活年数,再与生命数相乘所得的值即为 QALYs。

(3)失能调整生命年(disability adjusted life years,DALYs):又称为伤残调整生命年,是对疾病死亡和疾病伤残而损失的健康生命年的综合测量。DALYs 由因早逝引起的寿命损失年和疾病所致失能引起的健康寿命损失年两个部分构成,前者基于标准期望减寿年来计算死亡导致的寿命损失,后者基于每种疾病的失能权重及病程计算由失能导致的寿命损失。一个 DALYs 即为损失的一个健康生命年。

3. 测算 测算的关键在于当选定完 CUA 的效用指标后,确定健康状态效用值或失职权重。实践中常用的方法包括以下三种:

(1)评价法:挑选相关领域内的专家,基于其经验估计健康效用值或可能的范围,随后进行敏感性分析以探究评价的可靠性。此法最为简单方便,在实践中应用较多。

(2)文献法:直接利用文献中使用的效用指标,但需要注意其与自身研究的匹配程度和适用性。

(3)抽样调查法:由评价者自己设计方案进行调查研究获得所需的效用值,这是最为精确的方法。通常采用等级衡量法、标准博弈法、时间权衡法等衡量健康状态的基数效用。

(廖 星)

复习思考题

1. 简述卫生技术评估的基本概念。
2. 简述传统卫生技术评估的开展流程和具体步骤。
3. 简述开展卫生经济学评价的常用方法。

下篇

临床用证与实践

PPT 课件

第十一章

干预性问题的循证实践

学习目标

1. 掌握循证实践的五个步骤；
2. 熟悉循证实践的基本概念和三个要素；
3. 通过实践案例，了解如何根据具体临床问题开展循证实践。

循证实践（evidence-based practice，EBP）是指临床医生在处理患者的诊断、治疗及预后等过程中，有意识地、明确地、慎重地利用现有最佳的研究证据，同时结合临床医师个人的专业技能和长期临床经验，并充分考虑患者意见来进行临床决策。循证实践强调在使用证据时，多分析、多思考，评价其质量、临床重要性和适用性，同时随着新证据的出现，不断更新医疗行为。

第一节　循证实践的方法与步骤

循证实践即综合最佳证据、临床经验和患者意愿三个要素做出临床决策（图 11-1）。证据包括外部证据和内部证据，外部证据是从临床文献中获取的最佳证据，内部证据是从患者处收集数据和观测结果。临床经验是通过培训和专业经验获得的知识和判断。患者意愿包括患者及家属的个人及文化环境、价值观、优先级、期望和个体状态及临床场景。

完整的循证实践过程包括五个基本步骤（图 11-2），第一步：提出拟解决的临床问题；第二步：系统全面检索与收集证据；第三步：严格评价证据；第四步：应用最佳证据指导临床实践；第五步：评价实践效果。具体的实施方法如下。

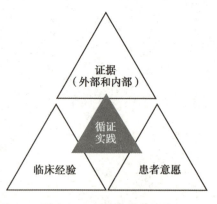

图 11-1　循证实践三要素

（一）提出可回答的临床问题

临床实践中医生为了给患者更好的治疗，常常需要获取新的信息和知识帮助临床决策，这些信息包括疾病的预防、诊断、治疗、预后及因果关系等多个方面。在获取最佳临床决策的过程中，提出明确可回答的临床问题是首要步骤。

为了提出重要的临床问题，临床医生必须准确地采集病史、查体以及收集有关试验结果，掌握第一手可靠资料，充分应用理论知识、临床技能、经验、思维及判断力，经过仔细分析论证后，方可准确找出临床存在的、需要解决且必须回答的疑难问题。在提出临床问题时，

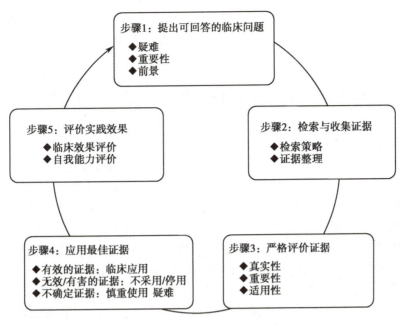

图 11-2　循证实践流程图

需要结合患者的具体情况,考虑到同一疾病不同年龄段的患者所关心的问题存在差异。例如,一项 1 012 名乳腺癌妇女的研究中发现,不同年龄段的妇女关心的治疗结局是不同的。70 岁以上妇女最关心的是癌症治愈和转移的可能性,50 岁以下妇女可能最关心的是治疗对其性功能的影响,有家族史的妇女最关心的是该病是否具有遗传性。因此,需针对不同患者的不同情况提出临床需要解决的具体问题。

与干预有关的临床问题包括干预措施的利弊、干预的最终结局、干预的成功实施涉及的因素等。例如,对恶性肿瘤患者的治疗是采用手术、化疗、放疗还是介入性治疗;干预是否可以降低病死率、降低致残率、提高患者生活质量;消化性溃疡患者有无幽门螺杆菌感染是否会影响干预措施的疗效。可采用 PICO 策略构建干预性临床问题(详见本书第一章)。

(二) 检索与收集证据

根据第一步提出的临床问题,确定关键词,制定检索策略,应用电子数据库和期刊检索系统,检索相关证据,从中筛选和收集与临床问题密切相关的证据(详见本书第三章)。

(三) 严格评价证据

根据循证医学质量评价标准,评价证据的真实性、重要性及适用性(详见本书第四章)。

(四) 应用最佳证据指导临床实践

临床实践会受到社会形态、卫生政策、经济状况、文化环境、患者价值观、可用资源等多种因素的影响,因此,将获取的最佳临床证据运用于决策时,还需要运用临床经验,结合患者实际情况,遵循个体化原则,具体情况具体分析,切忌生搬硬套。此外,决策过程还需考虑患者意愿,这主要和患者的价值观有关(详见本书第九章)。

(五) 评价实践效果

为了更好地搭建临床研究和临床实践之间的桥梁,在完成实践后,还需要评价实践效果和效率,分析失败或成功的原因,以积累经验。这个过程既可以提高临床医生的学术水平,也有助于改善医疗质量。在实践中发现的尚未解决或存在争议的问题,也将成为后续临床研究重点关注的方向。

以上五个步骤的有机循环,能够促进临床研究中获取的证据,更加科学高效地运用于临床实践,亦可发现实践中亟待解决的临床问题,为后续研究方向提供基础和参考。

第二节　中医药干预性问题的循证实践

中医是源于临床实践的医学,不仅形成了独特的理论,还积累了丰富的历代中医药学家的经验,并对其临床实践效果进行总结,形成了学习垂范的经典和应用案例。中医学在两千多年的发展过程中,与中华传统哲学和古代科学相融合,将经验上升到中医理论,包括阴阳学说、五行学说、气一元论等理论;藏象、气血津液、经络、体质等对正常人体的认识理论;病因、病机、诊法、治则治法、治未病等诊疗理论。中医学的医学模式是人 - 自然 - 社会 - 心理因素相交融的整体医学模式,其内容丰富多样,且强调辨证论治。中医在国际上被归类于传统医学、补充替代医学(complementary and alternative medicine,CAM)。

不同于西医的诊疗模式,中医药干预遵循"理、法、方、药"和"辨证论治"原则,即在中医理论指导下,分析病因病机,辨清证候,确定治则治法,组方遣药。因而,在中医药循证实践中需要充分考虑中医药干预的特殊性,才能更好地提高循证实践的效果。

一、中医药干预性问题构建的特殊性

对于中医药循证实践,采用 PICO 模式构建可回答的临床问题时,需要综合考虑中医药理论和实践的特殊性。

(一)确定研究对象(P)

干预性问题常以某病患者为研究对象。在中医干预性问题的构建中,首先要面对的问题是中医与西医对疾病的认识和诊断存在差异。

中医诊断疾病主要通过"辨证"的方式。"证"是综合分析了各种临床表现,对疾病处于一定阶段的病因、病位、病变性质以及邪正双方力量对比等各方面情况的病机概括。因而,"证"相较于"症状",能够更全面地揭示当前疾病的本质。"辨证"就是把四诊(望诊、闻诊、问诊、切诊)所收集的资料、症状和体征,通过分析、综合,辨清疾病的病因、性质、病势、部位,以及邪正之间的关系,概括、判断为某种性质的"证"。中医辨证具有个体化、动态演变的特点,认为同一疾病在不同的发展阶段,可以出现不同的证型。

西医诊断疾病主要采取现代医学方法,通过物理诊断、实验诊断和辅助检查,确定疾病,辨病标准依据国际疾病分类(international classification of diseases,ICD)。ICD 是由世界卫生组织制定,依据疾病的某些特征,按照规则将疾病分门别类,并用编码的方法来表示的国际统一的疾病分类标准。

中医诊断的复杂性高,一是因为证型是动态变化的,疾病在不同时期和不同的患者在同一阶段都会表现出不同的证型;二是因为证型尚未完全标准化,古代和现代文献中关于某一种疾病的证候名称尚未完全统一,不同医生对同一患者的辨证结果可能存在差异。为了适应现代研究的特点,需要建立并运用统一的证型标准,在体现中医证候的规范性同时,强调不同疾病的特点。中医在现代化发展背景下,不断推进辨证标准化进程,在国际疾病分类第十一次修订本(ICD-11)中,首次纳入传统医学章节,以中医病证名术语为基础,收录了 250 个中医疾病名相关的术语以及 284 个中医证候名称相关的术语。

目前在中医药干预类问题的循证实践中,考虑中医辨证的特殊性,在研究对象的选择上常有以下策略。①辨病治疗,即单独使用西医诊断标准。对于涉及中药提取物、中药注射液和中成药相关的临床问题,由于其在开发、研究和生产过程中均采用了现代医学方法,常单独使用西医诊断标准。②"病证结合"模式,即将西医辨病与中医辨证相结合,既辨病又辨证。通过辨证而进一步认识疾病,每一个疾病发生、发展及转归,皆具有"病证"在不同阶段的演变特点。这种模式常用于中药复方相关的临床问题,一方面可以更加深入研究"异病同证""同病异证"的情况,运用现代科学技术方法对各证候内在的生理、病理变化进行研究,为临床提供可量化辨证的依据;另一方面,也可以通过复方加减,发挥中医药个体化辨证施治和动态干预的优势。

(二)确定干预措施(I)

1. 中医药干预的特殊性——"同病异治""异病同治" 中医辨证论治提倡个体化治疗(individualized treatment),认为同一疾病在不同的发展阶段,可以出现不同的证型,因此在治疗时存在"同病异治"或"异病同治"的特点。"同病异治"即对同一疾病不同阶段出现的不同证型,采用不同的治法。"异病同治"是指不同的疾病在发展过程中出现性质相同的证型,因而可以采用同样的治疗方法。

如中风病具有动态时空的特质,随着疾病病程的进展中医证候显示了一定的演变规律,同样其治疗也体现了相应的变化。例如,"气虚血瘀证"多出现于中风病恢复期和后遗症期,因而该阶段的中医干预应当运用具有益气活血作用的复方。

在确定研究问题时,如果能够依据中医药治疗的优势,选择特定证型人群进行评价,可以降低疗效评价的复杂性,达到事半功倍的效果。

2. 中医干预方式的多样性 中医药干预类型多样,包括药物治疗、针灸、推拿、刮痧、气功、火罐、熏蒸等。中药治疗类型丰富,包括中药提取物、中成药、中药复方等,并且中药还有独特的炮制方法和多样的传统剂型。

在选择中药单体提取物为干预方法时,药物有效成分单一,作用机制明确,药物质量控制较为简单,例如青蒿素、小檗碱、麻黄碱等。

选择中药复方作为干预时,药效机制有别于西药单一化合物的作用,组分复杂,具有多靶点、多途径的特点,干预效果也会受到药材质量、炮制方法和随证加减的影响,稳定性差且异质性较大,因而在研究问题构建的过程中,需要明确药物的剂型、用量和质量控制。目前,采用中药复方作为干预方法时,常选用中成药复方制剂,或者中药颗粒剂配伍的方式,可以较好地控制药材质量。

选择中医非药物疗法作为干预措施时,需要控制实施偏倚,如评价针刺效果时,采用相同年资的针灸医师实施治疗。

(三)确定对照类型(C)

由于我国中西医结合治疗的特殊国情,中医药常以辅助治疗的形式用于临床实践,即以中医药疗法 + 西医常规治疗为干预组。此时可选取的对照类型有:西医常规治疗;其他中医药疗法 + 西医常规治疗;中医药安慰剂 + 常规治疗等。

单用中医药治疗的情况常发生在慢病管理、治未病和康复治疗情境下,单用中医药治疗为干预措施时,可选用的对照类型有:西医常规治疗;中医药安慰剂;其他中医药疗法;空白对照等。

其中,值得注意的是,如果干预药物为中药复方,应当尽量避免对照组中含有其他中药治疗方法,因为中医药复方作用机制的研究尚处于探索阶段,选择复杂的对照方法,会增加疗效及安全性验证的困难。对照应当尽可能地选择机制明确,经金标准验证有效的药物。

(四)确定研究结局(O)

中医药干预的理论基础是"整体观",认为人体是统一的整体,在生理上密切联系,在病理上相互影响,中医药还重视机体与外界环境的统一性,诊疗过程中强调"人 - 自然 - 社会 - 心理因素"的整体思维。中医治疗的整体观和独特的价值决定了其结局评价的多维性和特殊性。维度从利益群体来说包括患者及陪护、医务工作者、社会等维度;从研究目的上来说,包括疗效、安全性、经济学、生活质量等维度。

目前,中医药干预的结局评价方面,常存在两种模式,一是完全复制西医临床研究结局指标,缺少中医药防治疾病的优势价值,从而较难体现中医药治疗优势。二是过度强调中医特色,采用一些缺少效度和信度评价的自拟指标或公认度较低的复合指标,直接影响了结果的可信度和实用性。

因而,中医药研究结局指标的选择一方面可以根据西医辨病的情况选择公认的结局指标;另一方面也需要根据中医药临床治疗的优势价值,评价中医药独特的结局指标。前者可参照核心结局(core outcome set,COS),即进行某一领域临床研究的时候推荐使用和报告的一套公认的结局或结局指标。中医药干预性问题可选择以下结局指标:①临床结局指标,如死亡、残疾、疾病进展、重要临床事件发生等。②替代指标,实验室检查指标。③中医特色指标,如中医证候的变化、症候积分的改善、重要症状。此类指标可以与患者报告的临床结局(patient reported outcome,PRO)、生存质量结局相融合。④安全性结局指标,如不良事件、体格检查、血常规检查、肝肾功能检查、心脏功能检测等。中医药干预要注意一些药物的配伍禁忌,如中药十八反和十九畏,部分中药的特殊毒性,例如雷公藤的生殖毒性。⑤卫生经济学指标。以上结局指标在选择时要注意其测量的效度和信度,以及临床价值。

二、中医药证据检索的特殊性

(一)数据库选择的特殊性

中医学的发展史是在继承基础上的不断创新发展,中医古代文献、名老中医专家经验、医案医话在临床诊疗中发挥着重要的作用,在中医药循证实践中,应当重视这类证据的检索与收集。目前,我国已经建立了大量中医药数据库,如中国中医药文献数据库、中国中药数据库、中药化学文献数据库、中药药理学文献数据库、中药不良反应和毒理学文献数据库、针灸文献数据库、中国中药药对数据库、中国藏药数据库、蒙药数据库、维吾尔药数据库、苗药数据库、傣药数据库、瑶药数据库、方剂现代应用数据库、疾病诊疗数据库、中国国家基本药物数据库、中国方剂数据库、中药成方制剂标准数据库等。

(二)检索词选择的特殊性

1. 单味中药的检索词　由于中药往往具有多个别名和炮制方法多样的特点,在制定中文检索词时,需要全面查找中药名称相关资料,不应忽视别名及炮制方式。以大黄为例,检索大黄相关的临床研究,检索词中除大黄之外,还需添加酒军、川军、熟军或生军。中药的外文检索词的制定需要兼顾拉丁文、英文、汉语拼音以及中药在其他国家的本土名称,可参考《中华人民共和国药典》、中国植物志、药智数据中药材检索。

2. 中药复方的检索词　中药复方存在随证加减的特点,且剂型多样,包含汤剂、丸、散、膏、丹、胶等。除了对复方名称进行检索之外,还可以针对复方的君臣药物,以及复方主要药效成分进行拓展检索。

3. 中成药的检索词　中成药存在同一方药生产的制剂,不同厂家命名方式不同的问题。在检索中应当利用《中华人民共和国药典》、《新编国家中成药》、药智数据药品检索相关资源,充分收集中成药名称。

4. 中西医结合疗法的检索词　中西医结合检索词,目前常见检索词为"中西医"或"中西医结合",这种检索词的选取较为简单、模糊,适用于检索者对该临床问题尚属于探索阶段,通过检索初步了解目前常见的中西医结合干预方法。当了解熟悉常用中西医干预方案后,可以增加对具体药物的补充检索,以达到全面检索的目的。

5. 病名的检索词　由于历史沿袭原因,中医病名存在着不统一的现象,同一疾病在不同的文献中病名不甚一致,因此,检索时应包括古往今来该疾病的所有病名。

三、中医药证据严格评价的特殊性

随着现代医学研究方法引入中医药领域,中医药干预性研究开始强调对证据的梳理及评价。在与西医方法的融合过程中,如何保持中医药特色,发挥中医药传统优势,利用现代医学方法确证中医药疗效证据,是中医药现代化发展的重点和难点。中医药证据的严格评价目前存在多种模式,一是按照现代医学评价标准,开展中医药研究,二是建立中医药传统证据特色评价方法,三是结合中医药特色优化并创新证据评价体系。

(一)采用现代医学研究方法对中医药证据进行严格评价

采用现代医学研究方法和技术挖掘中医药,利用国际公认标准评价中医药疗效和安全性证据。

这种方法常用于中药提取物、中成药和非药物疗法的证据评价。因为中药提取物和中成药有效成分明确,可以直接使用西医研究的严格评价方法,有利于研究结果获得国际认可与推广。例如,青蒿素的发现、应用,到最后写入国际指南,成为治疗疟疾的首选药物;芪参益气滴丸对心肌梗死二级预防的临床研究,成功实践了中医药循证评价,成果获得国家科技进步二等奖;芪苈强心胶囊治疗慢性心力衰竭、麻杏石甘汤联合银翘散治疗甲型 H1N1 流感、电针治疗严重功能性便秘、电针治疗女性压力性尿失禁、电针治疗抑郁症失眠、针刺治疗慢性紧张型头痛等高质量临床研究在 Journal of the American College of Cardiology、Annals of Internal Medicine、JAMA、Neurology 等国际知名期刊发表,高质量的临床研究证据证实了中医药的疗效优势,产生了广泛的国际学术影响。

(二)建立中医药传统证据特色评价方法

中医学的临床实践经历了数千年的继承和发展,形成了中医的独特理论,大量的古籍、名家医案证据支撑了中医的临床实践,是中医学传承和发展的精髓,是中医学证据体系中重要的组成部分。

虽然循证医学强调证据的同时,也注重临床医生的经验,但由于因果关系的论证力度不同,目前被广泛接受和使用的证据等级划分标准均将专家经验和病例报告证据划分为较低级别证据。而在中医临床实践中,积累了数千年的古籍文献、专家经验和名医医案,是经过了长期大量的临床实践观察、反复验证和总结归纳所得,被传统中医师视为学习前人经验和训练中医思维的证据资料。因此,中医古代文献证据在中医诊疗中位置值得重视,并要加强古代证据的现代临床研究,从而使中医药古代证据和现代证据互相辉映和贯通。

中、西医学学术体系与发展历程不同,中医经验传承类文献具有现代研究证据不可替代的重要性。如何严格评价古代经验性证据,将其转化为可由现代化方法检验、验证并推广应用的证据,是继承与发扬中医药传统优势的重点方向。

在中医药传统证据的特色评价方面,有研究者通过对古代医案内容进行整理,根据引用量、他引量、成书年代、出处及版本量等制定了古代文献的证据评价分级方法。也有学者提出中医医案临床证据应用与疗效评价体系,即确立筛选标准、分类提取信息、综合应用实践的数据三级分析体系。

(三)开展适合中医药本体规律的证据评价方法研究

1. 中医药临床研究国际报告规范　按照国际公认的学术规范进行充分的报告,才能利于中医药研究的国际推广与应用。以现代医学的证据评价方法为基础,结合中医药特色进行改进是一种可行方法,并且已经有得到国际认可的案例。例如,我国学者结合中医药干预的特点,制定了国际针灸临床试验报告规范(revised standards for reporting interventions in clinical trials of acupuncture,STRICTA),中药复方临床试验报告规范(CONSORT extension for Chinese herbal medicine formulas)。

2. 中医药证据分级系统 目前广受国际认可和应用的证据分级系统主要有牛津证据分级系统和 GRADE 证据分级系统。以上方法虽然具有先进性,但并非完全反映中医的本体规律和临床价值。因此需要结合中医药规律,开发既具科学性又承载中医规律的证据分级系统。

自 2007 年刘建平教授提出传统医学证据体的构成及证据分级建议以来,国内学者结合中医药特点,开展了中医药证据分级系统的创新与探索。例如,上市后中药临床安全性循证证据体,基于证据体的中医药临床证据分级标准,中医古籍防治证据评价分级量表,中医药临床指南 / 共识中推荐意见分级标准,中医药真实世界研究证据的构成及分级标准,基于专家问卷的中医古籍证据分级及推荐方法等。

四、中医药循证实践中"医患共同决策"的优势

"医患共同决策"是医患双方共同参与、共享医疗信息,医患双方表达出对治疗方案选择的倾向,最终对治疗方案达成一致的临床决策模式。这种决策模式将患者的个体价值观和偏好作为制定医疗决策的重要参考因素。

中医药文化的核心价值是"以人为本",这使得中医药循证实践具备达成"医患共同决策"优势。"以人为本"可以概括为仁爱、和谐、本质和诚信。

1. 中医药文化与医患关系 《本草纲目》记载"医之为道,君子用之以卫生,而推之以济世,故称仁术"。孙思邈从仁爱观点出发,以人为中心,提出了较为完善的医德标准。其中"仁"表现为生命至上和仁者爱人思想,集中展现了对人生命的尊重、敬畏和爱护。中医传承教育的过程中,坚持践行"悬壶济世"的良好医德,"天人合一"的和谐发展观。同时,在中国传统的儒家思想和文化的熏陶下,国民形成了"不为良相,则为良医"社会价值观,这种思想观念与现代精神文化中的为人民服务,构建和谐社会等思想,有着很大的相似之处。这些中医药文化的传承,一方面加强了中医医师的人文关怀特性,另一方面也提高了患者对中医的价值认同。有利于患者保持情志顺畅,增强治疗自信心,提高治疗满意度。

2. 中医药循证实践中患者的依从性 中药复方汤药的服药依从性较差,常见原因包括中药服药忌口较多,中药疗程普遍较长,因为中药味苦而无法坚持服药等。但由于中医独特的人文关怀、"治病的人"的理念和特殊的临床应用价值,患者往往对于中医治疗积极性高,依从性好。

第三节 应 用 案 例

一、中医药治疗疟疾循证实践

疟疾(malaria)是经按蚊叮咬或输入带疟原虫者的血液而感染疟原虫所引起的虫媒传染病。引起人类疟疾的疟原虫主要有间日疟原虫、恶性疟原虫、卵形疟原虫、三日疟原虫和诺氏疟原虫。典型的临床表现为周期性的寒战、发热、大汗等症状,可伴肝脾肿大和贫血等

体征。

（一）临床情景

患者,男性,39 岁,2 月 26 日,无明显诱因出现头部持续性剧烈胀痛,体温 38.9℃,在医院发热门诊诊断"发热待查"。给予"青霉素、阿奇霉素、氨茶碱"等对症处理,输液治疗后上述症状缓解。3 月 8 日出现烦躁、意识不清,询问家属有非洲务工史,入住医院感染科。

入院查体:呈谵妄状态,查体不配合,有攻击行为,全身皮肤黏膜可见轻度黄染,未见明显蚊虫叮咬痕迹及外伤痕迹,双侧巩膜黄染,对光反应迟钝,口唇及指端未见发绀;双肺呼吸音粗,未闻及干湿啰音;肝脾肋下未触及;墨菲征阳性、双侧病理征阴性、脑膜刺激征查体不配合。

辅助检查:颅脑 CT 未见明显异常。胸腹部 CT 提示双肺下叶条状模糊影,考虑炎症。肝实质密度普遍减低,肝内未见明显异常阴影。胆囊、脾不大。血氨、血淀粉酶、肝炎指标正常。

肝功能:总蛋白 59.5g/L,丙氨酸氨基转移酶(ALT)122U/L,天门冬氨酸氨基转移酶(AST)156U/L,总胆红素 229.2μmol/L,直接胆红素 177.6μmol/L,间接胆红素 51.6μmol/L。肾功能:尿素 15.54mmol/L,肌酐 195μmol/L。电解质:钠 131.6mmol/L,氯 98.2mmol/L,钙 1.87mmol/L。血常规:白细胞计数 30.74×10^9/L,中性粒细胞百分比 81.9%,淋巴细胞百分比 11.4%,嗜酸性粒细胞百分比 0.3%,嗜碱性粒细胞百分比 0.7%,红细胞 3.88×10^{12}/L,血红蛋白 121g/L,血小板 18×10^9/L。

外周血涂片检出疟原虫,可见大量恶性疟原虫,恶性疟原虫抗原检测试剂盒检测结果为阳性。

诊断为重症型疟疾,恶性疟疾。

（二）构建明确的临床问题

主要的临床问题:采用何种治疗方法可以有效清除疟原虫,目前国际及国内常用的治疗方法有哪些,中医药治疗方法是单用还是联用,有效性和安全性对比奎宁如何,治疗后是否会发生二次感染,是否会产生耐药性。

根据 PICO 原则,构建临床问题如下:①患者或人群(patient or population):成年重症型疟疾患者;②干预(intervention):中医药治疗;③ C(comparison/control)即对照:奎宁 / 氯喹 / 安慰剂治疗等;④结果(outcome):病死率。

（三）收集证据

检索数据库:Best Evidence、The Cochrane library、PubMed、中国期刊全文数据库(CNKI)、中文科技期刊数据库(VIP)、万方数据资源系统。检索中文关键词:"疟疾";"指南";"系统评价";"系统综述";"Meta 分析";"随机";"中医药";"中西医"。检索英文关键词:"malaria";"guidelines";"systematic review";"randomized controlled trial";"herbal medicine";"Chinese medicine"。筛选获得相关证据如下:

1. 指南

【文献 1】国家传染病医学中心撰写组,李兰娟,张文宏,等 . 疟疾诊疗指南[J]. 中国寄生虫学与寄生虫病杂志,2022,40(4):419-427.

【文献 2】World Health Organization.WHO guidelines for malaria.[S/OL].(2023-10-16)[2024-03-02].https://www.who.int/publications/i/item/guidelines-for-malaria.html.

2. 系统综述

【文献 3】Adjuik M,Babiker A,Garner P,et al.Artesunate combinations for treatment of malaria:meta-analysis[J].Lancet,2004,363(9402):9-17.

笔记栏

【文献 4】Esu EB,Effa EE,Opie ON,et al.Artemether for severe malaria［J］.Cochrane Database Syst Rev,2019,18(6):CD010678.

【文献 5】原志芳,孙鑫,孟月,等.青蒿琥酯治疗重症疟疾随机对照试验的系统评价［J］.中国循证医学杂志,2007(11):794-801.

(四) 证据评价

1. 研究证据的真实性评价

(1)对指南类证据,采用 GRADE 分级体系进行严格评价。

证据质量分级为高(A)级别,推荐强度分级为强推荐。

证据 1：针对无并发症的恶性疟疾患者(即感染恶性疟原虫),成年人和儿童均可使用以下青蒿素类联合治疗方案,需要提供 3 天的青蒿素提取物治疗：

1)蒿甲醚(青蒿素甲醚)+ 苯芴醇；

2)青蒿琥酯 + 阿莫地喹；

3)青蒿琥酯 + 甲氟喹；

4)双氢青蒿素 + 哌喹；

5)青蒿琥酯 + 磺胺多辛乙胺嘧啶；

6)青蒿琥酯 + 咯萘啶。

证据 2：针对无并发症的间日疟原虫、卵形疟原虫、三日疟原虫或诺氏疟原虫引起的疟疾,成年人和儿童均可采用以下治疗方案：

1)在氯喹尚未耐药的地区,可以采用氯喹或青蒿素类联合治疗方案；

2)在氯喹尚耐药的地区,采用青蒿素类联合治疗方案。

为预防复发,在所有传播环境中,儿童和成人患者应接受为期 14 天的伯氨喹治疗。

证据 3：针对重症型疟疾患者,在 24 小时内,应采取静脉或肌内注射青蒿琥酯治疗,直至可以耐受口服药物。一旦患者接受了至少 24 小时的胃肠外治疗,并且可以耐受口服治疗,则应完成 3 天的青蒿素类联合治疗。

(2)对于基于随机对照试验的系统综述证据,采用 Cochrane 偏倚风险评价工具对纳入 Meta 分析的文章进行严格评价。

纳入研究总体质量较高,结果论证强度较高。

半数纳入研究报告了随机序列产生方法,并进行了分配隐匿,纳入研究均使用客观的结局评价指标,采取开放式试验不会有较大偏倚,所有纳入研究均有明确纳入排除标准,纳入对象的年龄、体温、血压、血糖浓度、病情程度等因素均具有基线可比性,所有纳入研究均描述了退出与失访,并进行了意向性分析。

证据 4：静脉注射青蒿琥酯与青蒿素栓剂的病死率没有统计学差异［RR 0.93,95%CI(0.48,1.80),P=0.83,n=204］

证据 5：静脉注射青蒿琥酯与肌内注射青蒿琥酯的病死率没有统计学差异［RR 1.50,95%CI(0.52,4.31),P=0.45,n=107］。

纳入研究总体质量一般,结果论证强度一般。

不足半数研究报告了随机序列产生方法和随机隐匿方法,接近 1/4 的研究不完整结局报告为高风险。

证据 6：蒿甲醚对患有严重疟疾的儿童和成人比奎宁更有效,对成人则不如青蒿琥酯。

证据 7：对患有重症型疟疾的儿童和成年人,静脉注射用青蒿琥酯比静脉注射用奎宁的病死率更低［RR 0.65,95%CI(0.53,0.79),P<0.000 1,n=1 822］。

2. 研究证据的临床重要性评价　研究证据均评价了重要的临床终点性结局指标。证据 7 显示了较大的临床差异,对于重症疟疾,静脉注射用青蒿琥酯优于奎宁,临床医生应当优先选用青蒿琥酯。证据 4 和 5 得出结果没有显著性差异,因此对青蒿琥酯的剂型和注射方式,可以由医生根据实际临床和药物储备情况选择。

3. 研究证据的适用性评价　证据 2 针对的疟原虫在本例中没有检出,适用性较差。其他证据均适用于恶性疟疾患者,适用性较好,特别是证据 3 和证据 7 针对成人重症型恶性疟疾,适用性最佳。

(五) 实践与再评价

本例患者,为成年男性,疟疾感染类型为恶性疟原虫,病情已经发展至重症阶段,无法口服用药。患者及其家属最关心的临床结局为病死率、复发率。考虑以上证据的真实性、临床重要性和适用性,并结合我国药物实际情况(如甲氟喹在我国未上市),进行如下治疗:对患者予以静脉注射青蒿琥酯,12 小时后再静脉注射青蒿琥酯。患者苏醒且能进食,遂停止青蒿琥酯注射,口服青蒿琥酯阿莫地喹片,完成 3 天的疗程。同时给予保肝降酶、补充电解质等对症支持治疗。疗程结束发热停止,复查血液未检出疟原虫,血常规、肝功能好转。

回顾并评价诊疗过程可以发现,该病例首次就诊时,并未能及时准确诊断,入院时已发展为重型疟疾。在未来临床实践中,需要通过培训、沟通、合作等方式提高临床医生对输入性疟疾病例的发现、诊断和治疗的意识和能力。选择用药方案时,结合疗效及耐药情况,优先为患者选择纳入医保的药物。目前国家医保目录中的甲类抗疟药物包括青蒿素类药物、蒿甲醚、伯氨喹、口服奎宁、氯喹,乙类抗疟药物包括磺胺多辛乙胺嘧啶、咯萘啶、哌喹,注射奎宁。本次治疗选用的抗疟药物均为医保甲类药物,为患者节省了治疗费用。

(六) 小结

青蒿素衍生物是目前已知的最有效的抗疟药物,为了防止后期复发和出现耐药性,需要与其他药物联合使用。目前首选的治疗方案均为基于青蒿素的联合治疗方法。中医药治疗疟疾的临床实践有两大特点,一是有大量高质量研究证据,并且在临床实践中长期运用。二是我国已于 2021 年 6 月经由 WHO 认证消除疟疾,目前国内疟疾病例多为单发输入性病例,临床医生面对疟疾诊疗经验不足。因而在临床实践过程中,需要重点关注的是如何"查证用证",梳理现有证据,结合患者特征,综合国内药物情况确定治疗方案。

二、中医药治疗白血病循证实践

白血病(leukemia)是一类造血干祖细胞的恶性克隆性疾病,因白血病细胞自我更新增强、增殖失控、分化障碍、凋亡受阻,而停滞在细胞发育的不同阶段。在骨髓和其他造血组织中,白血病细胞大量增生累积,使正常造血受抑制并浸润其他器官和组织。其中急性白血病(acute leukemia,AL)的细胞分化停滞在较早阶段,多为原始细胞及早期幼稚细胞,病情发展迅速,自然病程仅几个月。随着现代医学技术的发展和引入,中医药治疗血液病的循证医学证据逐渐增多,表现在中医药联合化疗等常规方法可增效与减毒、克服多药耐药及减少副作用等方面。本节通过实际案例,介绍中医药辅助治疗白血病问题的临床循证实践。

(一) 临床情景

张某,男,33 岁。主诉:乏力、气短、心悸 1 月余。患者于 1 个月前无明显诱因出现乏力气短,面色苍白,未引起重视,1 周前出现感冒、咳嗽、气喘等症状,3 天前就诊于当地医院,门诊检查血常规,提示白细胞升高,血红蛋白、血小板减少,考虑血液病收入血液科病房。既往否认肝炎、结核等慢性传染病史,既往强直性脊柱炎、高血压病史、阑尾炎手术史。

体格检查:体温 37.4℃,脉搏 109 次/min,呼吸 22 次/min,血压 130/80mmHg,重度贫血

外观,口唇色淡,眼睑无浮肿,巩膜无黄染,咽部充血,双侧扁桃体Ⅰ度肿大,浅表淋巴结无肿大,胸骨无压痛,双肺呼吸音减弱,双肺可闻及干啰音,心率 109 次 /min,节律规整,各瓣膜听诊区未闻及病理性杂音。腹软,肝脾未触及,双下肢无浮肿,皮肤黏膜散在出血点。神经系统检查未见异常。

辅助检查:血常规,白细胞计数 12.38×10^9/L,红细胞计数 2.09×10^{12}/L,血小板计数 11×10^9/L,中性粒细胞数未检出,淋巴细胞计数未检出,血红蛋白量 62g/L。骨髓象,骨髓增生Ⅱ级;异常早幼粒细胞占比 82.5%,胞体大,胞浆中等量,灰蓝色有细颗粒或无颗粒,可见约 5.5% 细胞有 Auer 小体,细胞 POX(+++);其他系统受抑制,全片未见巨核细胞,血小板罕见;可见少量异形红细胞;退化细胞增多。

诊断:急性髓系白血病 -M3。

(二) 构建明确的临床问题

1. 针对临床背景提出临床问题　上述病例诊断为急性髓系白血病(acute myeloid leukemia,AML)。AML 是最常见的白血病,发病率约为 1.62/10 万,以成人多见。主要治疗措施包括联合化疗、全反式维甲酸、砷剂、异基因造血干细胞移植等。目前联合化疗为最主要的治疗选择,但患者受益同时,存在骨髓与心肝肾毒性反应、消化道功能损害等诸多负面效应,为患者不能坚持化疗和临床疗效降低的直接原因。研究表明约 30% 患者对治疗无反应,40%~60% 患者在复发后治疗无效。此外,多数靶向、生物免疫药物等化疗药物具有细胞毒性,抑制和杀伤白血病细胞的同时也杀伤正常细胞,抑制机体免疫力和骨髓造血功能。

根据上述临床背景,临床医生向患者及家属交代病情,同时介绍目前针对急性白血病不同治疗措施的益处与风险,以及中医药辅助治疗措施的优势。然而,患者及家属对使用中医药的干预方式存在疑虑,医生拟通过循证实践来解答患者的疑虑。

临床需要回答的问题:中医药辅助治疗白血病相较于临床现有白血病疗法的优势有哪些?

2. 将临床问题转换为循证医学问题　按照循证医学中的 PICO 原则。本案例中患者 (P):白血病患者;干预措施(I):中医药疗法(单味中药、中药复方、中成药、中药提取物及中药食疗等);对照措施(C):空白对照、安慰剂对照、西药或任何非中医药疗法;结局指标(O):缓解率、生存时间,血常规、免疫功能等生物学指标,复发率、死亡率或是对于化疗的副作用的干预。研究类型以有关中医药治疗白血病的指南、系统综述与高质量随机对照试验为主,排除治疗造血干细胞移植术后干预研究、非随机对照试验、经验总结、动物实验及重复发表的文献,获取有效性和安全性可靠的临床证据。

(三) 收集证据

1. 检索数据库的选择　首先选择 summaries 类数据库:Clinical Evidence;Essential Evidence Plus;DynaMed;Best Practice;UpToDate;EBM Guidelines;中国临床指南数据文库。如果上述数据库未获取到相应的证据,可进一步检索非 summaries 数据库:PubMed(clinical queries);Embase;Cochrane Library/OVID EBM Reviews;中国生物医学文献数据库(SinoMed)、中国期刊全文数据库(CNKI)、维普数据库(VIP)、万方数据资源系统。

2. 确定关键词和制定检索策略　根据循证医学"6S"文献查找模式,编制检索策略,中文检索词包括白血病、急性白血病、中医药、中医、中药、随机对照试验、临床观察、临床疗效、系统综述、临床指南等。英文检索词包括:leukemia、acute leukemia、traditional Chinese medicine、Chinese herbal、randomized controlled trial、Clinical observation、Clinical efficacy、

systematic review、Meta analysis 等。

检索策略如下：

#1 leukemia OR acute leukemia

#2 traditional Chinese medicine OR Chinese herbal

#3 randomized controlled trial OR clinical observation OR clinical efficacy OR systematic review OR Meta analysis

#4#1 AND#2 AND#3

3. 检索相关数据库获取符合要求的文献　检索的截止时间为 2022 年 12 月,共获取相关临床问题的指南 1 篇,专家共识 1 篇,系统综述 2 篇,RCT 3 篇,原始研究数量多篇,因证据质量不高,未全部列出。

(1)指南

【文献 1】中华医学会血液学分会,中国医师协会血液科医师分会.中国急性早幼粒细胞白血病诊疗指南(2018 年版)[J].中华血液学杂志,2018,39(3):179-183.

(2)专家共识

【文献 2】闫理想.老年急性髓系白血病(非急性早幼粒细胞白血病)中西医结合诊疗专家共识[J].中国中西医结合杂志,2019,39(4):405-411.

(3)系统综述

【文献 3】复方黄黛片联合全反式维甲酸治疗急性早幼粒细胞白血病的安全性和有效性:临床证据和潜在机制(Huang Q,Wang T,Xiong Y,et al.Safety and efficacy of Compound Huangdai Tablets combined with all-trans retinoic acid for treatment of acute promyelocytic leukemia:Clinical evidence and potential mechanisms [J].Chin Herb Med,2021,14(1):154-165.)。

【文献 4】参芪扶正注射液联合化疗治疗急性白血病的 Meta 分析(Meng FX,Yang X,Li ML.Shenqi Fuzheng Injection Combined with Chemotherapy for Acute Leukemia:A Meta-Analysis [J].Chin J Integr Med,2022,28(1):81-87.)。

(4)RCT

【文献 5】三氧化二砷和雄黄 - 青黛配方在儿童急性早幼粒细胞白血病患者中的多中心随机试验:SCCLG-APL 临床研究的中期报告(Yang MH,Wan WQ,Luo JS,et al.Multicenter randomized trial of arsenic trioxide and Realgar-Indigo naturalis formula in pediatric patients with acute promyelocytic leukemia:Interim results of the SCCLG-APL clinical study [J].Am J Hematol,2018,93(12):1467-1473.)。

【文献 6】复方浙贝颗粒联合化疗治疗难治性急性白血病的随机临床试验(Hou L,Yang SL,Yang WH,et al.Compound Zhebei granules combined with chemotherapy for the treatment of refractory acute leukemia:a randomized clinical trial [J].J Tradit Chin Med,2016,36(5):606-612.)。

【文献 7】闫理想,史哲新,姜静,等.益气养阴方逆转难治性急性白血病多药耐药临床观察[J].北京中医药大学学报,2015,38(1):68-72.

(四)证据评价

针对提出的临床问题整理证据级别较高的文献资料,共获取临床指南 1 篇,专家共识 1 篇,系统综述 2 篇,RCT 3 篇。在中国急性早幼粒细胞白血病诊疗指南(2018 年版)中明确提出联合三氧化二砷或复方黄黛片治疗白血病的方案,证据级别较高。此处,我们将着重探讨 "Safety and efficacy of Compound Huangdai Tablets combined with all-trans retinoic acid for treatment of acute promyelocytic leukemia：Clinical evidence and potential mechanisms"这项研究的方法学偏倚、结果及证据的可靠性，来具体分析并解答是否可以应用于我们的临床案例。

1. 证据可信度评价　该系统综述注册于 PROSPERO（CRD42018108118），文章声明按照 Cochrane 标准制作该系统综述。共纳入从建立不同的数据库至 2021 年 2 月 10 日以来发表的 12 篇临床随机对照试验研究。样本量从 20 例到 231 例不等，共有 775 例 APL 患者（实验组 400 例，对照组 375 例）。纳入的患者有明确的西医诊断。试验组为口服复方青黛片（realgar-indigo naturalis formula，RIF）联合全反式维甲酸（all-trans retinoic acid，ATRA）治疗，对照组为静脉注射三氧化二砷（arsenic trioxide，ATO）联合 ATRA 治疗。主要结局是治疗后的完全缓解率、复发率、死亡率、完全缓解时间、2 年无病生存期，次要结局包括外周血、生化指标、不良事件及治疗费用。因此，该系统综述的临床问题具体明确，纳入标准合适。该篇综述由两位审稿人独立提取了文献中报道的一般信息、诊断标准、给药方案、结果和不良反应等信息。系统综述的作者声明，由两位研究者使用 Cochrane 的偏倚风险工具，独立评估了 RCT 中的偏倚风险。该偏倚风险工具包含：随机序列生成；分配隐藏；参与者和人员的盲法；结果评估的盲法；数据完整性；选择性报告和其他偏见。根据详细标准，每个项目采用"高风险""低风险"和"风险不清楚"三个等级进行评估。如果没有足够的信息来确定研究是否符合评分标准，则认为该研究的风险不清楚。文中说明如果两位研究人员之间的判断存在差异，则与第三位研究人员讨论解决。综上所述，该系统综述和 Meta 分析方法的可信度为中等以上。

2. 结果是什么　在临床完全缓解率方面，与 ATO 组相比，RIF 组并没有显著提高完全缓解率，仅达到了非劣性效果（$RR=1.00$，$95\%CI$：$0.96\sim1.05$，$P=0.88$）；在完全缓解时间（CRtime）方面，与 ATO 组相比，RIF 组并没有显著减少完全缓解时间，仅达到了非劣性效果（$MD=-0.84$，$95\%CI$：$-4.15\sim2.48$，$P=0.62$）；在 2 年无病生存率方面，与 ATO 组相比，RIF 组并没有显著提高 2 年无病生存率，仅达到了非劣性效果（$RR=1.03$，$95\%CI$：$0.98\sim1.07$，$P=0.21$）；在死亡率方面，与 ATO 组相比，RIF 组并没有显著降低死亡率，仅达到了非劣性效果（$RR=0.81$，$95\%CI$：$0.38\sim1.75$，$P=0.60$）；在复发率方面，与 ATO 组相比，RIF 组并没有显著降低复发率，仅达到了非劣性效果（$RR=1.15$，$95\%CI$：$0.41\sim3.24$，$P=0.79$）；在白细胞数方面，与 ATO 组相比，RIF 组并没有显著提高白细胞数，仅达到了非劣性效果（$MD=-0.19$，$95\%CI$：$-0.68\sim0.30$，$P=0.44$）；在血小板数方面，与 ATO 组相比，RIF 组并没有显著提高血小板数，仅达到了非劣性效果（$MD=4.49$，$95\%CI$：$-2.43\sim11.41$，$P=0.20$）。

基于目前证据来说，RIF 组和 ATO 组用药后的不良反应主要包括恶心、呕吐、腹泻、肝功能不全、心脏异常等，结果发现与 ATO 组相比，RIF 组肝功能异常率显著降低（$RR=0.68$，$95\%CI$：$0.51\sim0.90$，$P=0.006$），而在心脏异常、分化综合征、白细胞增多、凝血异常、胃肠道反应等不良反应发生率上两组差异无统计学意义（$RR=0.45$，$95\%CI$：$0.19\sim1.04$，$P=0.06$；$RR=0.69$，$95\%CI$：$0.48\sim1.00$，$P=0.05$；$RR=0.94$，$95\%CI$：$0.71\sim1.26$，$P=0.70$；$RR=1.09$，$95\%CI$：$0.76\sim1.58$，$P=0.63$；$RR=0.72$，$95\%CI$：$0.41\sim1.26$，$P=0.25$）。对治疗费用来说，由于数据差距太大，因此进行了描述性分析，3 项研究表明 RIF 的成本要明显低于 ATO 组。总之，RIF 组和 ATO 组在治疗效果上没有明显差异，口服 RIF 和静脉 ATO 疗效近似，但口服 RIF 联合 ATRA 的治疗更安全，且具有明显的经济优势。

采用 GRADE 分级系统对结局的证据体进行评价，结果如表 11-1 所示。目前证据显示，保证 ATRA 治疗的前提下，口服 RIF 治疗本病比静脉应用更便捷，此外可以减轻患者家庭的经济负担，具有一定的优势。

表 11-1　RIF 治疗急性早幼粒细胞白血病随机对照试验系统综述的 GRADE 证据评价概要表

指标	研究数量	研究设计	证据质量评价				证据质量	结局重要性
			偏倚风险	不一致性	间接性	精确性		
完全缓解率	8	RCT	严重[a]	不严重	不严重	不严重	中	关键
完全缓解时间	4	RCT	严重[d]	严重[g]	不严重	不严重	中	重要
2 年无病生存率	2	RCT	不严重[c]	不严重	不严重	不严重	高	重要
死亡率	8	RCT	严重[b]	不严重	不严重	不严重	中	重要
复发率	5	RCT	严重[b]	不严重	不严重	不严重	中	重要
白细胞数	4	RCT	不严重[e]	不严重	不严重	不严重	中	次要
血小板数	3	RCT	不严重[e]	不严重	不严重	不严重	中	次要
肝功能异常率	5	RCT	严重[b]	不严重	不严重	不严重	中	次要
心功能异常率	4	RCT	不严重[a]	不严重	不严重	不严重	高	次要
分化综合征出现率	4	RCT	不严重[a]	不严重	不严重	不严重	高	次要
白细胞增多率	3	RCT	严重[c]	不严重	不严重	不严重	中	次要
凝血功能异常率	3	RCT	严重[c]	不严重	不严重	不严重	中	次要
胃肠道反应出现率	3	RCT	严重[f]	严重[g]	不严重	不严重	低	次要

注:RCT,随机对照试验;a,4 项研究采用随机数字表法随机,研究均未报告随机隐匿,未采用盲法;b,3 项研究采用随机数字表法随机,研究均未报告随机隐匿,未采用盲法;c,2 项研究采用随机数字表法随机,研究均未报告随机隐匿,未采用盲法;d,1 项研究采用随机数字表法随机,研究均未报告随机隐匿,未采用盲法;e,以根据入组时间随机分组形式;f,未报告具体的随机方法及随机隐藏,未采用盲法;g,结果存在较大异质性。

3. 适用性评价　比较当前患者与系统综述中的患者在年龄、性别、病程等方面的差异,发现具有较好的一致性,都为急性期患者,选取完全缓解率、复发率、死亡率、完全缓解时间、2 年无病生存期为该病的重要结局指标,并对副作用等指标进行评估。基于目前证据,得出结论复方黄黛片联合全反式维甲酸治疗急性早幼粒细胞白血病临床有效且安全性较好,而且该中药复方实际应用中成本低廉、服用方便,对于此类患者具有较好的适用性。

(五) 实践与再评价

根据以上证据资料的收集和系统综述内容的具体分析,可以告知患者及其家属,中医药联合西医治疗能够提高白血病患者的生存时间,改善生活质量,同时缓解化疗带来的副作用,而目前中药复方黄黛片联合西药治疗本病临床有益证据性较强,实际应用中成本低廉,口服方便,可以建议针对本例患者应用。如果患者接受中医药结合治疗,医生需要对其疗效和可能的风险进行再评价,从而进一步优化治疗方案。

(六) 小结

中医药在白血病的治疗上具有重要地位。20 世纪 70 年代,张亭栋医师发现单味药砒霜的主要成分为三氧化二砷,用于治疗白血病,获得较好效果。到 90 年代,他与上海王振义、陈竺学者合作将传统中药砷剂与西药联用治疗急性早幼粒细胞白血病,使患者的 5 年无病生存率从约 25% 跃升至 95%,并使得该联合治疗方法成为全世界 APL 的标准疗法。目前,中医药联合西医常规方法治疗白血病的优势证据日益增多,中西医结合治疗白血病具有较好的应用前景。

三、中医药治疗脑卒中循证实践

脑卒中具有高发病率、高复发率、高致残率和高死亡率的特点，已成为我国成人致死、致残的首位病因。脑出血占全部脑卒中的20%~30%，发病率为每年(60~80)/10万，急性期病死率为30%~40%，在急性脑血管病死亡原因中排名第一位。脑梗死发病率高于脑出血，但其致死率低于后者。有资料显示脑出血发病人群有年轻化趋势，发病率和死亡率有逐年上升的趋势，给个人、家庭和社会带来巨大精神压力和沉重经济负担。中医药在脑卒中治疗方面突出整体观念和辨证论治的特色，近十多年来研发了不少安全可靠和疗效确切的中药。随着随机对照临床试验和系统综述等研究方法不断深入与广泛应用，为脑卒中治疗的中医药循证实践提供了条件，本节以脑出血为例介绍中医药治疗脑卒中的循证实践。

(一) 临床情景

孙某，男，63岁，因"右侧肢体瘫，言语謇涩8小时"收入院。既往高血压病史15年，最高血压可达200/110mmHg，否认冠心病、糖尿病、脑梗死病史，否认肺结核、肝炎等传染病史，否认外伤手术史，无食物过敏史，无药物过敏史。

入院查体：体温35.4℃；脉搏82次/min；呼吸18次/min；血压162/99mmHg。患者意识清楚，概测智能正常，不完全运动性失语；双眼球活动自如，双侧瞳孔等大同圆，对光反射灵敏，直径约3mm；伸舌右偏；右侧肢体肌力0级，左侧肢体5级；右侧肢体肌张力减弱，左侧肢体肌张力正常；右侧巴氏征阳性，脑膜刺激征阴性。舌质暗红，舌苔白腻，脉弦滑。CT检查提示左侧丘脑出血，出血量约15mL。

中医诊断：中风，中经络，风阻络；西医临床诊断：脑出血，高血压2级(高危)。

病人希望采用中医或中西医联合治疗，以促进更好地恢复和康复。

(二) 构建明确的临床问题

为了能查找到相关的研究证据，医生需要将此患者的情况转换为可回答的临床问题。该患者诊断明确，符合脑出血内科保守治疗适应证。脑出血的西医常规治疗以积极止血、降低颅内水肿、控制血压、预防及处理并发症、支持治疗等方案为主。脑出血属于中医"出血性中风"范畴，在常规西医治疗的基础上，运用中医药辨证施治，中药制剂中常包括活血化瘀类中药。因此，我们提出如下的临床问题：①因脑出血量较小，患者及家属提出采用中西医结合的保守治疗能否加速血肿的吸收？②中药制剂中活血类中药是否会加重出血？如何回答患者及家属提出的问题？

针对明确的临床问题，为了能寻找到相关的研究证据，医生需要依据PICO框架，将临床问题分解成四个部分以方便于证据的快速和有效的查找。

患者或人群(patient or population)：脑出血急性期患者。

干预或暴露因素(intervention or exposure)：西医常规治疗加中医复方治疗。

比较因素(comparison)：西医常规治疗。

结局(outcome)：血肿吸收情况，神经功能恢复程度，不良反应。

(三) 收集证据

1. 选择数据库　首先选择summaries类数据库：Clinical Evidence；Essential Evidence Plus；DynaMed；Best Practice；UpToDate；EBM Guidelines；中国临床指南数据文库。如果上述数据库未获取到相应的证据，可进一步检索非summaries数据库：PubMed(clinical queries)；Embase；Cochrane Library/OVID EBM Reviews；中国生物医学文献数据库(SinoMed)、中国期刊全文数据库(CNKI)、维普数据库(VIP)、万方数据资源系统。

2. 确定检索词　将临床问题和PICO翻译成检索词，下面以英文检索词为例说明之。

P：cerebral hemorrhage OR stroke OR cerebral apoplexy OR hemorrhagic stroke；I：traditional Chinese medicine OR Chinese patent medicine OR Chinese herb；C：regular western medicine；O：volume of hematoma OR volume of perihematomal edema and adverse events OR the activity of daily living scale（ADL）OR Glasgow outcome scale（GOS）OR neurological deficit scale。在治疗性研究中，为了保证相关文献的查全，一般选择 PICO 中的"P"和"I"作为关键词，两者用"AND"进行逻辑搭配。当检索所得的文献量太多时，再考虑采用"O"和"C"对检索结果进行限制，从而减少检索范围，提高查准率。

3. 检索相关数据库获取符合要求的文献 检索的截止时间为 2022 年 3 月 8 日或不限定时间，共获取相关临床问题的指南 1 篇，系统综述 5 篇，原始研究数量众多。因存在较高质量的系统综述，而系统综述又是对单个原始研究严格评价和总结，检索系统综述是首选，故此处略去了原始研究文献。

（1）指南

【文献 1】邹忆怀，马斌．脑出血中医诊疗指南［J］．中国中医药现代远程教育，2011，9（23）：110-112.

（2）系统综述

【文献 2】凉血通瘀方治疗急性脑出血随机对照试验的系统综述与 Meta 分析（Jiang C，Yang X，Dong J，et al.Systematic Review and Meta-Analysis of Randomized Controlled Trials of Liangxue Tongyu Formula on Patients With Acute Intracerebral Hemorrhage［J］.Front Pharmacol，2020，11：437.）。

【文献 3】中药活血化瘀治疗颅内出血的疗效与安全性：随机对照试验的系统综述和 Meta 分析（Lin W，Hou J，Han T，et al.Efficacy and safety of traditional Chinese medicine for intracranial hemorrhage by promoting blood circulation and removing blood stasis：A systematic review and meta-analysis of randomized controlled trials［J］.Front Pharmacol，2022，13：942657.）。

【文献 4】活血化瘀法治疗急性脑出血：系统综述和荟萃分析（Li HQ，Wei JJ，Xia W，et al.Promoting blood circulation for removing blood stasis therapy for acute intracerebral hemorrhage：a systematic review and meta-analysis［J］.Acta Pharmacol Sin，2015，36（6）：659-675.）。

【文献 5】王鹏程，曹雨清，薛亚楠，等．犀角地黄汤辅助治疗脑出血随机对照试验的系统评价和 Meta 分析［J］.中医杂志，2019，60（11）：943-948.

【文献 6】刘泰，黄树武．活血化瘀法治疗急性脑出血随机对照实验的系统评价［J］.时珍国医国药，2015，26（3）：765-768.

（四）证据评价

关于这个争议性问题的相关文献数量众多，这里首先对当前最好的证据作一准确和快速的总结。共检索到相关问题的指南 1 篇和系统综述 5 篇。我们初步分析后发现，脑出血中医诊疗指南发布时间为 2011 年，该指南的制定是基于专家经验的方法，在当时尚缺乏较高质量的循证医学证据，并未形成证据分级和推荐意见，指南也没有及时更新。这也是中医诊疗指南制定和应用中面临的重要挑战。2015 年以后，以凉血通瘀、活血化瘀类中药复方治疗急性脑出血的随机对照试验系统综述相继出现，为临床治疗急性脑出血提供了更好的证据。高质量的系统综述对效应估计可信度的判断不是基于单个研究，而是一个证据体。下面以 2020 年发表在 Frontier of Pharmacology 上的系统综述为例（题目为"凉血通瘀方治疗急性脑出血随机对照试验的系统综述与 Meta 分析"），剖析证据的应用。

1. 证据可信度评价　本系统评价共纳入从 2000 年至 2019 年以来发表的 15 篇临床随机对照试验研究。样本量从 58 例到 337 例不等,共有 1648 例急性脑出血患者(实验组 823 例,对照组 825 例)。文章声明按照 Cochrane 标准和 PRISMA 指南流程要求制作本系统综述。纳入的患者有明确的中、西医诊断或辨证分型标准;试验组为常规西医治疗加凉血通瘀方,对照组为西医常规治疗;主要结局是治疗后的临床总有效率,其他评估结局还包括脑血肿和脑水肿的体积、格拉斯哥结局量表(GOS)、日常生活活动量(ADL)评分、中医证候评分和不良事件数量。因此,本系统综述的临床问题具体明确,纳入标准合适。这篇综述有两位独立的研究人员全面搜索了电子数据库,包括 PubMed、EMbase、Cochrane 图书馆、CNKI、万方数据库和 VIP 期刊数据库,为了避免遗漏,还对检索到的文章和评论的参考文献列表进行核查,以获取额外的参考文献,检索文献不受国家 / 地区限制。系统综述的作者声明,由两位研究者使用 Cochrane 的偏倚风险工具,独立评估了 RCT 中的偏倚风险。该偏倚风险工具包含:随机序列生成;分配隐藏;盲法;数据完整性;选择性报告和其他偏见。根据详细标准,每个项目可分为高风险、低风险和风险不清楚。如果没有足够的信息来确定研究是否符合评分标准,则认为该研究的风险不清楚。文中说明如果两位研究人员之间的判断存在差异,则可以通过与第三方的讨论解决,但作者没有明确描述一致性检验方法应用和结果。作者未做排除高偏倚风险研究的敏感性分析,但检查了发表偏倚。综上所述,本篇系统综述和 Meta 分析方法的可信度为中等以上。

2. 结果是什么　与单纯西医常规对照组相比,加用凉血通瘀方联合治疗可提高临床 21% 的有效率($RR=1.21$,$95\%CI$:$1.15\sim1.25$,$P<0.05$),增加 ADL 约 18 个评分($MD=18.09$,$95\%CI$:$12.11\sim24.07$,$P<0.05$),降低中医证候评分约 4 分($MD=-4.11$,$95\%CI$:$-4.69\sim-3.53$,$P<0.05$),提高格拉斯哥预后评分(GOS)($MD=0.43$,$95\%CI$:$0.06\sim0.79$,$P=0.02$),减少了脑血肿的体积($MD=-1.31$,$95\%CI$:$-2.40\sim-0.22$,$P=0.02$,$I^2=64\%$)。此外,没有足够的证据表明,与标准治疗相比不良反应会增加,包括是否会加重出血。采用 GRADE 分级系统对结局的证据体进行评价,结果如表 11-2 所示。基于目前的证据显示凉血通瘀方治疗急性脑出血有益,未见不良反应,总有效率、证候评分和 ADL 评价具有中等强度的证据支持。

表 11-2　凉血通瘀方辅助治疗脑出血随机对照试验系统评价的 GRADE 证据评价概要表

指标	研究数量	研究设计	证据质量评价				证据质量	结局重要性
			偏倚风险	不一致性	间接性	精确性		
总有效率	15	RCT	严重 [a]	不严重	不严重	不严重	中	关键
证候评分	9	RCT	严重 [b]	不严重	不严重	不严重	中	重要
脑出血量	5	RCT	严重 [c]	严重 [d]	不严重	严重 [e]	低	重要
GOS 评分	2	RCT	严重 [c]	非常严重 [d]	不严重	严重 [e]	极低	重要
ADL 评分	2	RCT	严重 [c]	不严重	不严重	严重 [e]	中	重要

注:GOS,Glasgow outcome score;ADL,activities of daily living;RCT,随机对照试验;a,2 项研究采用随机数字表法随机,研究均未报告随机隐匿,未采用盲法;b,1 项研究采用随机数字表法随机,研究均未报告随机隐匿,未采用盲法;c,未报告具体的随机方法及随机隐藏,未采用盲法;d,结果存在较大异质性;e,样本量偏少,可信区间较宽。

3. 适用性评价　比较当前患者与系统综述中的患者在年龄、性别、出血量、病程等方面的差异,发现具有较好的一致性,都为急性期患者。临床总有效率、脑血肿和脑水肿的体积、格拉斯哥结局量表(GOS)、日常生活活动量(ADL)评分、中医证候评分和不良事件都为该病的重要结局指标。基于目前证据,凉血通瘀方联合治疗急性脑出血具有有益治疗前景,而且该中药复方实际应用中成本低廉。因此,对于此患者具有较好的适用性。

(五)实践与再评价

由以上结果分析,可以告知患者及其家属,目前凉血通瘀方联合治疗 AICH 有益,可减少并发症,未见潜在出血风险,且该中药复方实际应用中成本低廉。建议针对本例患者应用本证据时,结合医生的经验和患者的意愿合理使用。如果患者接受凉血通瘀方联合西医标准治疗,医生需要对其疗效和可能的风险进行再评价,从而进一步优化治疗方案。

(六)小结

全球每年发生 200 万例脑出血,与缺血性卒中相比,脑出血的致残率及死亡率更高。脑出血的一线治疗方案尚无明确证据,目前发现保守治疗、早期积极降压能够防止血肿扩大,但是未改善患者功能结局。中医药在急性脑出血保守治疗方面具有独特的优势,中西医结合治疗可以提高疗效,大大减少并发症,促进功能的恢复。基于目前证据,凉血通瘀方联合常规治疗对急性脑出血具有有益的治疗前景,辨病和辨证结合治疗能一定程度上提高疗效。

四、中医药治疗小儿病毒性肺炎循证实践

小儿病毒性肺炎(children viral pneumonia)是由多种不同种类的病毒侵犯肺实质而引起的肺部炎症,小儿病毒性肺炎病原体主要包括:呼吸道合胞病毒、腺病毒、流感病毒、副流感病毒、巨细胞病毒以及新型冠状病毒等。通常是由上呼吸道病毒感染向下蔓延所致,常伴气管 - 支气管炎。本病好发于冬春季节,临床主要特征:发热、气喘、咳嗽、咳痰等,肺部听诊可闻及中、细湿啰音,X 线表现为肺实变浸润阴影,鼻咽部分泌物脱落细胞或血清病毒学检测阳性。

小儿病毒性肺炎属于中医学"肺炎喘嗽"范畴,热邪炽盛,闭阻于肺为基本病机,临床表现外邪闭肺、热邪(或热痰)闭肺及正虚邪恋等不同阶段,病情进一步发展可见心阳虚衰及邪陷心肝两种变证。肺气郁闭则是本证病机传变的中心环节,其病位主要在肺,常累及心、肝、脾。西医治疗主要以病因及对症治疗为主,选择抗病毒类的药物来进行治疗,比如利巴韦林、奥司他韦等。中医药辨证治疗小儿病毒性肺炎,根据疾病不同时期、不同证候,以宣肺开闭、止咳平喘为基本原则,若出现变证,心阳虚衰者,温补心阳;邪陷厥阴者,开窍息风,并配合中西医结合救治。

(一)临床情景

患儿秦某,男,3 岁 1 个月。

主诉:咳嗽、咳痰 5 天,加重两天伴有气喘。

现病史:患儿于 5 天前受凉后出现咳嗽、咳痰等症状,于当地卫生院就诊,具体治疗不详,治疗无明显效果,且出现加重,并伴有气喘,为求进一步诊治,遂来就诊。症见:发热,咳嗽咳痰,以夜间为甚,痰为黄白色痰,量较多,难以咳出,恶寒,纳差,精神较差,夜间睡眠差,大便干结,小便可,无寒热往来,无明显多汗、盗汗。

既往史:既往体健。出生即接种乙肝疫苗,服过脊髓灰质炎糖丸,8 个月时注射过麻疹疫苗,未接种新型冠状病毒疫苗。无外伤及手术史。无麻疹、百日咳、猩红热、肝炎等传染病,无新型冠状病毒感染史。否认输血及药物过敏史。

个人史:足月顺产,母乳喂养,6 月后断乳。发育正常。

家族史:否认家族遗传病史。

查体:体温 38.5℃,脉搏 106 次 /min,呼吸 27 次 /min,血压 85/60mmHg。

发育正常,营养良好,精神倦怠。颜面、眼睑无浮肿,结膜无充血,巩膜无黄染,双侧

瞳孔对光反射灵敏。咽部充血,双侧扁桃体无肿大,声音无嘶哑。呼吸急促,听诊双肺呼吸音粗糙,可闻及较多细湿啰音。心前区无隆起,心界无扩大,心音有力,律齐,各瓣膜听诊区未闻及杂音。腹肌无紧张,脐周无明显压痛及反跳痛,肝脾未触及肿大。移动性浊音阴性,肠鸣音稍活跃。神经系统未见异常。生理反射存在,病理反射未引出。舌红苔黄,脉浮。

辅助检查:血常规 WBC 6×10^9/L;RBC 4×10^{12}/L;Hb 135g/L;PLT 265×10^9/L。X 线检查可见斑片状影,咽拭子检查结果流感病毒抗原阳性。

临床诊断:小儿肺炎(病毒性肺炎)。

该患儿家属希望能够采取安全可靠的中医药治疗,尽快治愈。

(二) 构建明确的临床问题

针对上述临床病例,诊断非常明确,在临床治疗过程中,中医药干预用药是常使用的治疗手段,就患儿家属的诉求,问题主要在于采用中医药的治疗能否快速减轻症状,减少肺功能损伤。

医生需要将中医药治疗的疗效评判转化为临床问题。转化为 PICO 模式:即根据研究对象(patient)、干预措施(intervention)、对照措施(comparison)、结局指标(outcome)进行证据查找分析。

(三) 收集证据

1. 选择数据库　将临床疑问转换成循证医学问题,运用循证医学 PICO 原则,应用检索词,进行初级检索和文献分析。首先确定文献数据库,明确检索来源,全面搜集文献资料。数据库选择包括:Cochrane Library、Clinical Evidence、PubMed、Embase、中国生物医学文献数据库(SinoMed)、中国期刊全文数据库(CNKI)、维普数据库(VIP)、万方数据资源系统等。

2. 确定检索词　小儿病毒性肺炎患者,以中医药治疗相关的随机对照试验(RCT)纳入分析。计算机检测以上数据库,搜集关于中医药治疗小儿病毒性肺炎的 RCT,检索时限均为从建库至 2023 年 3 月,采用主题词结合自由词的方法进行检索,中文检索词主要为病毒性肺炎、呼吸道合胞病毒肺炎、腺病毒肺炎、新型冠状病毒感染、非典型肺炎等,英文检索词主要为 viral pneumonia、respiratory syncytial virus pneumonia、Adenovirus Pneumonia、COVID-19、SARS 等,根据纳入排除标准筛选文献。

3. 检索相关数据库获取符合要求的文献　梳理检出文献,各数据库有重复收录,与本病关联密切文献列举如下:

【文献 1】Yan Y,Wang SC,Bai WJ,et al.Evaluation by survival analysis on effect of traditional Chinese medicine in treating children with respiratory syncytial viral pneumonia of phlegm-heat blocking Fei syndrome [J].Integr Med,2009,15(2):95-100.

【文献 2】Shuai H,Li WS,Luo YJ,et al.Qingkailing Injection for Treatment of Children Pneumonia Induced by Respiratory Syncytial Virus:A Meta-Analysis of Randomized Controlled Trials [J].Chin J Integr Med,2018,24(4):288-295.

【文献 3】热毒宁治疗小儿病毒性肺炎有效性与安全性的 Meta 分析(赵梅翔,王雪峰,王洪霞,等 . 热毒宁治疗小儿病毒性肺炎有效性与安全性的 Meta 分析[J]. 中国中西医结合儿科学,2022,14(5):369-374.

【文献 4】喜炎平注射液治疗病毒性肺炎的临床评价的 Meta 分析(李嘉琪,巫志姗,王郝嘉,等 . 喜炎平注射液治疗病毒性肺炎的临床评价的 Meta 分析[J]. 药物流行病学杂志,2022:31(9):575-539.

【文献 5】陆权,王雪峰,钱渊,等 . 儿童病毒性肺炎中西医结合诊治专家共识(2019 年制定)[J].中国实用儿科杂志,2019,34(10):801-807.

【文献6】袁斌,白晓红,陈华,等.小儿病毒性肺炎中医临床诊疗指南(修订)[J].南京中医药大学学报,2023,39(3):293-300.

(四)证据评价

共检索到有代表性系统研究4篇,专家共识及临床指南各1篇。对文献初步分析发现,2019年以前多集中在腺病毒、呼吸道合胞病毒肺炎等,2019年后至2022年文献多集中在COVID-19肺炎,这一段时期缺乏符合系统性干预方面的文献。

以文献4为例,进行剖析。

1. 证据可信度 文献4系统评价喜炎平注射液治疗病毒性肺炎的有效性及安全性。通过计算机检索CNKI、VIP、WanFang Data、SinoMed、PubMed、EMbase、the Cochrane Library数据库,搜集关于喜炎平注射液治疗病毒性肺炎的随机对照试验(RCT),检索时限均为从建库至2022年4月26日,初检共获得402篇文献,经逐步筛选后,最终共纳入10个RCT,累计患者730例。由两名研究者独立筛选文献、提取资料,独立运用Cochrane系统评价员手册针对RCT的偏倚风险评估工具对纳入的病例进行分析,研究进行偏倚风险评价,每一方面内容均有"高风险""不清楚""低风险"3个等级。如遇分歧,通过讨论决定或交由第三方裁定。采用RevMan 5.3和Stata 12.0软件进行Meta分析和敏感性分析。纳入患儿中医及西医临床诊断都明确,对照组为利巴韦林注射液联合常规疗法,观察组喜炎平注射液联合常规疗法,评价临床总有效率及安全性。所有研究均无不完整数据及选择性报告的情况,检索较全面,对疗效评定时间期限、每日用药次数进行了限制,控制疗效判定时间为7d,用药次数均为每天1次,减少了临床异质性;对临床总有效率进行了敏感性分析,证明研究结果稳定。综上所述,本研究可信度为中等以上。

2. 结果是什么 根据纳入的研究证据,在西医常规疗法基础上,使用喜炎平注射液治疗病毒性肺炎的疗效优于使用利巴韦林注射液:喜炎平注射液静脉滴注可以提高患者临床总有效率,缩短患者退热、止咳和啰音消失时间。Meta分析结果显示:与利巴韦林注射液联合常规疗法相比,喜炎平注射液联合常规疗法治疗病毒性肺炎可提高临床总有效率[$RR=1.22,95\%CI(1.15\sim1.30),P<0.001$],此外还可适当缩减患者的退热天数[$MD=-1.33,95\%CI(-1.78\sim-0.89),P<0.001$]、止咳天数[$MD=-1.45,95\%CI(-1.57\sim-1.33),P<0.001$]以及啰音消失天数[$MD=-1.88,95\%CI(-2.34\sim-1.41),P<0.001$]。安全性方面,共3项研究报道了轻度过敏、皮肤瘙痒、恶心呕吐等不良反应,均无严重不良反应。两组的药品不良反应发生率差异无统计学意义($P>0.05$)。仍需更多研究进一步证实。

3. 证据适用于当前病人吗 综合以上文献检索和文献4评价的结果,中医药治疗小儿病毒性肺炎中医辨证论治的规范化与客观化、标准化的发展取得明显成效,但临床疗效评价还存在许多问题:很多研究设计不严谨,随机对照试验质量不高等,这些都影响了从循证医学角度对于临床疗效的评判。本次研究的纳入文献大多以症状改善作为评判,文献中,评价疗效的时间及标准等级也不一致,大多文献中只记录应用了单盲还是双盲,对于设盲、揭盲及实施盲法的过程描述较少,降低了文献的可信度。

通过对文献的进一步分析,不难发现,小儿病毒性肺炎病因单纯,上述实验中涉及纳入患儿的标准及临床特征都与本病例中患儿情况具有相似性,通过与西医单纯治疗相比较,明确应用中医药治疗在病情恢复及预后效果有确定的优势,由于小儿疾病康复较快,后期随访相对少,预后方面存在一定偏倚风险。在对于系统评价治疗病毒性肺炎的有效性及安全性研究中,涉及不良反应病例,仍需更多研究进一步证实。但在临床使用时仍需结合患者具体情况选择治疗方案。

(五) 实践与再评价

小儿病毒性肺炎发病急,病情变化迅速,在对于小儿病毒性肺炎的治疗中,一方面要充分考虑患儿及其家属的需求,将中医药治疗的情况客观如实反馈,另一方面要尊重患儿及家属对于治疗用药及方式的选择。治疗方案确定选取中医药治疗时,结合 2019 版专家共识及 2023 版小儿病毒性肺炎诊疗指南进行临证治疗,观察病情变化,做好病案资料整理,并可以通过患儿及家属的主观评价方面作为参考,评价治疗实践开始后的治疗效果,实现对于临床治疗的完整评价。

(六) 小结

总之,以上问题确实影响评价中医药治疗小儿病毒性肺炎的疗效,但结合实际的临床经验,建议在基础以及对症治疗的基础上,改善小儿肺炎临床症状,缩短病程,减少住院率及病死率。

五、中医药治疗 2 型糖尿病循证实践

糖尿病(diabetes mellitus,DM)是一组由多病因引起,以慢性高血糖为特征的代谢性疾病,是由于胰岛素分泌和(或)利用缺陷所引起。长期碳水化合物以及脂肪、蛋白质代谢紊乱可引起多系统损害,导致眼、肾、神经、心脏、血管等组织器官慢性进行性病变、功能减退及衰竭;病情严重或应激时可发生急性严重代谢紊乱,如糖尿病酮症酸中毒(diabetes ketoacidosis,DKA)、高渗高血糖综合征(hyperosmolar hyperglycemic syndrome,HHS)。糖尿病是继肿瘤、心脑血管病之后第三大严重威胁人类健康的疾病。糖尿病属中医学"消渴"范畴,中医药对糖尿病进行个体化治疗已有非常悠久的历史。近年来,糖尿病中医药防治内容逐步纳入现代医学指南中,中医药成为我国糖尿病防治的重要手段。

(一) 临床情景

患者张某,男,60 岁。

主诉:口干、多饮、多尿 3 年。

现病史:患者 2017 年体检发现空腹血糖升高(6.7mmol/L),测餐后 2 小时血糖 7.5mmol/L,未出现任何症状,诊断为"空腹血糖受损",医生建议低盐、低糖、低脂饮食,每日进行适度体育锻炼。患者未严格遵从医生建议,逐渐出现口干、多饮、多尿症状,但一直未予系统诊治。2020 年患者自觉症状加重就诊于某医院,经查空腹血糖 9.3mmol/L,餐后 2 小时血糖 13.6mmol/L,诊断为"2 型糖尿病",行生活方式干预,二甲双胍 0.5mg/d,空腹血糖、餐后 2 小时血糖控制良好。3 个月前,患者自觉口干、多饮明显,每天饮水约 4 500mL,多尿,尿量约 3 500mL,伴乏力、手足心热、消瘦,自测空腹血糖、餐后 2 小时血糖控制不良,为进一步系统治疗就诊于门诊。患者自觉寐差,二便调,精神倦怠,舌质红,舌苔薄黄,脉细。

既往史:否认高血压、心脏病等其他慢性病病史,否认过敏史。

家族史:否认家族遗传病史。

体格检查:体温 36.5℃,脉搏 83 次/min,呼吸 20 次/min,血压 130/90mmHg。神志清楚,精神尚可,形体适中,营养中等,步入病室,查体合作,对答切题,全身皮肤黏膜无黄染,全身浅表淋巴结无肿大,双侧瞳孔等大、等圆,对光反射灵敏。咽部无充血,扁桃体无肿大。颈软,无抵抗,气管居中,胸廓对称,双肺呼吸音清,未闻及干湿啰音。心率 83 次/min,律齐,心音正常,心界无扩大,腹软平坦,全腹无压痛点及反跳痛,双下肢无浮肿,神经系统检查(-),四肢肌力 5 级,肌张力正常。

[诊断]

中医诊断:消渴(气阴两虚)。

西医诊断:2 型糖尿病。

(二)构建明确的临床问题

医生就 2 型糖尿病的治疗及预后向患者及家属进行了详细介绍。对于高血糖的药物治疗包括口服降糖药治疗、胰岛素治疗、中医药治疗,临床上常单一或者联合使用。患者及家属的主要临床问题是西药治疗不理想,不愿加用口服降糖药或使用胰岛素继续治疗,希望配合中药控制病情,但对中药治疗糖尿病的疗效及安全性尚存在疑虑。中西医结合治疗 2 型糖尿病与单独西药治疗比较疗效如何? 中药治疗 2 型糖尿病安全性如何?

根据 PICO 原则,分解临床问题如下:①患者或人群(patient or population):2 型糖尿病患者;②干预或暴露因素(intervention or exposure):中药 + 西药治疗、中药治疗;③比较(comparison):西药、安慰剂或不治疗;④结果(outcome):空腹血糖、餐后 2 小时血糖、糖化血红蛋白、胰岛素敏感指数、糖尿病临床症状等中间指标。

(三)收集证据

本次检索的目的是使用证据,以快速、查准为重点,以计算机检索为主。检索数据库选择 UpToDate、Best Evidence、The Cochrane library、PubMed、中国生物医学文献数据库(SinoMed)、中国期刊全文数据库(CNKI)、中文科技期刊数据库(VIP)、万方数据资源系统。根据 PICO 提供的关键词,选择 "diabetes mellitus" "diabetes" "Traditional Chinese Medicine" "Chinese medicinal herb" "糖尿病" "消渴" "中药" 等检索词,对支持主题词检索的数据库,可以查主题词表,确定主题词作为检索词,否则可以用关键词。检索文献首选循证实践指南、基于 RCT 的系统综述,如未获得相关证据,再检索原始 RCT 文献。排除以治疗糖尿病急慢性并发症为目的的临床实践指南、系统综述 /Meta 分析或随机对照试验。

共检索出 2011 年以来含中医药治疗相关内容的 2 型糖尿病临床实践指南 9 篇,选择其中密切相关的 2 篇文献。

【文献 1】中国 2 型糖尿病防治指南(2020 年版)(中华医学会糖尿病学分会 . 中国 2 型糖尿病防治指南(2020 年版)[J]. 中华糖尿病杂志,2021,13(4):315-409.)

【文献 2】中国老年糖尿病诊疗指南(2021 年版)(国家老年医学中心,中华医学会老年医学分会,中国老年保健协会糖尿病专业委员会 . 中国老年糖尿病诊疗指南(2021 年版)[J]. 中华糖尿病杂志,2021,13(1):14-46.)

共检索出中药治疗 2 型糖尿病的系统综述或 Meta 分析 83 篇,考虑到患者及家属更倾向于配合使用中成药,选择密切相关的 3 篇系统综述。

【文献 3】Lian F,Jin D,Bao Q,et al.Effectiveness of traditional Chinese medicine Jinlida granules as an add-on therapy for type 2 diabetes:a system review and meta-analysis of randomized controlled trials[J].J Diabetes,2019,11(7):540-551.

【文献 4】Gu Y,Xu X,Wang Z,et al.Chromium-containing traditional Chinese medicine,Tianmai Xiaoke tablet,for newly diagnosed type 2 diabetes mellitus:a meta-analysis and systematic review of randomized clinical trials[J].Evid Based Complement Alternat Med,2018(22):1-8.

【文献 5】李红典,李明轩,白薇,等 . 参芪降糖颗粒联合二甲双胍治疗 2 型糖尿病有效性及安全性的 Meta 分析[J]. 世界中西医结合杂志,2020,15(9):1630-1637.

(四)证据评价

1. 证据是否可信 近年来,糖尿病中医药防治内容逐步纳入现代医学指南中。2017 年中医药首次纳入《中国 2 型糖尿病防治指南》,2020 年版指南及《中国老年糖尿病诊疗指南(2021 年版)》再次将中医药内容纳入其中,单独作为一个章节,充分肯定了中医药在国家糖尿病防治指南体系中的作用和影响力。随着质量相对较高的系统综述及随机对照试验出现,中医指南制定方法逐步规范,同时与国际接轨,部分指南也同步发布英文版和国际指南。特别是在 2020 年版指南中还提供了中医药防治糖尿病的循证证据。

三篇系统综述中选取【文献 3】"Effectiveness of traditional Chinese medicine Jinlida granules as an add-on therapy for type 2 diabetes:a system review and meta-analysis of randomized controlled trials"进行详细探讨剖析。

该系统综述旨在回答对于 2 型糖尿病患者,津力达颗粒联合降糖药与单用降糖药相比,治疗的有效性与安全性,临床问题具体明确;研究类型为随机对照试验,未对发表状态及语言进行限制;研究对象包括任何种族、性别、年龄和符合世界卫生组织标准(WHO 1999)或美国糖尿病协会标准诊断标准的 2 型糖尿病患者,诊断及纳入标准明确;干预措施治疗组采用津力达颗粒联合降糖药,对照组采用降糖药或降糖药加安慰剂;主要结局指标为 HbA1c(糖化血红蛋白)和 FBG(空腹血糖),2hPG(餐后 2 小时血糖),次要结局指标为 HOMA-ir(胰岛素抵抗指数)、HOMA-β(胰岛 β 细胞功能指数)、BMI(身体质量指数)和不良事件。检索数据库包括 CNKI、万方数据库、PubMed、CBM 和 VIP,对相关文献进行了检索,必要时与文献作者联系以获得更多信息。作者对检索结果进行了详细描述,最终纳入 15 个临床试验,并绘制了漏斗图。研究纳入、质量评价、数据提取均由 2 位研究者独立进行,发生分歧时有明确解决方法。采用 Cochrane 偏倚风险工具评估随机对照试验的偏倚风险。所有研究都提到了"随机化",但只有 6 个试验说明了随机分配序列产生的办法,4 个试验描述了分配隐藏信息,3 个试验描述了盲法,1 个试验存在选择性报告,15 个研究方案中只有 1 个被注册并发表。BMI、HOMA-ir、HOMA-β 均存在较高的异质性,可能由于不同抗糖尿病药物联合津力达颗粒引发不同的药物代谢所致。

证据评价:按照英国牛津大学循证医学中心证据分级和推荐标准证据级别Ⅰa 级,推荐级别 A。

2. 结果是什么 【文献 1】在"要点提示"中指出:中医药在糖尿病治疗中协同降糖、改善症状和体征、防治并发症、提高生活质量,在三级预防中发挥作用。

在"糖尿病中医药治疗概述"中指出:可按三消辨证、三型辨证(阴虚燥热、气阴两虚、阴阳两虚)、分类辨证(脾瘅、消瘅)等辨证施治。

在"糖尿病中医药治疗建议"中指出:2 型糖尿病气阴两虚证,在应用二甲双胍等降糖药物的基础上,可加服津力达颗粒。

指南还指出,除津力达颗粒外,天麦消渴片、参芪降糖颗粒、葛根芩连汤、大柴胡汤具有协同降糖,改善症状和体征,提高生活质量等作用。

【文献 2】指出,中医药在糖尿病及并发症的治疗中有一定效果,建议在专业中医指导下接受中医、中西医结合治疗,并且在治疗过程中注意用药的安全性。

【文献 3】15 个研究被纳入系统综述,共计 1 820 例患者。与对照组比较,在常规降糖基础上加用津力达颗粒,HbA1c 下降幅度更大($MD=-0.66$;$95\%CI$:$-0.72\sim-0.60$;$P<0.000\,01$);空腹血糖(fasting blood glucose,FBG)下降幅度更大($MD=-0.89$;$95\%CI$:$-1.08\sim-0.70$;$P<0.000\,01$);餐后 2 小时血糖(2hPG)下降幅度更大($MD=-1.62$;$95\%CI$:$-1.93\sim-1.32$,$P<0.000\,01$)。此外,津力达颗粒降低体重指数,改善胰岛功能。

9 项试验($n=1\,168$)报告了不良事件,不良事件发生率组间有统计学差异,提示津力达颗粒可能具有降低不良事件发生率的潜在作用,大多数不良事件为胃肠道反应。

3. 证据适用于当前病人吗 本案例中患者情况与研究证据中纳入患者相似,文献检索和评价的结果提示津力达颗粒联合西药治疗 2 型糖尿病,在降低空腹血糖水平、餐后 2 小时血糖、糖化血红蛋白及改善胰岛素敏感性等方面有一定优势。津力达颗粒具益气养阴、健脾生津之效,用于 2 型糖尿病气阴两虚证。根据患者具体情况,中医辨证为气阴两虚证,故系统综述证据结果可用于本例患者。

(五) 实践与再评价

在提出问题、检索文献、评价证据后,应该结合临床实际做出临床决策。主治医师结合辨证结果,建议患者在继续服用二甲双胍基础上,选用津力达颗粒配合治疗。将治疗方案告知患者及家属,综合利弊分析,解释其疑虑,患者及家属表示愿意按照主治医师提供方案继续治疗。患者连续服用二甲双胍、津力达颗粒 3 个月后,口干多饮、手足心热消失,尿量基本正常,倦怠乏力明显缓解,自测空腹血糖基本控制在 6.9mmol/L 以下,餐后 2 小时血糖控制在 9.7mmol/L 以下,糖化血红蛋白 7%,未出现不良反应。应继续观察患者临床表现、体征变化及是否存在不良反应,根据病情变化及时调整治疗方案,评估治疗效果。

(六) 小结

近 30 多年来,我国糖尿病患病率显著增加,据 2015 至 2017 年全国 31 个省流行病学调查显示,我国 18 岁及以上人群糖尿病患病率为 11.2%。中医药治疗 2 型糖尿病在中国已得到广泛应用,越来越多的系统综述及临床试验显示中医药可为糖尿病患者提供降低血糖水平、改善胰岛素抵抗和胰岛功能、减轻体重和降低不良事件发生率等益处。循证证据优先选择循证实践指南,其次是系统综述、随机对照试验;临床决策时既要考虑循证证据的可信度,也要考虑结局指标效果大小及其不良反应,同时要分析患者、治疗条件等与循证证据的相似情况,在辨病 + 辨证基础上,结合患者及家属的意愿和期望做出决定并进行后效评价。

六、针刺治疗抑郁症的循证实践

针刺治疗抑郁症是一种日渐受到重视的治疗方式,并在循证临床实践中有着重要的地位。尽管针刺治疗抑郁症的机制并不完全清楚,但许多开展的研究表明,它可以有效地改善抑郁症患者的情绪和精神状态。针刺治疗抑郁症被认为是一种有效的非药物治疗方法,因为它可以在不进行药物治疗的情况下改善抑郁症患者的症状,同时减少抑郁症患者的药物依赖性。

在本节中,我们将学习如何根据临床情景检索文献,评估随机对照试验(RCT)结果的可信度,以及如何将研究结果应用于实践。

(一) 临床情景

小丽是一名 43 岁未婚女性,自从高中毕业后就一直在一家杂货店工作。26 岁开始,她一直反复发作抑郁症,最后一次发作是 4 年前,当时她服用氟西汀来缓解症状,但由于副作用的存在(恶心和失眠),她无法完全恢复。3 天前,她的精神科医生诊断出其发作了 1 次中度抑郁症(汉密尔顿抑郁量表,得分 20)。小丽希望能找到一种副作用较少、有效的治疗方法。心理咨询作为常用的治疗方法之一,可以帮助她缓解症状,但她的朋友小马建议针刺可能会更快见效。小丽想了解哪种治疗方法更适合自己。

(二) 构建明确的临床问题

上述病例可以概括为 PICO 形式的临床问题:对于中度抑郁症反复发作且服用抗抑郁药物有一定副作用的患者,选择针刺治疗还是心理咨询疗法更能够有效地缓解其抑郁症状?

(三) 收集证据

经过使用检索词"抑郁症""针刺""depression""acupuncture"搜索中国知网、万方数据库、PubMed 和 Embase 等数据库,检索到文献"Clinical practice guidelines for using acupuncture to treat depression""Acupuncture for Depression:A Systematic Review and

笔记栏

Meta-Analysis"以及一篇相关临床研究文献"Acupuncture and Counselling for Depression in Primary Care：A Randomized Controlled Trial"。在阅读完这些文献后,你会根据它的研究结论,向小丽推荐针刺治疗吗?

(四) 证据评价

我们将着重探讨"Acupuncture and Counselling for Depression in Primary Care：A Randomized Controlled Trial"这项研究的方法学偏倚、结果及其是否可以被应用于我们的临床案例。

1. 证据是否可信?

(1)试验组和对照组在开始研究时是否具有相似的预后? 在本条目下,应考虑文献中①患者是随机分组的吗? ②随机分配的隐藏是否做到了? ③就预后因素而言,患者在基线时是否可比?

带着这些问题进行文献阅读,我们发现:①在第 2 页,方法设计的第 6 行明确提及了随机化;②在第 2 页,方法设计的第 10 行提及了远程分配确保了随机分配的隐藏;③第 3 页,结果部分中受试者第 5 行,不同组之间的基线患者特征相似,详情可见文献第 5 页的受试者基本特征表。

(2)检验是否实施了盲法? 根据第 2 页方法设计的第 1 行,这是一项开放标签(非盲法)的随机对照试验。未实施盲法可能会在一定程度上导致试验数据的失真,即试验结果可能受到研究者的偏见或主观判断的影响。另外,由于未实施盲法,受试者可能存在偏见,导致结果存在偏差,从而影响结果的准确性。

(3)研究结束时,各组是否平衡? 应考虑以下条目:a. 是否完成了随访? b. 是否是在随机分配的组中对患者进行的统计分析? c. 是否提前停止了试验?

a. 读文献发现,主要结局指标为治疗第 3 个月的 PHQ-9 评分,在针刺组 301 人、心理咨询组 302 人、常规治疗组 151 人中,失访率分别为 17%、22%、15%。作者按如下方式处理缺失数据：第 3 页最后一段第 4 行。"缺失数据的患者往往更年轻,基线抑郁水平更高,并且使用估算数据来考虑他们的情况。"在第 8 页,左栏,第二段第 1 行。"使用多重填补法在一定程度上补偿数据缺失的相关局限性。"但大量失访仍然增加了其结果的偏倚风险。

b. 是的,在第 3 页统计分析部分,第 3 段第 1 行中提到采用的是意向性分析的方法。

c. 并未提前终止试验,研究人员根据估计的样本量进行的招募患者。

2. 结果是什么　治疗的效应量有多大? 根据阅读原文,我们判断为小效应,原因如下：主要结局指标为治疗第 3 个月末的 PHQ-9 评分,观察到的效应大小相当于 Cohen's d <0.5。文中未报道 PHQ-9 的最小重要差异值(minimum important difference,MID)。通过阅读相关文献,我们发现 PHQ-9 的最小临床差异值为 4。在文献中针刺与常规治疗的平均差异为 –2.46,心理咨询与常规治疗的平均差异为 –1.73,针刺与心理治疗的差异为 –0.76。这些差异明显小于 MID。

治疗效果的评估精确吗? 治疗效果的评估是精确的。针刺与常规治疗的平均值的 95% 置信区间(CI)为 –3.72 到 –1.21,其两个极端均小于 MID,尽管表示较大效果的边界接近 MID。常规治疗与心理咨询组的 CI 也是如此,为 –3.00 至 –0.45,而针刺组与心理咨询组的 CI 为 –0.77 至 0.25(第 9 页表 3)。

3. 证据适用于当前病人吗　通过阅读文献发现,第 2 页受试者人群,第 5 页表 1 中可以发现纳入患者的资格标准和基线特征与场景中的患者小丽相似。PHQ-9 是一种有效的、定量的、临床上常用的评估抑郁症的工具,也是文献中的关键结局指标,能够在一定程度反映抑郁症的严重程度。

在权衡利弊方面：结果表明,与常规治疗方式相比,针刺和心理咨询的疗效更加显著。

由于缺乏盲法和患者失访,使得结果存在一定的偏倚风险。但三组治疗均没有明显的不良反应,且成本也无明显差异。

(五) 实践与再评价

在临床实践时,可以向小丽详细介绍这两种治疗方式,让她了解这可能会给她带来一些好处,并与他一起讨论这些治疗方式是否适用于她。要与患者建立良好的沟通,倾听患者的需求,尊重他们的个人选择,以及他们对于治疗方案的建议。并向患者提供充分的信息,允许患者有充分的时间和空间去思考和决定自己的治疗方案。允许患者参与到治疗过程中,并尊重他们对治疗方式的建议和决定。

再评价是一种衡量某种临床实践(比如治疗方法)在患者治疗过程中的效果以及治疗结果的方法。这种评估手段可以帮助医护人员更好地了解某种治疗方法的有效性,并且可以指导以后的临床实践。在再评价过程中,会收集患者在治疗前后的病情数据,以评估治疗方法的有效性,这可以从客观和主观两个方面进行:客观方面可以收集患者治疗前后的生理参数、检查报告等,以及临床治疗后的病情恢复情况;而从主观方面,可以采用患者的自我评价,即患者是否感觉治疗方法的疗效。总而言之,再评价是一种极具重要意义的临床评价手段,可以为临床治疗提供有效的指导。

(六) 小结

临床实践中,抑郁症患者可以根据临床诊断,结合个体差异,调整治疗穴位,以达到治疗抑郁症的最佳效果。在开展针刺治疗之前,医生首先要进行详细的临床访谈,以确定抑郁症患者的具体情况,并结合中医理论,对抑郁症患者进行辨证施治,确定针刺治疗的穴位,然后再进行针刺治疗。

在循证临床实践中,应重视临床研究,综合考量研究结果,改善临床实践,完善治疗方案,以求取更佳的治疗效果。在查找到相关临床研究证据时也要注意:

1. 首先要认真研究临床研究结果,以便能正确理解研究结果。

2. 其次,要了解临床研究的局限性,以免过分依赖研究结果。

3. 还要考虑患者的独特特征,例如年龄、性别、疾病类型等,以避免将临床研究结果推广到不适当的病例中。

4. 最后,在实施临床实践前,应根据临床研究结果,评估治疗方案是否合理,以及治疗方案的安全性。

在缺少临床研究的情况下,观察性研究也能作为补充,来改进临床实践,提高治疗效果。此外,还要充分考虑患者的意愿和期望,确定最佳治疗方案,以确保治疗效果,同时加强安全管理,以确保治疗过程中的安全性。

七、体质辨识与干预预防高血压的循证实践

中医体质辨识进入国家基本公共卫生服务项目

中医九种体质辨识,是国医大师王琦教授历经 40 多年,在继承前人的基础上,对体质现象进行系统的研究,发现并证实中国人的九种体质类型,颁布我国第一部《中医体质分类与判定》标准,形成健康状态评价方法。中医体质学,先后被国家列为重点研究发展计划(973 计划)及国家自然科学基金重点课题。2009 年被纳入《国家基本公共卫生服务规范(2009 年版)》,成为首个进入国家公共卫生服务体系的中医体检项目,并在全国推广应用。

笔记栏

　　高血压（hypertension）是指以体循环动脉血压（收缩压和／或舒张压）增高为主要特征（收缩压≥140mmHg，舒张压≥90mmHg），可伴有心、脑、肾等器官的功能或器质性损害的临床综合征。高血压可分为两类：一是原发性高血压，二是继发性高血压。临床上以原发性为主，是最常见的慢性病，也是心脑血管病最主要的危险因素。目前随着人口老龄化、急性传染病和慢性病的双重负担及环境恶化导致医疗卫生需求不断增长，以疾病为中心的传统诊疗模式难以应对挑战，以个体和群体健康为中心的管理模式应运而生。中医体质学家提出"体质辨识"的概念进一步契合健康管理的思路。体质辨识即以人的体质为认知对象，选择相应的治疗、预防、养生方法，从而实现"因人制宜"的干预。使用中医体质辨识来干预预防高血压等慢性疾病为现代健康管理提供了方法、工具与评估体系。本节通过实践案例，主要探讨如何应用循证医学方法对体质辨识干预预防高血压的问题进行循证决策。

　　中国人可分为9种基本体质类型：平和质、气虚质、阳虚质、阴虚质、痰湿质、湿热质、血瘀质、气滞质和特禀质。根据中医体质量表可以确定病人的身体特征。

（一）临床情景

　　患者李某，男，35岁。

　　主诉：体检发现血压高半个月。

　　现病史：入院前半个月院外安静状态下体检时测血压值为150/100mmHg，后多次非同日测血压波动在140~170/90~120mmHg，测得舒张压120mmHg，偶伴有头晕、胸闷、失眠，无黑蒙、晕厥，无胸痛、出冷汗，舌苔黄且舌质绛红、气促等，持续时间数分钟至半小时不等，可自行缓解。

　　既往史：既往体健。

　　家族史：父亲患高血压。

　　辅助检查：体温36.5℃，脉搏88次/min，呼吸20次/min，血压169/120mmHg，身体质量指数28.5kg/m²。神志清楚，营养良好，步行入院，双肺呼吸音清，未闻及干湿啰音，心率88次/min，心律齐，心音正常，各瓣膜听诊区未闻及病理性杂音，腹平软，无压痛，肝脾肋下未触及。

　　分析：采用中医体质量表判断患者体质类型。高血压分型则根据临床表现和舌质、脉象以及现代高血压的危险因素。

［诊断］

中医诊断：眩晕／头痛（阴虚阳亢）。

西医诊断：原发性高血压。

（二）构建明确的临床问题

　　1. 如何通过《中医体质分类与判定》中特定条目来判断高血压患者的体质？

　　2. 判断高血压患者的体质后如何进行预防？

　　3. 与西医相比，通过循证进行体质辨识后对不同体质的高血压患者的优势在哪里？

　　临床上可以通过循证医学的原则，将患者及家属提出的问题转换为PICO模式，即研究对象（patient）、干预措施（intervention）、对照措施（comparison）、结局指标（outcome）。

　　P：高血压患者。

　　I：体质辨识治疗＋西医常规治疗。

　　C：西医常规治疗。

　　O：高血压值、眩晕情况、不良反应。

（三）收集证据

　　本次检索的目的是使用证据，以快速、查准为重点，以计算机检索为主。首先确定文献数据库,明确检索来源,力求尽可能全面地收集文献资料。

数据库包括:中国期刊全文数据库(CNKI)、万方数据资源系统、维普数据库(VIP)、中国生物医学文献数据库(Sino Med)、PubMed、web of science(WOS)、Embase;同时手工查阅文献及书籍。检索文献首选临床实践指南、基于 RCT 的系统评价,如未获得相关证据,再检索原始 RCT 文献。

以"高血压、高血压病、原发性高血压、眩晕、头痛、肝风、风眩、头风"和"中医体质、中医辨识、体质辨识、中医体质辨识"为主题词,应用"高级检索"的方法,限定时间为至 2023年,选择期刊及特色期刊。

纳入标准:①文献内容与高血压及中医体质辨识相关;②发表于国内外正规医学期刊的文献。排除标准:①动物实验;②重复发表、与本研究无关的文献。

【文献1】Mu T.Y.,Zhu Q.Y.,Chen L.S.,et al.Traditional Chinese Medicine constitution types of high-normal blood pressure:A meta-analysis[J].Heliyon,2023,9(2):e13438.

【文献2】李鹤,张锐,杨清馨,等.中医体质类型与高血压相关性研究的 Meta 分析[J].济宁医学院学报,2020,43(1):54-58.

【文献3】查俨峰.中医体质辨识干预措施对原发性高血压疗效的 Meta 分析[D].昆明:云南中医药大学,2020.

【文献4】李明,巫小芳.中医体质辨识及干预在高血压前期治未病健康管理中的效果观察[J].中西医结合心血管病杂志,2020,8(28):159-161.

【文献5】汤聪,张雪芳,张敏,等.辨体质调护在轻中度高血压病病人中的应用效果[J].中西医结合心脑血管病杂志,2019,17(22):3638-3642.

【文献6】谢梦.高血压发病情况与中医体质干预在健康管理中的应用效果[J].光明中医,2019,34(21):3221-3223.

【文献7】代玲玲.基于中医体质辨识的综合干预对社区原发性高血压患者影响的研究[D].合肥:安徽中医药大学,2018.

【文献8】Zhu Y,Shi H,Wang Q,et al.Association between nine types of TCM constitution and five chronic diseases:a correspondence analysis based on a sample of 2,660 participants[J/OL].Evid Bas Comp Alternat Med,2017.DOI:10.1155/2017/9439682.

【文献9】朱燕波,王琦,折笠秀树.中医体质量表的信度和效度评价[J].中国行为医学科学,2007,16(7):651-654.

(四) 证据评价

文献 1 的 Meta 分析共纳入 17 项研究,涉及 8 118 名受试者。Meta 分析中包含的原始研究质量一般。并且所有纳入的原始研究都用中文撰写,检索到的英文文章均不符合纳入标准,存在一定的选择偏倚。而且 Meta 分析是一项回顾性研究,不能证明因果关系。并非所有研究都明确报道了中医体质的计算方法。由于研究方法的不同,研究结果可能会有偏差。本研究发现高血压人群的中医体质分布与糖尿病、血脂异常等其他疾病存在差异。阴虚质、痰湿质和气虚质是糖尿病人群常见类型;血脂异常的前三大中医体质分别为痰湿质、气虚质和阳虚质,都表明不同疾病之间中医体质分布存在差异。

文献 2 的 Meta 分析共纳入 13 项研究,涉及 6 684 名受试者。Meta 分析中严格按照NOS 量表对纳入文献进行质量评价,方法学质量相对较高,也进行了偏倚风险评价、敏感性分析、发表偏倚分析等。但存在一定的局限性,受限于资料,纳入文献均为中文文献,面向人群均为中国居民,研究结果仅限于中国地域,未能从种族、饮食、性别等方面分别进行探讨。

文献 3 为学位论文,关于中医体质辨识干预措施对原发性高血压疗效的 Meta 分析。共纳入 11 项研究,涉及 1 374 名受试者。11 篇文献均未描述对参与者和实施者实行盲法,均未提及对结局评估者实行盲法。文献质量评价中 10 篇文献的分组方式均提到"随机",1 篇文献未说明分组方式,2 篇文献分组方式明确描述了随机分配方法,应用"随机数字表法"和"数字随机法",余下 9 篇文献都没有对随机分配方法进行明确的阐述。所有 11 篇文献都没有对随机方案的隐藏和各类盲法的实施进行说明。并且纳入文献进行的试验都是国内研究,无法获取计划书或注册情况,存在选择阳性结果报道的风险,容易产生发表偏倚,这对 Meta 分析的结果会产生重大影响。虽然研究结果显示中医体质辨识及干预措施对原发性高血压疗效具有积极作用,但仍存在明显的局限性。第一,纳入研究的文献质量不高,在一定程度上影响了结果的可靠程度;第二,只纳入了中文文献,且纳入的研究对象样本量偏少,缺乏足够的代表性,无法全面推广;第三,本研究以降压有效率作为主要结局指标,中医体质辨识及干预措施也可能对原发性高血压的诸多风险因素产生不同的影响,无法全面、具体地评价中医体质辨识及干预措施对原发性高血压多因素的确切疗效,有待进一步拓展、延伸研究。

文献 4 属于 RCT。采用随机数字表的分组方式,对照组和观察组均为 43 人,未使用盲法,偏倚风险较高。其结论是中医体质辨识及干预可以有效地改善高血压前期患者的健康状况,具有一定的临床价值。但对于观察性研究还存在缺陷,主要是样本量过小,对于结论的支撑性不够。主要结局指标描述不清,并未描述出所有的结局指标。

文献 5 属于 RCT。采用随机数字表法。但未使用盲法,没有报告分配隐藏,对其失访率也没有进行描述,所以存在偏倚风险。研究对 200 例轻中度高血压患者进行个体化的辨体质调护 6 个月,观察偏颇体质纠正率、中医体质积分和血压控制情况,结果显示"治病求本"思想的辨体质施护可以纠正高血压患者的偏颇体质,改善临床症状,有效地控制血压水平。

文献 6 属于 RCT。采用随机数字表法。但未使用盲法,没有报告分配隐藏,对其失访率也没有进行描述,所以存在偏倚风险。对 100 例高血压患者进行中医体质干预后发现,观察组在不同性别、年龄、体质的发病率均明显低于对照组,说明在健康管理中加入中医体质干预,可以增强体质并有效降低各因素引起的高血压。中医体质干预的管理模式在减少发病率的同时,也可以很好地控制患者发病后的血压,使其趋于稳定,有效预防了长期高血压导致的其他心脑血管疾病。但是并未完整地考虑到所有重要结局。对于应用效果的解释描述过于宽泛。

文献 7 为学位论文。文中阐述了失访脱落的人数和原因。对每种体质分别进行干预,主要结局指标的探究较为完整。通过监测合肥某社区原发性高血压患者的一般情况和生化指标情况,研究和分析社区患者的体质分布情况,同时观察体质辨识的中医干预方案对患者的影响,探讨中医体质干预对社区患者临床治疗的有效性。在问卷调查基础上辨识中医体质类型,根据不同体质在饮食、运动、耳穴上设计相应的方案。结论为中医干预对不同体质高血压患者的体重、腰围、血压水平有显著改善,对肾功能和血糖血脂起到显著调节作用。但仍然存在研究方案不够完整的问题。

文献 8 为相关性研究。探讨九种中医体质与高血压、高脂血症、糖尿病、心脏病和肥胖症五种慢性病的关联。运用分析转换为交叉表的双向和多向类别数据的统计方法,发现阴虚质和平和质与高血压、糖尿病有关;痰湿质与肥胖相关;湿热型与高脂血症有关;气虚型与心脏病相关。存在局限首先是这项研究完全基于横断面数据,应进行纵向研究以确认研究结果。其次,慢性病是自我报告的,只有五种慢性病参与研究。最后,中医体质还与饮食习惯、地理位置和气候等其他因素相关。最好是招募更多不同领域的参与者,并进一步分析未来中医体质类型与慢性病的相关性。

文献 9 为中医体质量表的使用。

(五) 实践与再评价

文献 1 和文献 4 对于外部证据与患者价值观、偏好、环境等因素不清楚。

文献 2 与文献 3 都属于 Meta 分析。均进行了敏感性分析、异质性分析和发表偏倚来探究中医体质类型的辨识是否能够对高血压的预防起到较好的作用。再者纳入的都是中文文献,研究结果仅限于中国地域。

文献 5 主要是选取高血压专病门诊的患者为研究对象。以电话、微信、QQ 来进行随访,以及每个月组织 1 次高血压健康知识讲座。

文献 6 和文献 7 都是在来医院体检的对象中进行选取的。患者主要是因为环境或者就医偏好等因素就医。文献 4 主要选取来医院参加体检的高血压患者。文献 5 在郑州市中医院体检的中原区机关事业单位 2 200 名人员中选取 20~45 岁之间单一体质类型,具有健康管理意愿且愿意接受治未病健康管理人员 207 人。

文献 8 的受试者是从社区、健康检查中心或大学收集的。符合条件的受试者是患有自我报告的慢性疾病的参与者。

(六) 小结

中医体质干预治疗高血压是多方面、多层次、多环节的,是一种综合调整的结果,虽然有研究已经证明中医体质干预治疗高血压的有效性,也规范化地制订了针对不同体质的中医体质干预方案。但是仍有不足之处:

1. 临床上混合体质的患者屡见不鲜,要考虑涉及混合体质的高血压患者的中医体质干预研究。

2. 中医体质辨识可以发现时常会存在的怕冷、痤疮、面斑等问题,而这些问题是常规体检难以发现,或者不重视的,研究将中医体质辨识与常规健康体检相结合,明显弥补了常规体检的不足。更易在疾病发生前期检出,进行相应的干预与预防。

3. 不同体质的规范化干预,不同研究针对的重点不一样,例如有的重视饮食、运动、耳穴,而有的涉及患者生活,或是中药、针灸、保健按摩、情志起居等方面。

4. 由于各个研究干预后时长不一致,若有更多的时间、精力和资源等条件,研究人员应继续深入,以了解中医体质干预后的体质类型变化情况。

5. 在对高血压患者中医体质干预的研究中,拓宽思路,制定更加全面的中医体质干预方案和标准,完善混合体质的高血压患者的中医体质干预研究,完善九种体质高血压患者的更多干预方案的疗效观察,完善中医体质干预前后体质类型变化的研究。未来可以获取更为全面、更大样本的临床试验数据,推动中医体质干预治疗高血压的试验研究进入更深层次的研究领域,从而更好地应用于临床实践。

八、中医药干预膝骨关节炎促进康复的循证实践

膝骨关节炎(knee osteoarthritis, KOA)是一种以关节软骨退行性变、软骨下骨质反应性改变、关节边缘骨赘形成、滑膜病变、韧带松弛或挛缩、关节囊挛缩、肌肉萎软无力等为特征的慢性关节疾病。膝骨关节炎作为造成 60 岁以上人群丧失劳动能力的主要原因之一,随着人口老龄化,发病率逐年飙升。最新研究证据提示,目前我国有近 1.3 亿人遭受膝骨关节炎困扰;60 岁以上人群,近一半患膝骨关节炎;75 岁以上人群中,超过 80% 患膝骨关节炎。膝骨关节炎致残率高达 53%,严重影响患者的生活质量,也给社会带来沉重的经济负担。

基于中医“治未病”理论,进行“未病先防”,通过改善生活方式、避免危险因素等来积

极预防膝骨关节炎的发生。根据现代保膝理念和慢性病管理人群细分的要求,综合患者临床表现及影像学等资料,非药物与药物治疗相结合,分为 5 期进行个体化阶梯康复治疗,必要时手术治疗,充分发挥中西医优势,既要按照传统辨证论治思路,灵活选用中药、针灸、推拿等疗法,也应循序进行中西医结合阶梯康复治疗,并严格把握适应证,阻止或延缓膝骨关节炎进展(表 11-3 及图 11-3)。中医综合康复治疗疗效确切,可贯穿全程。健康教育、练功是康复治疗和巩固疗效的重要措施。

表 11-3　膝骨关节炎分期及临床表现

分期	临床表现	影像学表现	时段分属
Ⅰ期(前期)	年龄<50 岁,关节有轻度不适,怕冷,上楼酸软、下蹲站起乏力,关节活动有摩擦感或响声。运动后出现症状。但按诊断标准尚未构成骨关节炎或有超出正常范围的发育性关节内、外翻畸形	软骨磨损 0 级。MRI 表现为正常。K-L 影像学分级为 0~I 级	未病期 欲病期
Ⅱ期(早期)	年龄 ≥50 岁,按诊断标准可以确诊。非药物疗法可以控制,有时过度运动或劳累出现急性发作,一般可以临床治愈	半月板损伤期:伴有软骨下骨骨髓水肿,半月板的退变、撕裂或外突等单间室高压的影像学表现。MRI 表现为软骨内异常信号,但软骨面光滑。K-L 影像学分级为 I~II 级	发作期 缓解期
Ⅲ期(中期)	出现关节疼痛肿胀急性发作次数增多,需要止痛药控制,症状不易治愈,需要长期多种疗法综合应用才能治愈或缓解	部分软骨磨损期,伴有软骨下骨骨髓水肿,半月板的退变、撕裂或外突等单间室高压的影像学表现。MRI 表现为软骨表面轻度不规则和 / 或软骨全层厚度 50% 以下的局灶缺损。K-L 影像学分级为 II~III 级	发作期 缓解期
Ⅳ期(后期)	发育性关节内外翻角度加大。关节疼痛肿胀急性发作次数增多,服药症状不能完全缓解	单间室骨触碰期。MRI 表现为软骨表面严重不规则和 / 或软骨全层厚度 50% 以上局灶缺损,骨髓水肿,甚至局部软骨下骨裸露、骨坏死。K-L 影像学分级为 III~ Ⅳ级	发作期 缓解期
Ⅴ期(晚期)	保守治疗效果差,关节疼痛僵硬、活动明显受限,肿痛反复发作,肌肉萎缩,经常需要助行器或扶拐行走	多间室退变期。K-L 影像学分级为 Ⅳ级。MRI 表现为广泛软骨全层缺损、软骨下骨暴露,甚至出现骨坏死	发作期 缓解期

注:发作期,膝关节中度以上疼痛,或呈持续性,重者疼痛难以入眠,膝关节肿胀,功能受限,跛行甚至不能行走;缓解期,膝关节轻度疼痛,劳累或天气变化时加重,或以酸胀、乏力为主,或伴膝关节活动受限。

中医药治疗膝骨关节炎在实践与传承过程中,积累了丰富的理论和临床经验。本节通过实际案例,主要探讨如何应用循证医学方法对中医药干预膝骨关节炎促进康复问题进行循证决策。

(一)临床情景

曾医生是骨科关节运动医学专科的一名副主任医师,秉承患者至上的理念,对患者真诚关爱。有一次,他遇到这样一位患者,患者的基本情况如下:

患者何某,女,62 岁。主诉:右侧膝关节疼痛、活动受限 3 年。患者 3 年前出现右侧膝关节疼痛伴有活动受限,无明显外伤史,平卧或热敷右膝关节后疼痛可稍缓解,上下楼梯、天气变冷或劳累后疼痛可加重,久坐后站起开步时疼痛较甚。反复于外院门诊就诊,疼痛时需口服西乐葆止痛,停药后疼痛反复。2 周前患者因膝关节受凉后出现疼痛加重,遂来我

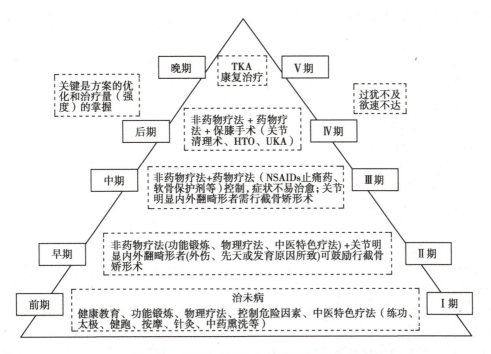

图 11-3 膝骨关节炎的中西医结合阶梯治疗

注:HTO,胫骨高位截骨术;UKA,单髁置换手术;TKA,全膝关节置换;根据阶梯治疗思维以及
患者临床实际病情,优先选择 UKA、HTO 以及非手术治疗等保膝方法。

院门诊就诊,门诊医师诊断为"膝关节病",为求进一步系统治疗,由门诊拟"原发性右侧膝
关节病"收入运动医学科。现症见:右膝关节疼痛加重伴活动受限,VAS 评分 5 分,纳眠一
般。舌紫暗,伴有瘀点,脉弦细。既往史:绝经后骨质疏松症 2 年余,规律服用抗骨质疏松
药物;睡眠障碍病史,必要时需服用阿普唑仑片助眠;否认心血管病、传染病史;否认输血
史、手术史。体格检查:双膝关节无畸形,右膝关节活动度 5°~120°,右膝关节浮髌试验(-),
髌骨研磨试验(+),前后抽屉试验(-),内侧间隙压痛(+),外侧间隙压痛(-);左膝关节活动度
0~130°,前后抽屉试验(-),Lachman(-),左膝关节浮髌试验(-),髌骨研磨试验(-),内侧间隙
压痛(-),外侧间隙压痛(-);双侧下肢远端血运及感觉未见异常。辅助检查:2022 年 9 月在
我院行双膝 DR 正侧位片,右膝关节退行性改变。

[入院诊断]

中医诊断:膝痹(肾虚血瘀)。

西医诊断:膝骨关节炎(右膝)。

患者及家属了解了病情后,认识到疾病的严重性,仔细询问了患者的治疗方案。曾医
生根据文献报道及临床经验详细给她做了解答。在膝骨关节炎治疗方面,目前采取的方法
有自我行为管理、药物干预、物理治疗、手术治疗以及中医药治疗等,临床上常单一或联合使
用。由于患者自身因素倾向于采用中医药辅助治疗方案,主治医生需要进一步评价中医药
干预膝骨关节炎促进康复方案的疗效。

(二)构建明确的临床问题

为了能查找到相关的研究证据,主治医生需要将此患者的情况转换为可回答的临床问
题。膝骨关节炎属于中医"痹证""骨痹"范畴,在常规西医治疗的基础上,运用中医药辨证
施治,中药制剂中常包括补肾活血类中药。因此,我们提出如下的临床问题:①患者及家属
提出采用中医或中西医结合的保守治疗能否促进膝骨关节炎患者更好地恢复和康复?②中

药制剂如有补肾活血、瘀肾合治类中药,是否可以改善患者膝关节疼痛、恢复膝关节功能?如何回答患者及家属提出的问题?

针对明确的临床问题,为了能寻找到相关的研究证据,医生需要依据 PICO 框架,将临床问题分解成四个部分以方便于证据的快速和有效的查找。

患者或人群(patient or population):膝骨关节炎患者。

干预或暴露因素(intervention or exposure):西医常规治疗加中医复方治疗。

比较因素(comparison):西医常规治疗。

结局(outcome):患者膝关节疼痛改善情况,膝关节功能恢复程度,不良反应。

(三) 收集证据

1. 选择数据库　确定文献数据库,明确检索来源,力求尽可能全面、系统地搜集文献资料。首先选择 summaries 类数据库:UpToDate、Clinical Evidence、Essential Evidence Plus、DynaMed、Best Practice、EBM Guidelines、中国临床指南数据文库。如果上述数据库尚未能获取到相应的证据,可进一步检索非 summaries 数据库:PubMed、Cochrane Library/OVID EBM Reviews、Embase、中国生物医学文献数据库(SinoMed)、中国期刊全文数据库(CNKI)、维普数据库(VIP)、万方数据资源系统等数据库资源系统;同时手工检索学术会议论文集。

2. 确定检索词　将临床问题和 PICO 翻译成检索词,下面以英文检索词为例说明。P 为 knee osteoarthritis OR senile arthritis OR age-related arthritis OR Gu-bi disease;I 为 traditional Chinese medicine OR Chinese patent medicine OR Chinese herb;C 为 regular western medicine;O 为 improvement of knee pain OR recovery degree of knee function OR visual analogue scale(VAS)OR The Western Ontario and McMaster Universities osteoarthritis index(WOMAC)OR Lequesne index OR knee society score(KSS)OR Lysholm score。在治疗性研究中,为了保证相关文献的查全,一般选择 PICO 中的 "P" 和 "I" 作为关键词,两者用 "AND" 进行逻辑搭配。当检索所得的文献量太多时,再考虑采用 "O" 和 "C" 对检索结果进行限制,从而减少检索范围,提高查准率。

3. 检索相关数据库获取符合要求的文献　检索的截止时间为 2023 年 4 月 6 日或不限定时间,共获取相关临床问题的指南 2 篇,系统综述 5 篇,原始研究数量众多。因存在较高质量的系统综述,而系统综述又是对单个原始研究严格评价和总结,故优先考虑检索系统综述。

(1)指南

【文献 1】王尚全,朱立国,展嘉文,等.中医康复临床实践指南·膝骨关节炎 [J].康复学报,2020,30(3):177-182.

【文献 2】陈定家,刘军,中华中医药学会骨伤科分会膝痹病(膝骨关节炎)临床诊疗指南制定工作组.中医骨伤科临床诊疗指南·膝痹病(膝骨关节炎) [J].康复学报,2019,29(3):1-7.

【文献 3】陈卫衡,中国中医药研究促进会骨伤科分会.膝骨关节炎中医诊疗指南(2020年版) [J].中医正骨,2020,32(10):1-14.

【文献 4】许学猛,刘文刚,许树柴,等.膝骨关节炎(膝痹)中西医结合临床实践指南 [J].实用医学杂志,2021,37(22):2827-2833.

【文献 5】Zeng L,Zhou G,Yang W,et al.Guidelines for the diagnosis and treatment of knee osteoarthritis with integrative medicine based on traditional Chinese medicine [J].Frontiers in Medicine,2023,10:1260943.

（2）系统综述

【文献6】曾令烽,杨伟毅,潘建科,等.瘀肾合治方药辅助治疗膝骨性关节炎的文献研究与分析［J］.中华中医药杂志,2017,32(11):5088-5095.

【文献7】补肾活血中药与非甾体抗炎药(NSAIDs)相比治疗膝骨关节炎疗效的系统综述与Meta分析(Huang HT,Pan JK,Yang WY,et al.Are Kidney-Tonifying and Blood-Activating Medicinal Herbs Better than NSAIDs for Knee Osteoarthritis？A Systematic Review and Meta-Analysis［J］.Evid Based Complement Alternat Med,2019,25：9094515.)

【文献8】潘建科,洪坤豪,刘军,等.补肾活血中药治疗膝骨关节炎有效性和安全性的系统评价［J］.中华中医药杂志,2016,31(12):5248-5256.

（3）其他

【文献9】赵金龙,曾令烽,徐南俊,等.刘军基于瘀肾合治法治疗膝骨关节炎验案一则［DB/OL］.中国中医药临床案例成果库［2022-10-13］.http://cccl-tcm.cacm.org.cn/thesisDetails？columnId=31317396&Fpath=home&index=0&lang=zh.

（四）证据评价

针对本章节这个争议性问题的文献数量较多,需要首先对当前最好的证据进行总结和梳理。共检索到相关问题的指南5篇、系统综述3篇以及专家医案1篇。经初步分析后发现,【文献1-5】指南均有报道膝骨关节炎中医辨证以及中药内服治疗,然而尚未发现瘀肾合治方药干预的相关描述。针对膝骨关节炎中药辨治方面,按照英国牛津大学循证医学中心证据分级和推荐标准证据级别进行分析,具体如下:【文献1】相关证据级别为4级,推荐级别为C级;【文献2】相关推荐级别D级(未见证据级别);【文献3】相关证据级别为1a级(未见推荐级别);【文献4】未作相关证据级别及推荐级别;【文献5】建议把膝骨关节炎列入慢性疾病管理,并进行五期循证分治(强推荐);膝骨关节炎"辨证用药"的"中药",相关证据级别为1级;不同的证型辨治,其推荐级别从"弱推荐"到"强推荐"不等。近年来以瘀肾合治类中药复方治疗膝骨关节炎的随机对照试验系统综述相继出现,为临床治疗膝骨关节炎促进康复提供了更好的证据。高质量的系统综述对效应估计可信度的判断不是基于单个研究,而是一个证据体。下面以发表在《中华中医药杂志》上的一篇系统综述为例(题目为"瘀肾合治方药辅助治疗膝骨性关节炎的文献研究与分析"),剖析证据的应用。

1. 证据可信度评价　本系统评价共纳入17篇临床随机对照试验研究,样本量从57例到184例不等,共有1 607例膝骨关节炎患者(实验组812例,对照组795例)。文章声明按照Cochrane标准和PRISMA指南流程要求制作本系统综述。纳入的患者有明确的诊断标准;试验组为瘀肾合治方药加常规西医治疗,对照组为西医常规治疗;主要结局是治疗后的临床总有效率,其他评估结局还包括西安大略和麦克马斯特大学骨性关节炎指数量表WOMAC总评分、疼痛、关节僵硬与生理功能评分、肿瘤坏死因子-α(TNF-α)、白细胞介素6(IL-6)、超敏C反应蛋白(hs-CRP)以及不良事件数量。因此,本系统综述的临床问题具体明确,纳入标准合适。这篇综述有两位独立的研究人员全面搜索了电子数据库,包括PubMed、EMbase、Cochrane Library、Medline、CNKI、维普(VIP)、万方数据库和SinoMed期刊数据库,为了避免遗漏,还对检索到的文章和评论的参考文献列表进行核查,以获取额外的参考文献,检索文献不受国家/地区限制。系统综述的作者声明,由两位研究者使用Cochrane的偏倚风险工具,独立评估了RCT中的偏倚风险。该偏倚风险工具包含:随机序列生成;分配隐藏;盲法;数据完整性;选择性报告和其他偏见。根据详细标准,每个项目可分为高风险、低风险和风险不清楚。如果没有足够的信息来确定研究是否符合评分标准,则认为该研究的风险不清楚。各研究的基本特征及偏倚风险结果见论文图1-2所示。文中说明如果两位研究人员之间的判断存在差异,则可以通过与第三方的讨论解决,但作者没有明确描述一致性检验方法应用和结果。作者未做排除高偏倚风险研究的敏感性分析,但检查了发表偏倚。综上所述,本篇系统综述和 Meta 分析方法的可信度为中等以上。

2. 结果分析　与单纯西医常规对照组相比,加用瘀肾合治方药联合治疗可提高膝骨性关节炎临床总有效率($OR=5.13$,$95\%CI$ $3.37\sim7.80$,$P<0.000\,01$); 在 WOMAC 总评分($SMD=-10.52$,$95\%CI$ $-13.43\sim-7.61$,$P<0.000\,01$)、疼痛($SMD=-3.48$,$95\%CI$ $-4.59\sim-2.37$,$P<0.000\,01$)、关节僵硬($SMD=-1.41$,$95\%CI$ $-2.01\sim-0.81$,$P<0.000\,01$)与生理功能评分($SMD=-6.71$,$95\%CI$ $-9.65\sim-3.76$,$P<0.000\,01$)以及 TNF-α($SMD=-4.49$,$95\%CI$ $-5.90\sim-3.08$,$P<0.000\,1$)、白细胞介素 -1β(IL-1β)($SMD=-18.55$,$95\%CI$ $-24.46\sim-12.63$,$P<0.000\,1$)、超敏 C 反应蛋白(hs-CRP)($SMD=-4.08$,$95\%CI$ $-5.85\sim-2.32$,$P<0.000\,1$)等指标的改善方面均优于对照组;安全性评价:两组尚未存在严重不良反应事件报道;采用 GRADE 分级系统对结局的证据体进行评价,结果如表 11-4 所示。基于目前的证据显示瘀肾合治方药辅助治疗膝骨关节炎促进康复是有益的,未见不良反应,WOMAC 总评分、IL-1β 等指标改善方面具有低强度的证据支持。由于本研究存在一定局限性,仍需高质量临床研究予以佐证。

表 11-4　瘀肾合治方药辅助治疗膝骨关节炎随机对照试验系统评价的 GRADE 证据评价概要表

指标	研究数量	研究设计	证据质量评价				证据质量	结局重要性
			偏倚风险	不一致性	间接性	精确性		
总有效率	14	RCT	严重[a]	非常严重[d]	不严重	不严重	极低	关键
WOMAC 总评分	6	RCT	严重[a]	不严重	不严重	严重[e]	低	重要
WOMAC 疼痛评分	4	RCT	严重[c]	严重[d]	不严重	严重[e]	极低	重要
WOMAC 关节僵硬评分	5	RCT	严重[c]	严重[d]	不严重	严重[e]	极低	重要
WOMAC 生理功能评分	4	RCT	严重[c]	不严重	不严重	严重[e]	极低	重要
TNF-α	6	RCT	严重[b]	严重[d]	不严重	严重[e]	极低	重要
IL-1β	7	RCT	严重[a]	不严重	不严重	严重[e]	低	重要

注:WOMAC,The Western Ontario and McMaster Universities Osteoarthritis Index;TNF-α,tumor necrosis factor-α;IL-1β,interleukin-1β;RCT,随机对照试验;a,2 项研究采用随机数字表法随机,研究均未报告随机隐匿,未采用盲法;b,1 项研究采用随机数字表法随机,研究均未报告随机隐匿,未采用盲法;c,未报告具体的随机方法及随机隐藏,未采用盲法;d,结果存在较大异质性;e,样本量偏少,可信区间较宽。

3. 适用性评价　比较当前患者(辨证为肾虚血瘀型)与系统综述中的患者在年龄、性别、病程等方面的差异,发现具有较好的一致性。临床总有效率、WOMAC 总评分、疼痛、关节僵硬与生理功能评分以及不良事件等都为该病的重要结局指标。基于当前证据,瘀肾合治方药联合治疗具有有益的治疗前景,有助于进一步改善患者膝关节疼痛、恢复膝关节功能,而且该干预措施在实际应用中成本较低廉。因此,对于此患者具有较好的适用性。

其他文献简要分析:

【文献 9】是 2022 年 10 月发表在《中国中医药临床案例成果库》的一篇关于临床名家基于瘀肾合治法治疗膝骨关节炎的验案,从作者多年的临证经验中提出"瘀肾合治"这一学术观点,临床诊治应兼顾"不通则痛"和"不荣则痛"的病机。在临床实践中综合应用瘀肾合治类中药方剂以及颇具特色的推拿手法等手段干预膝骨关节炎患者促进康复,在补益肾气治疗本虚的同时辅助推拿手法活血散瘀。本研究证据的质量降低了结论的强度,亟需后续作进一步的深入研究。

(五)实践与再评价

循证医学实践的核心内涵在于:临床实践过程的医疗决策,必须最大化地基于客观的临床科学研究依据;而中医临床诊治决策过程,应充分考虑当前最佳的研究证据、具体的医疗环境和患者的价值偏好取向。在中医临床实践层面,上述循证思维模式特别侧重于当前最佳证据、临床专业知识与经验、患者需求这三者之间的平衡。中医临床实践循证化的过程,亟需中医临床医师从多方面对疾患进行有针对性的把控,兼统筹协调当前的医患关系,旨在致力于构建临床医师和患者之间和谐的联盟诊治关系,尽可能地让患者获取最优化的生命质量及诊疗结局。

根据以上研究结果分析,可以告知患者及其家属,目前中医药在改善患者膝关节疼痛、恢复膝关节功能等方面有一定的作用,尤其采用瘀肾合治方药辅助治疗膝骨关节炎具有有益的效果,减少并发症,未见不良反应,而且在实际应用中成本较低廉。建议针对本例患者应用本证据时,综合利害分析与患者及家属沟通,解释患者及家属存在的疑虑,虽然纳入分析的文献存在质量偏低、发表偏倚、测量偏倚等不足,但结合医生的临床经验和患者的意愿,仍建议患者应用中医药干预膝骨关节炎促进康复、改善相关症状和生活质量,延缓膝关节退行性改变的进程。同时主治医生仍需要对相关干预措施的疗效和潜在的风险进行再评价,进一步制订基于当前最优证据的诊治方案。

(六)小结

中医药在膝骨关节炎的综合治疗中起着重要的辅助作用,可以改善膝关节相关症状和患者的生活质量。循证分期和阶梯诊治、瘀肾合治等是中医药治疗膝骨关节炎的贡献和优势,但现代中医膝骨关节炎基础理论体系仍需进一步完善。近些年,中医药在西方国家的接受程度也逐渐提高,其在膝骨关节炎治疗中得到了国际骨关节炎研究协会(OARSI)等多个国际研究机构的关注和认可,越来越多的患者在选择接受常规治疗的同时使用中草药等补充替代疗法治疗。

在中国,研究资料表明相当一部分膝骨关节炎患者选择接受中医药治疗改善患者膝关节疼痛、恢复膝关节功能、减轻西药治疗的副反应,或用中医药治疗各类并发症,预防疾病复发或加重,但中医药干预膝骨关节炎促进康复的疗效仍有待进一步评估,膝骨关节炎康复评定方法尤其是"全膝关节置换TKA评估分析系统N-KSS 2.0",仍有待进一步规范。通过引入循证医学的研究方法,指导和规范中医药干预膝骨关节炎促进康复的临床科研,开展更多的实用性随机对照或队列研究,提高科研设计的方法和报告的质量,为临床决策提供依据,推动中医药干预膝骨关节炎走向现代化和国际化的进程,从而进一步推进中医药事业全面、协调、持续发展。

——● (孙 瑾 刘影哲 王 昕 李国春 杨 艳 王 军 费宇彤 杨 芬 曾令烽)

复习思考题

1. 简述循证实践的步骤。
2. 简述在临床实践中遇到问题时,按照何种策略检索文献。
3. 通过对小儿病毒性肺炎证据的收集整理与分析,如何指导临床实践?
4. 如何围绕2型糖尿病的临床问题开展循证实践?

5. 根据案例六"针刺治疗抑郁症的循证实践"回答,针对中度抑郁症患者,针刺治疗和心理咨询疗法的有效性和安全性如何?

6. 针对研究文献"Acupuncture and Counselling for Depression in Primary Care：A Randomized Controlled Trial",你会向小丽推荐针刺治疗吗?

7. 案例六"针刺治疗抑郁症的循证实践"的证据适用于小丽吗?

8. 分别阐述平和质、气虚质、阳虚质、阴虚质、痰湿质的中医体质特征。

9. 结合案例八"中医药干预膝骨关节炎促进康复的循证实践"中何某的膝骨关节炎相关案例,如何准确用 PICO 组成方式构建问题?

10. 中医药治疗膝骨关节炎在实践与传承过程中,积累了丰富的理论和临床经验。结合本章内容以及相关资料,简述如何正确指导中医药干预膝骨关节炎促进康复问题的循证决策。

11. 对下面的案例进行分析并作出简要的循证医学步骤。

王某,男,70 岁,因"左侧肢体不利伴言语不利半天"收住入院。既往高血压病史 20 余年,最高血压达 200/100mmHg,现规律服用马来酸左旋氨氯地平片 2.5mg,每日一次,缬沙坦氢氯噻嗪分散片 185mg,每日一次,口服降压,未监测血压;否认糖尿病等慢性病史。否认肝炎、结核等传染病史,否认手术、输血史。否认药物、食物过敏史。入院时查:体温 36.3℃,脉搏 72 次 /min,呼吸 20 次 /min,血压 147/70mmHg。专科查体:意识清楚,精神弱,双侧瞳孔等大,直径约 3mm,瞳孔对光反射灵敏。双侧眼球向各方向运动灵活充分,双侧额纹正常,左侧鼻唇沟变浅,左侧口角略低,伸舌居中。双上肢肌力 Ⅴ⁻ 级,左下肢肌力 Ⅰ 级,右下肢肌力 Ⅴ 级,四肢肌张力正常,四肢腱反射对称存在。双侧病理征(+)。四肢浅感觉查体不甚配合。指鼻试验及跟膝胫试验未见异常。舌质暗,苔白腻,脉弦。CT 检查示:脑白质慢性缺血改变。中医诊断:中风,中经络,风痰阻络;西医诊断:脑梗死;高血压 3 级(极高危)。

12. 为了确保治疗效果和安全性,医生在与患者进行沟通时应注意哪些方面?

13. 什么是再评价? 再评价对临床治疗有何意义?

第十二章

诊断性问题的循证实践

诊断性问题就是各种指标或者方法诊断某种疾病准确性、安全性、适用性和经济性如何,怎样合理选择诊断指标或方法,怎样正确解释诊断试验结果临床应用价值的问题,其最终的目的是减少漏诊和误诊,提高疾病诊断水平,促进疾病有效治疗。

第一节 循证实践的方法与步骤

一、基于 ICD 疾病分类的诊断性问题循证实践

国际疾病分类(international classification of diseases,ICD)是 WHO 制定的国际统一的疾病分类方法,为了对比世界各国人口的健康状况和分析死因的差别而对各种疾病做出的国际通用的统一分类。它是根据疾病的病因、部位、病理、临床表现等特性,按照规则分门别类,用字母和数字代码来表达的系统。2019 年 5 月 25 日,瑞士日内瓦召开的第 72 届世界卫生大会审议通过了《国际疾病分类第十一次修订本》,首次将起源于中医药的传统医学纳入其中。这是中国政府和中医专家历经 10 余年持续努力取得的宝贵成果。《国际疾病分类》是 WHO 成员国采用的疾病和有关健康问题的国际分类标准,是卫生信息标准体系的核心标准,是确定全球卫生趋势和统计数据的基础,其中含有约 5.5 万个与损伤、疾病以及死因有关的独特代码,使卫生专业人员能够通过一种通用语言来交换世界各地的卫生信息。目前国内各个医疗机构都是采用 ICD-11 进行临床实践。

(一) 诊断试验研究实施的基本流程

诊断试验研究是为了替代或淘汰陈旧的诊断方法而进行的试验研究。其基本方法是依据诊断某病的金标准做双盲法和同步试验比较。理想的诊断试验应该是准确、精密度高、安全、无不适感、作用迅速、简便易行且价格低廉的。其实施的基本流程如下。

1. 确定"金标准" 金标准是指以当前医学界公认的可靠、准确度相当高的诊断方法作为比较的统一标准。常用的金标准有病理学诊断(组织活检和尸体解剖)、外科手术发现、特殊的影像诊断(如冠状动脉造影诊断冠心病)、公认的综合临床诊断标准、长期随访所获得的

确切诊断(癌症、退行性疾病)等。

2. 确定研究病例及样本含量　病例选用经"金标准"确诊的病人,对照是那些需要与病例相鉴别的其他疾病患者。诊断试验研究的研究对象应该包括两组。一组是病例组,即由金标准确诊的病人;另一组是对照组,即为金标准证实为无病的人群。对照组的无病只是指没有金标准诊断的目标疾病,而不是完全无病的正常人。病例组应包括各种情况的病例,比如病情的轻、中、重,疾病阶段的早、中、晚等。对照组可选择金标准证实没有目标疾病的其他病例,特别是与该病容易混淆的病例,以明确其鉴别诊断价值。两组病人要有足够的样本量,以保证其代表性。

3. 确定诊断临界值(截断值)　诊断临界值是定义诊断试验为阳性或阴性的临界点(cut-off point)。诊断试验不仅要有区分健康或非某病与某病的界值,还需要治疗与判断预后的界值。临界值水平的选择取决于诊断试验的目的与权衡漏诊和误诊的利弊。如果为了降低漏诊率,应选用敏感性高而特异性稍低的水平作为界值;如果为了降低误诊率,应选择特异性高而敏感性稍低的水平作为界值。临界值通常采用约登指数来确定。正常参考值的获得可根据常用的统计学方法,如正态分布法及百分位数法。

4. 比较与评价　对疑为某病的患者先后做诊断试验和"金标准"检测,按"金标准"的结果分为病例组和对照组,根据诊断试验的常用指标进行比较。如比较新试验与其他诊断指标(非金标准),则所有患者应做包括金标准在内的三项检查。实验过程中要注意随机、盲法的实施。诊断试验的常用指标有敏感度、特异度、准确度、预测值、似然比、验前概率、验后概率、诊断比值比、ROC 曲线等。

(二) 提出和构建临床问题

循证诊断实践需要在临床实践中构建一个有关诊断试验并且可回答的前景问题。前景问题是医生在诊断患者的过程中遇到的实际问题,并将其按照 PICO 原则分解,构建成易于检索相关证据的临床问题。

P(participants):怀疑某种疾病的患者;

I(index test):新的诊断方法;

C(comparator tests):金标准的指标;

O(outcome):诊断实验的相关指标。

(三) 证据的收集

根据前面提出的临床诊断问题,结合 PICO 要素确定检索词后制定检索策略,通常可以参考 Haynes 等 2009 年提出的信息资源分类的"6S"模型进行逐级检索。诊断试验循证实践常用数据库如下。

1. 经过循证评估和筛选的诊断信息资源　UpToDate、Best Evidence、Cochrane Library、EBM Guidelines、DynaMed、MD Consult、ACP Journal Club、international federation of clinical chemistry and laboratory medicine(IFCC)数据库等。

2. 未经过循证评估和筛选的诊断信息资源　PubMed、Embase、中国生物医学文献数据库等。

(四) 证据的评价

经检索发现可能有用的资料,必须考虑研究证据是否真实、可靠,还要评估该结果能否用于当前患者。为此需要评价研究结果的真实性、临床重要性和结果的适用性。

1. 证据的真实性　证据的真实性指原始研究结果是否反映了客观情况,是否可信。研究的真实性主要从研究设计和实施两个方面来进行评价。应从研究对象的代表性、是否经过金标准检验、诊断试验是否与金标准进行了独立、盲法比较等方面进行评价。

2. 证据的重要性　诊断准确性研究的目的是希望试验结果能确诊或排除诊断。诊断试验结果是否重要,主要看其能否准确区分患者与非患者。常用敏感度、特异度以及似然比反映诊断试验区分患者和非患者的能力。诊断试验的敏感度越高,则假阴性率即漏诊率越小,阴性预测值 d/(c+d) 越大。因此,高敏感度的试验在临床上更适用于疾病的排除诊断、无症状人群的早期筛查,如早癌筛查等。诊断试验的特异度越高,则假阳性率即误诊率越小,阳性预测值 a/(a+b) 增加。因此,高特异度的试验在临床上用于疾病确诊。当然诊断试验属于双臂实验,需要把敏感度和特异度综合起来分析。似然比是反映敏感度、特异度的综合指标,在多指标联合诊断时用于反映验后概率和验前概率的差别。约登指数(Youden index)、ROC 曲线及诊断比值比(diagnostic odds ratio,DOR)是从敏感度和特异度两个维度综合反映诊断指标的重要性。

用于评价诊断试验 Meta 分析的方法学质量的工具有 QUADAS-2(quality assessment of diagnostic accuracy studies-2)工具、Cochrane DTA 工作组(Cochrane diagnostic test accuracy working group)标准、CASP(critical appraisal skill program)清单、STARD(the standards for reporting of diagnostic accuracy)声明、GRADE 工具等。

3. 证据的适用性　经过证据评价,确定其证据内部真实性好且重要有用。还应考虑应用证据时的情境。如诊断试验在当地能开展,相关仪器设备、试剂、标准品、操作流程、正常值参考范围和文献报道是否相似,当地医疗政策、法律法规、患者的价值观、个人意愿以及经济条件等是否允许,患者的验前概率是多少,假如该指标进行后验后概率增加多少等方面综合考虑。

(五)证据的应用与后效评价

通过对证据的严格评价之后,筛选出来高质量的证据,按照质量评价工具得到证据的等级结果。在临床实践中可以根据证据的等级结果制定相关的推荐意见。如现在的临床实践指南都对证据的推荐进行标注。推荐等级,不等同于证据等级。一般情况下,高等级证据强推荐,低等级证据弱推荐。但还要结合具体情况(如药物价格、药物的可及性、不同人群的风险/获益比等因素)做出决定。存在高等级的证据不一定强推荐、低等级的证据不一定弱推荐的可能。我们可以根据相关的推荐级别应用于临床实践。

循证诊断的后效评价,要评价应用诊断准确性研究证据之后是否提高了诊断的有效性。更重要的是评估该项试验的阳性或者阴性结果是否影响了对患者治疗方案的决策。如果新的试验能增加已有的信息,并导致治疗措施的改变,进而给患者带来益处,改善患者结局,如提高生存率、减少残疾、提高生活质量等,则该试验就有价值。

二、基于病证结合的循证实践

(一)中医病、证诊断的特点

1. 病、证、症结合是中医诊断疾病的主要思路　传统中医学受到时代发展水平的限制,将患者症状和体征,合在一起叫做"症"。同时中医的整体观念强调天人合一,所以还考虑环境因素和社会因素,如地理、气候、季节、饮食习惯、精神因素等的影响也作为中医病、证诊断疾病的依据。证,是疾病过程中某一阶段或某一类型的中医病理概括,包含了邪正的盛衰、阴阳的平衡、气血的运行状态等方面,能揭示疾病某一阶段或某一类型病变本质的症状和体征构成。证是病机的外在反映,病机是证的内在本质。病,是致病邪气作用于人体,各个阶段证组合起来的一个完整的异常生命过程。症作为证的判断依据,证与病作为疾病的主要矛盾与根本矛盾,三者的结合使中医诊断更全面、更正确,治疗更有针对性,是中医诊断疾病的主要思路。

2. **诊断指标客观性程度低** 客观性是指在意识之外、不依赖主观意识而存在的。临床上的诊断客观性指标是测量、化验所表现出来的结果,借助仪器来做出判断。西医除了症状与体征之外,还有一个重要的环节,就是借助一些仪器设备采集客观的理化指标,如病理、生化指标等,这些指标都是西医诊断时重要的依据。传统中医学在诊断过程中依靠"望、闻、问、切"的四诊合参模式,对人体整体性变化进行辨证,所采集的是医患之间对症状与体征的感受、笼统的信息,渗入了病人的感觉和医生的判断,缺少一般定量的客观标准。这些通过观察、询问、体会的诊断特点,决定了中医学诊断指标客观性程度低的特点。

3. **中医病、证诊断缺乏金标准** 诊断的金标准是指一种被广泛接受或认可的具有高敏感度和特异度的诊断方法。中医的辨证方法繁多,有研究显示在 7 本书籍中常见证候多达 1 700 多种,其中统一表述的名称不足 10%,并且证候诊断是在证候名下提出的由症、舌、脉决定的,每个证既有各自的特点,不能相互取代,又存在表征概括不全面,甚至还存在着某些名同实异、相互矛盾的现象。症状缺乏量化的采集标准以及证候分类与名称不统一的证候诊断,导致了中医病、证的诊断无法满足于客观量化的要求,缺少统一的金标准。

4. **中医证的诊断随着疾病时间轴的发展变化较快** 西医的病理是形态、构成成分和功能上客观存在的变化,是相对稳定的。而中医的"证"具有非常明显的时间性,同一位患者的疾病"证"型会在几天内发生变化,如在《伤寒论》的六经辨证中,记载着"一日""二三日""四日""五日"等时间轴上经络传变条文,说明了中医"证"的变化之快。在中医的整体观念上,中医学中有很多病名以症状命名,这种命名方式是基于人是一个有机整体,体现了中医"因人因时因地制宜"的思想。因此,在整个诊断和治疗过程中就要注意动态变化。

(二) 中西医病证结合诊断的探索和挑战

1. **中西医病证结合是目前中医药传承创新发展的重要模式** 2019 年 10 月《中共中央国务院关于促进中医药传承创新发展的意见》指出传承创新发展中医药是新时代中国特色社会主义事业的重要内容,是中华民族伟大复兴的大事,对于坚持中西医并重、打造中医药和西医药相互补充协调发展的中国特色卫生健康发展模式,发挥中医药原创优势、推动我国生命科学实现创新突破,弘扬中华优秀传统文化、增强民族自信和文化自信,促进文明互鉴和民心相通、推动构建人类命运共同体具有重要意义。2021 年 2 月,国务院办公厅在《关于加快中医药特色发展的若干政策措施》中强调,完善中西医结合制度,创新中西医结合医疗模式。国家提出"中西医并重、中西医结合"发展,根本目的就是把中西医的优势都能够发挥出来,共同维护人民健康。"病证结合"是西医疾病诊断(即"病")与中医辨证论治(即"证")结合的诊疗模式,是将中医"哲学思维"模式与西医学"科学思维"模式的结合,将中医的宏观分析和西医的微观分析相结合、中医的个体诊疗优势和西医的群体诊疗优势结合起来,显著拓宽了科学研究的思路和提高了临床疗效,因而成为研究的热点。

2. **中西医病证结合诊断的模式探索** 中西医病证结合诊断的模式是以中医、西医的理论为指导,以"辨病与辨证相结合""宏观辨证与微观辨证相结合"为主的新的临床诊断思维模式。病证结合的临床模式主要包括如下三种:第一,中医辨病结合辨证论治的传统病证结合模式;第二,中医学和西医学双重诊断疾病结合辨证论治模式;第三,西医学诊断疾病结合辨证论治的现代病证结合模式。这种模式充分运用中医、西医的知识和方法,通过综合分析临床上的各种问题,获得明确的西医疾病和中医辨证的诊断。这种模式充分发挥西医对疾病定性定位诊断的长处,做出西医疾病的诊断;又严格按照中医注重疾病的整体反应和动态变化的理念对疾病进行全面分析,用疾病的演变这条主线将不同阶段的中医证候贯穿起来,突出了不同疾病阶段的中医证候特点。这种诊断模式在一定程度上解决了中医诊断中缺乏金标准及客观性差的弊端。中西医结合的病证结合诊疗思想在临床上的广泛应用是对中医诊断学的发展,同时也是对中医药学发展的巨大贡献。

3. 中西医病证结合诊断面临的挑战　新形势下的"病证结合"模式不仅仅是将两种诊疗模式下的诊察资料简单相加或对等视之。如但见血脂高便认为是痰或者湿热,见糖尿病就认为是消渴,这种简单的对等是错误的,违背了中医基本哲学辨证思想。病证结合从 20 世纪 80 年代提出到现在,虽然取得了一系列重大成就,但还存在着很多挑战。第一,病证结合诊断标准不够规范,制约了临床推广应用。需要在全面总结疾病证候规律的基础上,建立统一、规范的证候分类与诊断标准。第二,病证结合疗效评价标准不够规范,临床疗效的评价是间接评估诊断试验效能的指标,直接反馈诊断指标的病人获益,建立同样病证结合的疗效评价指标非常重要。第三,中西医病证结合诊断临床研究证据缺乏。目前相关的临床研究以及注册的临床试验中,对中西医结合诊断试验相对较少。亟需针对中西医结合临床诊断模式开展相关的临床试验,以提供高质量的循证证据。

🔗 思政元素

预防为主推进健康中国建设

习近平总书记指出,预防是最经济最有效的健康策略。最大限度减少人群患病,是保障人民健康的关键一环。坚定不移贯彻预防为主方针,健全预防为主的制度体系并强化实施,使群众不生病、少生病,就能不断提升人民群众的获得感、幸福感、安全感。

《中共中央关于制定国民经济和社会发展第十四个五年规划和二〇三五年远景目标的建议》提出"全面推进健康中国建设",要求"把保障人民健康放在优先发展的战略位置,坚持预防为主的方针"。2019 年印发的《国务院关于实施健康中国行动的意见》提出需要把预防摆在更加突出位置,实现健康关口前移。

第二节　应 用 案 例

一、提出和构建临床问题

(一) 临床情景

某公司拟对本单位员工进行肺癌早期筛查,由于员工数量比较多,考虑到检查项目对人体的影响、经济成本以及仪器设备的使用负担,医生拟采用低剂量螺旋 CT(low-dose spiral computed tomography,LDCT)进行初步筛查。那么 LDCT 在早期肺癌筛查中的价值如何,是否适合在该单位员工中使用。

(二) 提出临床问题

早期肺癌存在起病隐匿、症状不明显等情况,当出现明显症状或就诊时多处于疾病晚期,最佳治疗机会已丧失,因此早期肺癌的筛查诊断工作十分重要。临床研究表明早期肺癌患者综合治疗后 5 年生存率可达 60%~90%。故早发现、早诊断肺癌是改变患者结局的重要措施。临床上多采用胸片 X 线、胸部 CT 对肺癌进行筛查,其中胸片 X 线检查可对肺部病变部位以及大小进行显示,但是在早期肺癌诊断中的准确率相对不高。多层螺旋 CT 能够清楚显示肺结节,并对肺结节的病理性质进行判断。多层螺旋 CT 检查存在一定的辐射,会危害人体健康。近年来随着 CT 技术的持续发展,低剂量螺旋 CT 检查开始广泛应用在临床中。

临床问题:LDCT 在早期肺癌筛查中的价值如何。

(三) 构建临床问题

根据诊断准确性研究的 PICO 原则,对上述临床问题进行分解结构化处理,具体如下:

研究对象:怀疑肺癌的人群,性别、国家、种族不限。排除 CT 诊断禁忌人群,比如妊娠妇女。

待评估诊断措施:低剂量螺旋 CT。

参考标准:适当的影像学、组织学或常规临床随访。

观察指标:诊断肺癌。

二、获取证据及证据评价

(一) 确定检索词

根据构成临床问题的 PICO 4 要素,本例可选择的英文检索词包括:

P:pulmonary neoplasms OR lung cancer OR pulmonary cancer OR cancer of the lung OR cancer of lung。

I:low-dose spiral CT OR low-dose spiral computed tomography OR LDCT

O:sensitivity OR specificity OR accuracy。

(二) 选择数据库

根据前面提出的临床诊断问题,参考“6S”模型进行逐级检索。检索经过循证评估和筛选的数据库 UpToDate 和 Best Evidence,未经过循证评估和筛选的数据库 PubMed 和中国生物医学文献数据库。

(三) 检索结果及评价

1. UpToDate 数据库　输入 lung cancer 检索肺癌相关专题。检索结果中 2 个专题“肺癌的筛查”和“lung-RADS 标准化报告在低剂量 CT 肺癌筛查中的应用”有关。专题中描述:综合现有证据,关于使用胸片或 LDCT 筛查的随机对照试验和队列研究表明,①胸片筛查不会降低肺癌死亡率,但是关于女性的数据有限。②在识别无症状小肺癌方面,LDCT 筛查的敏感性显著高于胸片。③胸片和 LDCT 筛查均有较高的“假阳性”(非癌)率,导致需要进一步检查,通常是连续影像学检查,但也可能包括侵入性操作。④ NLST 试验是一项比较肺癌高危人群中 LDCT 与胸片筛查的大型随机试验,其结果表明 LDCT 使肺癌死亡率下降了 20%,全因死亡率下降了 6.7%。⑤ NELSON 试验是欧洲的一项大型随机试验,比较了 LDCT 筛查组与未筛查的对照组,长期随访发现肺癌死亡率减少了 24%,这与 NLST 一致。⑥关于实施肺癌筛查方案的决策也要参照筛查方案的成本效果分析。基于 NLST 研究完成前所设计的模型进行了一项分析,发现 LDCT 筛查可使 10 年时肺癌死亡率降低 18%~25%,成本为每质量调整生命年(quality adjusted life year,QALY)126 000~269 000 美元。另外,该模型发现戒烟方案可能比单独 LDCT 筛查或 LDCT 筛查联合戒烟更符合成本效果。在 NLST 完成后建立的另一个模型估计中,LDCT 筛查的成本为每 QALY 81 000 美元。该模型指出,不同亚组人群中的估计值差异很大,LDCT 筛查对女性和肺癌风险较高人群更符合成本效果。

2. Best Evidence 数据库　检索结果基本同上(略)。

3. PubMed 数据库　检索式((low-dose spiral CT)OR(low-dose spiral computed tomography)

OR（LDCT））AND（"lung neoplasms"［Mesh］）限定 "clinical trial" 和 "Meta-analysis" 两种类型。共检索到 120 条文献。其中关于中国人和亚洲人群的系统评价各有 1 项。

［1］Li Y，Du Y，Huang Y，et al.Community-based lung cancer screening by low-dose computed tomography in China：First round results and a meta-analysis［J］.2021，144：109988.

该研究通过分析一项基于社区的筛查研究结果并结合 Meta 分析，评估中国 LDCT 筛查肺癌的效率。在基于社区的研究与筛查和临床研究之间比较每个阶段的患者百分比。结果显示在基于社区的研究中，5 523 名参与者（43.6% 男性）接受了 LDCT。肺癌检出率为 0.5%（高风险，1.2%；低风险，0.4%），Ⅰ期肺癌为 70.0%（高风险，50.0%；低风险，83.3%），腺癌为 84.4%（高风险，61.5%；低风险，100%）。在所有筛查发现的肺癌中，高危和低危组的女性分别占 8.3% 和 66.7%。Meta 分析显示中国大陆的筛查研究中，高危人群的肺癌检出率为 0.6%（95%CI：0.3%~0.9%）。在筛查和临床研究中，原位癌和Ⅰ期肺癌的比例分别为 76.4%（95%CI：66.3%~85.3%）和 15.2%（95%CI：11.8%~18.9%）。研究认为筛查导致肺癌预后分期转变，LDCT 筛查在中国具有潜在的有效性。在低风险人群中近 70% 的筛查检测到的肺癌是在女性中发现的。

证据评价：按照英国牛津大学循证医学中心证据分级和推荐标准，证据级别 1a 级，推荐级别 A。

［2］Huang J，Yue N，Wu J，et al.Screening rate and influential factors of lung cancer with low-dose computed tomography in Asian population：a systematic review and meta-analysis［J］.J Public Health（Oxf），2022，44（2）：246-254.

该研究综合亚洲人群 LDCT 筛查肺癌的筛查率和影响因素进行 Meta 分析。结果显示汇总后 LDCT 肺癌筛查率为 1.12%（95%CI：0.94%~1.32%），并随年龄增长而增加。腺癌和Ⅰ期肺癌的筛查率较高。对一般人群影响因素的分析表明，女性和老年人（≥50 岁）显著影响 LDCT 肺癌筛查率，女性，OR=1.32（95%CI：1.15~1.52）；年龄 ≥50 岁的老年人，OR=1.94（95%CI：1.52~2.49）。研究认为女性和 50 岁以上老年人的筛查率较高，LDCT 对亚洲人群进行肺癌筛查的益处非常重要。

证据评价：按照英国牛津大学循证医学中心证据分级和推荐标准，证据级别 1a 级，推荐级别 A。

其余文献及分析（略）。

4. 中国生物医学文献数据库　检索式：（"肺肿瘤"［不加权：扩展］）AND（"低剂量螺旋 ct"［摘要：智能］OR "低剂量 ct"［摘要：智能］）AND（"普查"［不加权：扩展］）共检索到文献 418 条。其中系统评价及指南共识有 5 项。

［1］刘成成，石菊芳，刘国祥，等 . 全球肺癌筛查卫生经济学研究的系统评价［J］. 中华流行病学杂志，2019，40（2）：218-226.

该研究系统检索肺癌筛查卫生经济学研究相关文献。成本统一货币单位后计算增量成本效果比（ICER），再计算与当年当地人均 GDP 比值。结果显示 22 项来自发达国家，11 项筛查起始年龄为 55 岁，18 项目标人群考虑了吸烟史；评价的筛查技术全部涉及低剂量螺旋 CT（LDCT），筛查频率以每年 1 次（17 项）和终生 1 次（7 项）居多。其中 17 项研究报道的 ICER 低于（3 倍）当年当地人均 GDP。各有 15 项和 7 项研究可获得每年 1 次和终生 1 次的 ICER，其中各有 12 项和 7 项支持其经济有效，且终生 1 次略优于每年 1 次；不同筛查起始年龄和吸烟（包 / 年）的经济有效性优劣差异不明显。发达国家多开展基于模型 LDCT 肺癌筛查卫生经济学评价，并结合年龄和吸烟史进行高危人群选择，初步提示该方案经济有效；

可为证据有限的欠发达地区提供参考,但实施需结合当地卫生资源现状;预算有限时低频次LDCT筛查更佳,而筛查起始年龄和吸烟史等细节需结合人群特征进行精准评价。

证据评价:按照英国牛津大学循证医学中心证据分级和推荐标准,证据级别1b级,推荐级别A。

[2]周清华,范亚光,王颖,等.中国肺癌低剂量螺旋CT筛查指南(2018年版)[J].中国肺癌杂志,2018,21(2):67-75.

该指南认为LDCT筛查能降低肺癌死亡率,推荐中国肺癌高危人群进行LDCT筛查。

[3]低剂量螺旋CT肺癌筛查专家共识[J].中华放射学杂志,2015,(5):328-335.

该共识推荐在国内肺癌高危人群中进行LDCT肺癌筛查。建议将高危人群定义为:①年龄50~75岁;②至少合并以下一项危险因素,a.吸烟≥20包/年,其中也包括曾经吸烟,但戒烟时间不足15年者;b.被动吸烟者;c.有职业暴露史(石棉、铍、铀、氡等接触者);d.有恶性肿瘤病史或肺癌家族史;e.有COPD或弥漫性肺纤维化病史。

[4]姚艳雯,袁冬梅,吕艳玲,等.低剂量螺旋CT应用于高危人群早期肺癌筛查的荟萃分析[J].中华医学杂志,2011,91(40):2819-2823.

该研究认为LDCT对肺癌尤其是Ⅰ期肺癌、腺癌具有较高的检出率。

证据评价:按照英国牛津大学循证医学中心证据分级和推荐标准,证据级别1a级,推荐级别A。

[5]尚文丽,张和平,杨拴盈,等.低剂量螺旋CT对高危人群肺癌筛查价值的Meta分析[J].西安交通大学学报,2011,32(1):38-42,68.

该研究认为数个独立研究单位报道的LDCT在早期肺癌筛查中的价值评价一致。通过汇总相关研究结果显示,LDCT在早期肺癌筛查中具有较高的价值。

证据评价:按照英国牛津大学循证医学中心证据分级和推荐标准,证据级别1a级,推荐级别A。

其余文献及分析(略)。

三、临床决策与后效评价

在循证医学实践中,针对筛查人群的具体情况,结合检索到的证据及证据的质量评价、显示所获得的的证据质量较高,内部真实性较好,评价的结果较为重要。根据前面的研究,得到以下循证数据专家组的证据推荐。

1. 美国胸外科协会(American Association for Thoracic Surgery,AATS)2012年指南 该指南推荐对满足NLST标准的高危人群进行LDCT筛查。指南建议筛查55~79岁的高危人群,对于未来5年肺癌累积风险大于等于5%者,建议从50岁开始筛查。

2. 美国胸科医师学会、美国临床肿瘤学会、美国癌症协会、美国胸科医师学会(American College of Chest Physicians,ACP)、美国临床肿瘤学会(American Society of Clinical Oncology,ASCO)和美国癌症协会(American Cancer Society,ACS)2012年指南 这些指南建议告知患者筛查的利弊;创建登记系统来收集关于随访检查、吸烟习惯、辐射暴露及患者经历的数据;制定CT结果解读的质量标准。同时,指南还强调戒烟的重要性。

3. 加拿大预防保健工作组推荐建议 该工作组推荐对有至少30包/年吸烟史且当前仍在吸烟或戒烟年限小于15年的55~74岁无症状成人,连续3年每年进行LDCT筛查。

4. 美国国家综合癌症网络(national comprehensive cancer network,NCCN)指南 2022年美国国家综合癌症网络指南推荐高危人群每年接受LDCT筛查。高危定义为年龄≥50岁且有至少20包/年的吸烟史。没有年龄上限;但对于功能状态或合并症会妨碍治愈性治疗的患者,不推荐进行 LDCT 筛查。指南指出,应多学科协作(可能包括放射科、呼吸科、内科、胸部肿瘤专科和 / 或胸外科)进行肺癌筛查,以便管理后续检查。

5. 美国预防服务工作组(United States Preventive Services Task Force,USPSTF) 推荐建议　该工作组推荐对 50~80 岁、因吸烟史而属高危的人群每年进行 LDCT 扫描。高危人群是指吸烟 ≥ 20 包 / 年的吸烟史并且当前吸烟或戒烟不足 15 年者。戒烟满 15 年或期望寿命有限时应停止筛查。USPSTF 推荐的目标及期望的结果之一是将肺癌筛查扩大到医疗资源不足的肺癌高危人群及女性。

6. 法国的一个多学科专家组推荐建议　该专家组代表了法国胸部肿瘤学和法语区肿瘤学协作组,即法国协作组(Intergroupe Francophone de Cancérologie Thoracique,IFCT)和法语区肿瘤协作组(Groupe d'Oncologie de Langue Française,GOLF)。专家组建议在告知筛查的利弊后,对目标人群(55~74 岁且有 30 包 / 年的吸烟史)采用 LDCT 扫描进行筛查。

7. 加拿大安大略省癌症医疗计划(Cancer Care Ontario Programme,CCOP)指南　该组织 2013 年发布了针对相同患者人群的指南,建议如果连续 2 年扫描结果均为阴性,则改为每 2 年筛查 1 次。

8. 中国共识推荐在国内肺癌高危人群中进行 LDCT 肺癌筛查　建议将高危人群定义为:①年龄 50~75 岁;②至少合并以下一项危险因素,a. 吸烟 ≥ 20 包 / 年,其中也包括曾经吸烟,但戒烟时间不足 15 年者;b. 被动吸烟者;c. 有职业暴露史(石棉、铍、铀、氡等接触者);d. 有恶性肿瘤病史或肺癌家族史;e. 有 COPD 或弥漫性肺纤维化病史。

再回到之前问题,LDCT 在早期肺癌筛查中的价值如何。①已了解到本医院放射科已开展基于 LDCT 的早期肺癌筛查多年,说明该试验准确、重复性好,具有较好的适用性;②鉴于该单位各年龄段的人群都有,结合卫生经济学获益,主要在 50 岁以上人群中开展基于 LDCT 的早期肺癌筛查。

（郑景辉）

复习思考题

1. 诊断试验研究实施的基本流程是什么?
2. 诊断试验证据评价的内容有哪些?

扫一扫
测一测

◆◆◆　第十三章　◆◆◆

预后问题的循证实践

预后（prognosis）是指某种疾病发生后，其可能的发展过程或转归（包括痊愈、复发、恶化、伤残、并发症、死亡等）以及这些转归发生可能性的大小，包括自然转归（natural progress of disease）和临床病程（clinical course）。预后问题的循证实践，是指临床医生在考虑患者疾病预后的过程中，要有真实可靠的证据，不能仅仅凭借个人临床经验妄下结论。

第一节　循证实践的方法与步骤

循证实践需要以循证理念作为指导开展临床实践活动。基本方法与步骤包括：提出临床问题；查找与获取研究证据；初筛和严格评价研究证据；结合临床实践应用证据；对研究证据的应用效果进行后效评价。

一、提出临床问题

在循证实践过程中，首先需要将医生或患者所需要的信息，包括预防、病因、诊断、治疗、预后等一般问题，转化为一个可以回答的临床问题。如何恰当地提出临床问题对于临床医师而言是进行临床实践非常重要的一步，恰当的临床问题的提出是解决问题的开始。因此，对于临床医师而言，能够充分认识提出临床问题的重要性，掌握提出临床问题的技巧，有助于循证实践能力的提升。

（一）临床问题的来源

临床问题的来源多种多样，多是直接或间接来源于患者，主要包括病因、诊断、治疗、预后及预防等问题。

预后是指对某种疾病可能病程和结局的预测，是医患共同关注的问题，包括未经治疗的自然预后和经医学干预的治疗预后，①病程，某一疾病的病程是多久？某一症状、体征多久会减轻或消失？某一疾病是否是终身疾患？②结局，某一疾病的结局如何？治疗与不治疗是否有差别？某疾病的病死率、残障率、复发率如何？

（二）临床问题的提出

提出能够回答的临床问题是解决临床问题关键的第一步。临床问题来自患者和家属，也来自医生本身的思考。问题的起源往往是一种疑问或模糊的不解,如某家属问"为什么会发生脑卒中";某医生发现一定数量脑卒中患者有肿瘤病史,他提出疑问"患有肿瘤的脑卒中患者是否预后更差",这些问题比较模糊,常常不能直接回答。如果将上述问题转变为"脑卒中的病因、危险因素和发病机制是什么""合并肿瘤的脑卒中患者的预后如何",这样的问题就比较清晰,可以针对性回答。

1. 确定临床问题的来源和类型　临床问题多种多样,为了便于回答,针对提出的临床问题,首先分辨其来源是哪一方面,是病因、临床特点、诊断、治疗,还是预后、预防等方面。其次确定这一问题是属于背景问题,容易查找到答案;还是前景问题,需要进一步检索、评价、甚至开展研究。

2. 转化临床问题为可回答的结构性问题　对于提出的临床问题,尤其是前景问题,为了便于寻找答案,需要用合适的、科学的语言将非结构性的临床问题转化为可回答的结构性问题,即构建临床问题。临床问题的构建按照 PICO 格式,PICO 是 patient,problem or population(P),intervention(I),comparison(C)and outcome(O)的缩略语。

P(patient/problem/population):患者问题,即临床问题关注的对象、患者的特征包括疾病以及与诊断和治疗相关的性别、年龄、种族等。

I(intervention/prognostic factor/exposure):干预措施、预后因素、暴露因素,即临床问题关注的措施或因素。考虑的是哪一种干预措施,哪一种药物治疗,哪一项检测,或哪一类手术,应考虑影响患者预后、年龄、并发症的因素,考虑患者的暴露因素,如酗酒、服药史。

C(comparison):对照,即与关注的措施或因素进行对比的另一措施或因素。如果是治疗性问题,对照可以是另一种药物、安慰剂或空白对照,也可以是一种手术疗法。如果是诊断性问题,对照通常为"金标准"的诊断监测。如果是关于预后因素和暴露因素,通常与无相关预后因素、无相关暴露因素的对照相比较。有些临床问题不一定有特定的对照。

O(outcome):结局,即临床问题关注的目标。干预措施的结局是什么,减轻或消除症状,减少副作用还是改善功能或测试分数? 预后因素的结局是什么,改善预后还是不利于预后? 暴露因素的结局是什么,是患病还是不患病?

按照 PICO 格式,不同来源的临床问题均可以转化为可回答的结构性问题。

二、查找与获取研究证据

回答提出的临床问题,需要有最新最佳的临床证据来支持。获取证据首先要构建临床问题,然后选择合适的数据库、确定检索词和制定检索策略、检索和获取文献,最后评估和总结证据。

1. 按 PICO 格式构建临床问题　临床问题提出后,为了便于查找证据,按照 PICO 格式构建临床问题,使之结构化。PICO 格式易于判断临床问题的来源,明确这类问题的最佳研究设计类型,有助于正确选择数据库资源,获取关键词,确定检索词和制定检索策略,保证检索的查全率和查准率。

2. 选择合适的数据库　计算机检索相关数据库能够快速和高效地获取相关临床问题的最佳证据,随着信息资源的发展,数据库种类繁多,了解各类数据库,才能选择最佳的数据库。

3. 确定检索词和制定检索策略　检索词的确定和检索策略的制定是获取证据资源的重要环节,恰当的检索词和检索策略可以保证准确和全面地获取证据资源。请参考第三章内容。

4. 检索和获取文献　制定好检索策略后,针对选择的数据库进行检索,通过浏览和分析检索结果,判定是否需要扩大或缩小检索范围。如果检索结果能够满足最初的检索目的,则确定需要进一步查阅全文的文献,在进行循证临床研究时通常需要排除的文献包括:①病例复习和回顾性研究;②无对照的临床试验;③历史性对照研究;④动物实验以及细胞和组织研究。原始文献的全文可通过以下途径获取:①电子数据库检索系统中的全文链接;②专业网站的付费订购;③原文传递文献求助板块;④馆际互借方式。

5. 评估和总结证据 针对经检索得到的文献,需要对全文进行评估,并总结证据,以判断其能否回答临床问题。如果为使用证据而检索,主要从证据的级别和临床适用性来判断检索结果的质量和临床实践意义。可信的、有意义的结果未必能在所有不同患者的临床中得到重复,因此,还必须对研究结果在具体患者临床中的适用性进行判断。如果是为制作证据(如撰写系统综述)而检索,需要对检索的文献进行严格质量评价,以确定研究设计的真实性、研究结局的重要性和该研究对所提临床问题的适用性。

如果评估文献后,发现检索结果不能满足最初的检索目的,应分析原因,是数据库不当抑或检索词、检索策略不合理,还是该临床问题确实无相关研究证据。必要时,再次选择数据库、确定新的检索词和制定新的检索策略,评估新检索的研究结果,并总结研究证据。

三、初筛和严格评价研究证据

证据的评价是循证临床实践的重要步骤,由于新的临床研究不断开展,新的研究证据也不断涌现,要在层出不穷又良莠不齐的研究证据中选用最佳研究证据应用于临床,必须对经检索获得的证据进行评价,通过证据的初筛和证据的严格评价(critical appraisal),以确定其真实性(validity)、重要性(importance)和适用性(applicability)。

(一)证据的初筛

面对检索获得的众多研究证据,首先初筛证据的真实性和相关性,以决定是否继续阅读并进一步严格评价。初筛证据的真实性和相关性需要考虑并回答如表 13-1 所示问题,只有初筛后真实且相关的研究证据,才有必要继续严格评价。

表 13-1 证据的初筛

真实性和相关性问题	是	否
1. 该研究证据是否来自经同行专家评审的杂志	继续	停止
2. 该证据的研究场所是否与你所在的医院相似,可在结果真实时应用于你的患者	继续	停止
3. 该研究是否由某个组织所倡议,其研究设计或结果是否可能因此受影响	暂停	继续
4. 若该证据真实可靠,对患者健康有无直接影响,是否为患者所关心的问题	继续	停止
5. 是否为临床实践中常见问题,证据涉及的干预措施或试验方法在当地是否可行	继续	停止
6. 若证据真实可靠,该证据是否会改变现有的医疗实践方式	继续	停止

(二)证据的严格评价

证据评价是对产生证据的研究工作全过程进行全面评价,研究证据的评价主要包括以下基本内容。

1. 研究目的(假说) 评价研究目的(假说)是否以解决临床问题为目标,是否具有临床重要性,是否表述清晰、明确,是否具有科学性、先进性和可行性。

2. 研究设计 每一种研究设计均有其优缺点和适用性,不同的临床问题可以采用不同证据级别的研究设计。评价证据是否依据临床问题的类型选用了合适的研究设计,其研究设计的证据级别如何。

3. 研究对象　评价目标人群的定义是否正确,能否反映研究目标;研究对象有无诊断金标准或公认的诊断标准;研究对象纳入标准和排除标准是否恰当,是否具有代表性;研究对象的样本量是否足够,对照组是否合适;研究对象分组是否保证组间的均衡性和可比性。

4. 观察(测量)　指标评价是否采用客观指标,指标的测量方法是否恰当,是否采用盲法收集指标数据,指标的判断标准和临床意义如何,是中间性指标还是结局性指标,是否选用公认的结局性指标。

5. 统计分析　评价统计方法是否合适,统计计算过程是否正确,研究中可能出现的混杂、交互作用等是否进行分析,统计推理是否恰当。

6. 质量控制　评价研究中可能出现的偏倚有哪些,是否采取了相应的控制措施,控制偏倚的措施效果如何。

7. 结果表达　评价研究结果是否数据准确、表达清晰,是否有量效关系的研究结果。

8. 卫生经济学评价　对干预措施的研究评价是否采用成本 - 效果分析、成本 - 效益分析、成本 - 效用分析等指标评价经济效益和社会效益。

9. 研究结论　评价研究结论是否回答了研究假说,与实验室研究结论是否一致,与同类研究结论是否一致,研究结论是否可以外推,是否影响现行临床实践的策略。

四、结合临床实践应用证据

循证医学针对患者的临床问题,临床医生在证据的海洋中,要选择最佳的研究证据,将研究证据应用于临床实践时,还必须结合医生自己的专业技能和经验,兼顾患者价值观和意愿,并考虑卫生资源的可及性和经济性,综合利弊后选择最佳方案。最佳方案中最重要的特性是 "利大于弊"。"利" 指的是临床意义显著,对患者有益处,有相应的量化指标。"弊" 主要指干预治疗的不良反应,也有相应的量化指标,如不良反应的发生率,重要事件(致残、致死)的发生率,试验组与对照组相比不良反应危险度增高多少,治疗多少病例发生一例重要的不良事件(number needed to harm,NNH)。

临床医生在决策时,应清晰地知晓拟采用的诊治措施(证据)的利弊;更重要的是,要结合特定患者的生物学特征和病理生理状态制定,在考虑诊治措施给患者带来利益的同时,还要考虑可能产生的不良反应对患者造成的危害。对诊治措施的利和弊进行客观评估,当诊治措施利大于弊时方可被采用。

最佳方案还应该是现有资源可及的、符合患者意愿的、经济上可接受的诊治措施。因而最佳方案的抉择,还应结合社会经济、卫生政策、患者意愿等多方面因素综合分析。

将研究证据与临床实践相结合,不是简单地将研究证据等同于临床决策,也不是用研究证据替代临床医师的思考,而是在当下资源可及的前提下,依据最好的研究证据、临床医师的经验和技能以及患者的意愿而做出的最好决策,制订最佳方案。研究证据与临床实践的结合充分体现了循证医学实践的个体化原则。

五、对研究证据的应用效果进行后效评价

循证临床实践的后效评价(evaluating performance)是指对应用循证医学的理念从事医疗活动(诊断、治疗、预后判定、预防等)后的结果进行评价。在循证临床实践中,后效评价是指针对临床上具体的患者,根据其存在的临床问题,通过提出问题 - 寻找证据 - 评价证据,找到最佳证据,结合医生经验和患者意愿做出决策并应用于患者后,评价其解决患者具体临床问题的结果。

循证临床实践的后效评价是循证临床实践的最后一步,是检验循证临床实践效果的关

笔记栏

键步骤。在临床实践中应用循证医学的理论和方法进行决策,是否能解决临床问题,需要在循证临床实践后进行评价,以明确效果。

第二节 预后问题循证实践的特点

一、预后问题概念

预后包括自然转归与临床病程。

(一) 自然转归

自然转归,又称自然病史(natural history),是指在没有任何医疗干预时疾病从发生、发展到结局的全部过程。疾病的自然史包括四个时期,即生物学发病期(biologic onset)、亚临床期(subclinical stage)、临床期(clinical stage)和结局(outcome)。

1. 生物学发病期 是指病原体或致病因素作用于人体引起有关生物学反应造成的病理生理学改变的时期。

2. 亚临床期 是指病变的脏器损害加重,但患者没有临床表现,采用灵敏度较高的诊断方法可以发现疾病已经存在。

3. 临床期 是指临床上出现了症状、体征和实验室检查结果的异常。

4. 结局 是指疾病发展到终末阶段的结局,如痊愈、复发、恶化、伤残、并发症、死亡等。了解疾病的自然病史,对疾病早期诊断和预防,判断治疗效果等都有重要意义。

(二) 临床病程

临床病程是指从疾病的临床期首次出现症状、体征和实验室检查结果异常,直到最后结局所经历的全部过程,在此期间临床医师可以采取医疗干预措施改变其病程。治疗的目的是向有利的方向改变疾病的自然转归,因此在病程早期,甚至在生物学发病期和亚临床期就应开始给予干预措施(包括治疗措施),从而改善疾病预后。

预后情况通常用率表示,如治愈率(cure rate)、复发率(recurrence rate)、致残率(disability rate)、病死率(case fatality rate)、生存率(survival rate)等,这些率是通过应用临床流行病学疾病预后研究的科研设计方案,经过长期研究所获得的。掌握这些预后证据可以在疾病诊断后,对预后进行科学的判断,同时应用有关影响预后的证据,做出改善患者预后的循证医疗决策。

二、疾病预后研究的方法

对于疾病预后的研究,一般采用观察性研究,又以分析性研究为常用方法,如队列研究(cohort study)和病例对照研究(case control study)。

(一) 队列研究

队列研究又称定群研究,是经典的前瞻性研究(prospective study),可以比较两组或两组以上的预后研究因素。预后研究结果以前瞻性队列研究可靠性最高,它是将研究对象按自然分组,并有同期对照,进行长期随访,纵向调查获得研究资料。队列研究用于预后研究有以下特点:

1. 可以观测一个或多个队列。比如关绍晨等进行的一项有关北京市社区卒中后老年人生存率的研究,根据是否患有卒中分为卒中组和非卒中组,随访近 5 年时间,研究表明社区卒中后老年人的生存率明显降低,卒中是老年人死亡的重要因素之一。

2. 要有明确的疾病诊断标准、研究对象纳入标准和排除标准。研究要求患者样本具有一定的代表性，能够代表所研究的患者群。

3. 要有明确的起始点即零点时间(zero time)。根据不同的研究目的，明确在病程的哪一点进行观察，如从起病日、确诊日、手术日或治疗开始时间算起。如果研究对象选择的是疾病早期的病例，即集合时间接近疾病的初发日期的队列类型称为起始队列(inception cohort)。

4. 研究对象入组时，不应该已经有临床关注的结局和并发症。如研究冠状动脉粥样硬化性心脏病预后因素时，以心力衰竭、心房纤颤为重点观察指标，患者在入组时不应该有心力衰竭、心房纤颤或此类并发症的既往史。

5. 研究采用客观明确的结果测试标准。统一判定标准，必要时采用盲法进行判定。

6. 研究的随访时间(follow-up time)要足够长。以研究疾病的病情特征和临床预后的需求设计随访时间。如很多慢性疾病，如果随访时间不够长，很容易出现假阴性结果。

(二) 病例对照研究

根据疾病的不同结局，将研究对象分别作为病例对照研究的病例组和对照组，进行回顾性分析(retrospective analysis)，追溯产生该种结局的影响因素。

三、影响预后证据的相关因素

在临床中，不但同一种疾病预后常常不同，而且不同文献对于同一种疾病的预后评价差异也较大，如何分析这些差异，这就需要我们掌握影响疾病预后的因素及影响疾病预后证据质量的因素。

(一) 影响疾病预后的因素

1. 早期诊断、及时治疗　任何疾病早期正确的诊断、及时合理的治疗都是影响疾病预后的重要因素。

2. 疾病特点　疾病性质、临床类型；患者病情轻重、病程长短等。

3. 人口学　年龄、性别等。

4. 体质与心理素质强弱、营养状态、免疫功能、个人心理因素等差异将影响疾病预后。

5. 医疗条件的优劣直接影响疾病预后。

6. 社会经济　社会和家庭的关心、医疗保健制度、家庭经济条件等都是预后的影响因素。

7. 依从性　许多慢性病的防治，需要长期的医患配合，如果患者能够遵循医嘱，则预后较好，反之预后较差。

(二) 预后研究常见的偏倚

常见的偏倚有以下几类：

1. 集中性偏倚(assembly bias)　又称集合偏倚、分组偏倚、就诊偏倚，属于选择性偏倚(selective bias)。它是指进入研究队列的患者存在一些除研究因素以外的其他不一致因素，而这些因素本身会对疾病的结局产生影响，如疾病的严重程度、病程的长短、是否发生合并症及有无治疗或治疗措施不同的影响。由于各级医院的性质与分工不同，收治患者的病情、病程、临床类型不同，往往级别越高的医院，患者病情越重，这就容易发生集中性偏倚。

2. 测量性偏倚(measurement bias)　某些预后指标测量的准确性和可重复性较好，如死亡、存活等。对于一些需要主观判断的指标，如疼痛、生活质量等，如果缺少明确的判断标准，判定容易出现错误，发生偏倚，即为测量性偏倚。

3. 失访偏倚(lost to follow up bias)　对于预后研究，一般要有足够的随访时间，随着时间延长,失访率会逐渐增加,因此对于预后研究证据的分析与评价,要高度重视失访偏倚。失访率越低,证据可靠性越高。失访率不能超过 20%,否则证据不可靠。

4. 迁移偏倚(migration bias)　属于选择性偏倚。指患者在观察随访期间,由一个队列移至另一个队列,或者退出、失访引起的偏倚,也会影响预后证据的质量。

5. 回忆性偏倚(recall bias)　在进行回顾性的队列研究和病例 - 对照研究时,往往需要患者或家属回忆相关病情资料,这种回忆一般情况下会丢失一定的信息,影响证据的真实性。

6. 存活队列偏倚(survival cohorts bias)　在医院进行预后研究的病例,都是存活的病例,而院外死亡病例并未包括在内,这就会导致过高估计预后证据,从而导致存活队列偏倚。此外,还有零时不当偏倚(研究对象被观察的起始时刻不在该疾病病程的同一起始时刻)、疑诊偏倚(检查者尽力寻找证据来证实假定因素对预后的影响)、期望偏倚(受主观印象影响对预后的判断发生偏倚)等。

上述偏倚常对预后证据质量产生影响,在分析评价时应该给予足够重视。

四、研究疾病预后的常用指标

1. 病死率　病死率是指在患某病患者总人数中,死于该病的患者所占的比例,常用于病程短且易引起死亡的疾病。

$$病死率(\%) = \frac{死于该病的患者人数}{患某病的患者总数}$$

2. 治愈率　治愈率是指患某病治愈的患者人数占该病接受治疗患者总数的比例,常用于病程短而不易引起死亡的疾病。

$$治愈率(\%) = \frac{患某病治愈的患者人数}{患该病接受治疗的总患者人数}$$

3. 缓解率　缓解率(remission rate)是指给予某种治疗后,进入疾病临床消失期的病例数占总治疗例数的百分比,包括完全缓解率、部分缓解率和自发缓解率,常用于长病程、低死亡率的疾病。

$$缓解率(\%) = \frac{治疗后进入疾病临床消失期的病例数}{接受治疗的总病例数}$$

4. 复发率　复发率是指疾病经过一定的缓解或痊愈后又重复发作的患者数占观察患者总数的百分比,常用于长病程、低死亡率的疾病。

$$复发率(\%) = \frac{复发的患者数}{接受观察的患者总数}$$

5. 致残率　致残率是指发生肢体或器官功能丧失者占观察患者总数的百分比,常用于长病程、低死亡率的疾病。

$$致残率(\%) = \frac{致残的患者数}{接受观察的患者总数}$$

6. 生存率　生存率是指从疾病临床过程的某一点开始,一段时间后存活的病例数占总观察例数的百分比。

$$n 年生存率(\%) = \frac{活满 n 年的病例数}{n 年内观察的总例数}$$

五、预后研究证据评价原则

(一)真实性评价

1. 研究对象是否具有代表性,是否在病程相同起点开始随访

(1)研究对象是否具有代表性:分析文献研究对象的定义是否严格,是否有明确的诊断标准、纳入标准、排除标准,以此判断有无选择性偏倚。

在评价预后研究证据时,要仔细分析文献的诊断标准和纳入标准,文献资料中的患者和我们临床面临的患者相似度越高,则研究结果越适用于我们的患者。此外要了解文献是否记录了研究对象的来源、研究地区、医疗机构,以此确定研究是否有代表性和局限性。

研究对象来源不同,预后也有所差异。一般情况下,三级医院的患者病情较基层医院严重,而且复杂,所以这些医院的病死率、致残率要高于基层医院,其研究的预后结果对于同级别医院有参考作用,而不适用于基层医院,反之亦然。

(2)是否在病程相同起点开始随访:预后研究要有定义明确、相似的观察起始点,即全部研究对象应处在临床病程相同的阶段,这样结果才能真实地反映出在这个病程阶段的预后情况。对于疾病的预后研究,一般情况下以起始队列研究价值最高。

2. 随访时间是否足够长,随访是否完整,失访的原因是什么

(1)随访时间是否足够长:理想情况下,所有患者进入起始队列进行观察,直到完全恢复或是发生死亡或是发生其他疾病。但在临床实际中,这不可能实现,为保证预后结果的真实性,就要求随访时间要足够长,否则会导致研究结果出现假阴性的可能性。所说的"足够长"应以疾病的病情特征和临床预后需求为着眼点来确定随访时间。

(2)随访是否完整,失访的原因是什么:即使随访时间足够长,其他因素也可以影响研究结果的真实性,那就是要分析随访是否完整。对于预后研究,要高度重视其追踪率,追踪率越高,其失访率越低,证据真实性越强。在分析失访率时,要具体分析失访原因,有的原因可能与预后无关,如工作单位调动、住址迁移、电话号码改动等,对预后结果影响不大,但有一些失访原因,比如因为疾病好转、死亡、病情加重或发生其他疾病而未进行随访,这些失访会对预后研究证据的真实性带来很大影响。

判断随访的"完整性",可以参照以下两种方法。第一种方法是"5"和"20",即失访率<5%,则预后证据受到偏倚的影响较小,证据可信;如果失访率>20%,则预后证据的真实性受到严重影响;如果失访率在5%~20%之间,证据真实性影响介于以上二者之间。

另一种处理失访患者证据的方法是敏感性分析,与第一种方法相比较为严格,假如一项预后研究共纳入100例患者,其中4例死亡,16例失访。如果仅计算追踪完全的84例患者计算,病死率为4/(100−16)≈4.8%;对于失访的16例患者,可能部分或全部死亡,以最好情况考虑,16例患者没有一例死亡,以100例计算最低病死率为4/100=4%;以最差情况考虑,16例患者全部死亡,则最高病死率为(4+16)/100=20%。本例中,失访率为16%,病死率在4%~20%之间。由上可见,随访是否完整对预后证据影响很大。

3. 预后指标的定义是否明确,测量有无偏倚　对于预后指标应该明确定义和判定标准,以防产生偏倚。一些指标如死亡、痊愈,准确性较好,有一些指标受患者和预后判断者主观偏倚影响较大,如疼痛程度、生活质量、病残程度等,为确保研究证据的真实性,在设计之初就对重要结果的特异性标准给予定义,并在评价中贯彻执行,同时应采用盲法评价。

4. 是否对重要的预后因素进行了统计学的校正　疾病结局可受多种预后因素的影响。在研究疾病某一预后因素时,必须排除其他影响疾病预后的因素,也就是在比较两组患者预

后时,除了研究因素外,要控制其他因素差异的影响,控制的方法是进行统计学校正。在研究设计和分析阶段可以采用不同的方法,如限制、配对、分层、标准化和多因素分析等,应用最多的是多因素分析。

(二)重要性评价

1. 在一定时间内,所研究结果发生的可能性有多大 确定预后证据的真实性之后,需要对它的重要性进行分析。预后结局的指标通常有 3 种:①某一时间点的生存百分率(1 年生存率、5 年生存率);②中位生存时间(median survival),研究中观察到 50% 研究对象死亡所需随访的时间;③生存率曲线,在不同时点上,研究样本没有发生该结果(死亡)的比例(通常以百分数表示),绘制成 Kaplan-Meier 生存率曲线,生存曲线横坐标是随访时间,纵坐标是预后事件没有发生的概率。与以上两个指标相比,生存曲线包括了随访时间内不同时间段的生存率,特别适用于描述预后事件发生率比较高的生存过程。

2. 预后事件发生率估算是否精确,是否报告了预后结局概率的 95% 可信区间 预后研究的证据,均来源于所抽样的代表样本而非患者群总体,从"机遇"角度看,预后结局指标难免受抽样误差的影响。为精确估算由"机遇"所产生的预后结局指标变化范围,一般用率的 95% 可信区间表示,代表着患有该病的患者的预后 95% 可能所在的范围。区间越窄,则精度越高,结果越可靠,反之,则估计精度差。

综上所述,在评价预后证据的精确度时,需要计算 95% CI,以明确研究结果的精确范围,同时要注意预后证据来源样本量与机遇因素所影响的程度。

(三)适用性评价

1. 文献中的患者和我们的患者相似程度 对于预后研究证据,要仔细分析文献描述的与预后相关的因素,如人口学因素、疾病特点、文献所掌握的诊断标准、纳入标准、排除标准等。文献患者和我们患者相似度越高,则研究证据越能指导我们临床实践。

2. 文献中报道的研究环境和我们的临床工作条件接近程度 在应用预后证据做出医疗决策时,还要分析文献描述的具体环境,包括医院的设备条件、人员技术实力等。

3. 研究结果是否有助于做出临床决策,有助于向患者及家属解释 预后研究结果有以下几种情况:①研究结果提示,"如果不进行治疗,预后将会很差",现有疗法有效时,我们应该向患者家属解释说明,采用这种治疗方法以改善预后;②研究结果提示,"如果不进行治疗,也会有良好预后",我们应该与患者讨论是否需要治疗;③研究结果提示,"疾病预后不良",应与患者或家属讨论相关不良结局;④对于目前尚无有效治疗方法的疾病,应向患者或家属告知真实情况,使他们正确面对现实。

第三节　中医药预后问题循证实践及应用案例

一、中医药预后问题循证实践概述

预后问题一般包括以下四个方面:①定性问题,即疾病会发生什么结局?②定量问题,即结局发生的可能性有多大?③定时问题,即结局大约何时发生?④定因问题,即结局的影响因素有哪些?循证预后临床实践要求临床医师在充分了解患者病史、临床症状及体征、辅助检查基础上评估病情严重程度,提出涉及患者预后的临床问题,运用经过严格评价的临床证据,对患者的预后进行预测并指导临床决策。

中医很早就关心疾病的预后问题,除了对上述四方面除预后发生概率这样的定量问题没有涉及外,其余均有记载。如《史记·扁鹊仓公列传》载有淳于意诊"齐侍御史成"故事,一位名成的官员自言头痛,淳于意诊其脉,告成弟说:"此病疽也,内发于肠胃之间,后五日当肿,后八日呕脓死。"成之病得之饮酒且内。成即如期死。类似的记载还有不少。古代对这种能准确判断生死的医生都被称为神医,而非能起死回生者独有。但新近专门进行疾病预后研究的中医临床试验报告不多,生存率、致残率等指标多见于治疗类文献中,故有关预后的中医证据可查阅中医治疗类文献及相应病名的西医预后研究证据。

二、中医药预后问题循证实践应用案例

糖尿病肾病(diabetic kidney disease,DKD)与 2 型糖尿病紧密相关,已成为慢性肾脏疾病和终末期肾脏疾病的主要原因。随着 2 型糖尿病患病率的不断增加,DKD 也呈现逐年递增的趋势。2020 年发表的一篇 Meta 分析结果显示,在中国 2 型糖尿病患者中,DKD 的患病率高达 21.8%(95% confidence interval,95%CI:18.5%~25.4%)。DKD 以尿蛋白排泄率升高和肾功能进行性丧失为主要特征,具有高发病率、无特异性疗法、预后不良等特点。西医学采用控制血糖、控制蛋白尿等方法治疗 DKD,虽然有一定的临床疗效,但远期效果并不理想。

中医学认为,DKD 归属于"水肿""肾消""尿浊""癃闭""关格"等病的范畴,是由于消渴病日久迁延累及肾所致。国医大师李振华教授提出本病为肝肾阴虚、络脉瘀阻,日久肾气虚损,固摄无权终致尿中精微物质下泄。中医药在防治 DKD 中积累了丰富的经验。

(一)临床情景

章某,男,47 岁,因"发现血糖升高 9 月余,腰酸 4 天"为主诉收入院。既往糖尿病史 9 个月,空腹血糖 13.44mmol/L,否认高血压史、脑梗死、脑出血、肺结核、肺炎,否认手术室,否认出血史,否认药物、食物过敏史,无家族遗传病史。

入院查体:体温 36.5℃;脉搏 86 次/min;呼吸 20 次/min;血压 117/73mmHg。患者检查心电图示:下壁、前侧壁、正后壁 ST-T 改变;^{13}C 呼气试验阳性;下肢动脉多普勒检查:右腿 ABI 指数 =1.36,左腿 ABI 指数 =1.32,均异常,提示病人双侧肢体存在动脉硬化现象;眼底照相未见明显异常;血糖监测葡萄糖 13.15mmol/L;糖化血红蛋白 10.2%;尿白蛋白/肌酐 61.8mg/g;尿微量白蛋白>200.0mg/L;尿蛋白 +,尿葡萄糖 +。

中医诊断:消渴,肝肾阴虚证,瘀血阻络证;西医诊断:2 型糖尿病,糖尿病肾病Ⅳ期。

病人未使用过治疗糖尿病的药物,本次希望采用中医或中西医结合治疗,促进康复,但不知对于自己这种情况,中医或中西医结合治疗对于病情的缓解是否有更好的作用。

(二)构建明确的临床问题

根据上述病例,采用 PICO 原则将临床问题转换成可以回答的标准问题,即:

患者或人群(patient or population):糖尿病肾病患者。

干预或暴露因素(intervention or exposure):西医常规治疗加中医复方治疗。

比较因素(comparison):西医常规治疗。

结局(outcome):缓解率。

(三)查找与获取研究证据

1. 确定检索数据库

(1)原始文献数据库检索可选择 PubMed、EMbase 等。对临床医师而言,最简单、实用的检索原始文献的途径是利用 PubMed,从 clinical queries 进入。

(2)系统评价数据库检索选择 Cochrane Library、Clinical Evidence、Best evidence、PubMed 等。

(3)临床指南数据库检索可选择美国国家指南数据库、中国临床指南文库等。

2. 确定检索词和检索策略。检索时应首先对所提出的临床问题进行仔细分析,然后确定关键词,拟定一个敏感性和特异性高的检索策略,并在实际的检索过程中根据结果不断地对检索步骤进行评价和修订。常用于预后问题的检索词推荐:prognosis,incidence,mortality,survival-analysis,follow-up study,cohort study 等。

3. 循证检索过程

(1) 确定检索词 P 为 diabetic nephropathy,DN,DKD,diabetic nephropathies;I 为 traditional Chinese medicine OR Chinese patent medicine OR Chinese herb;C 为 regular Western medicine;O 为 remission rate OR objective response rate OR overall remission rate。

(2) 选择数据库:PubMed clinical queries,Medline,EMbase,Cochrane Library 等。

(3) 检索结果:检索的截止时间为 2023 年 3 月 31 日或不限定时间。检出与本病例密切相关的系统综述与网状 Meta 文献 5 篇。

【文献 1】Liu Xiaoyu,Liu Ling,Chen Pinyi,et al.Clinical trials of traditional Chinese medicine in the treatment of diabetic nephropathy--a systematic review based on a subgroup analysis [J].J Ethnopharmacol,2014,151(2):810-9.

【文献 2】Yu Xinyu,Yan Dongmei,Lan Qin,et al.Efficacy and Safety of Jinshuibao Capsule in Diabetic Nephropathy:A Systematic Review and Meta-Analysis of Randomized Controlled Trials [J].Comput Math Methods Med,2022,28:9671768.

【文献 3】Li Yizhen,Miao Runpei,Liu Yixing,et al.Efficacy and Safety of Tripterygium Glycoside in the Treatment of Diabetic Nephropathy:A Systematic Review and Meta-Analysis Based on the Duration of Medication [J].Front Endocrinol(Lausanne),2021,20(12):656621.

【文献 4】石若玉,张琳琪,张柯欣,等.中成药治疗糖尿病肾病炎症反应疗效的网状 Meta 分析[J].中国中药杂志,2023,48(13):3633-3649.

【文献 5】王文茹,张旭明,李纪新,等.益气养阴类中成药治疗早期糖尿病肾病的网状 Meta 分析[J].中国中药杂志,2023,48(14):3949-3964.

(四) 严格评价研究证据

因检索出的文献较多,经综合分析后,决定以 2023 年发表在中国中药杂志的系统综述为例(题目为"中成药治疗糖尿病肾病炎症反应疗效的网状 Meta 分析"),剖析证据的应用。

1. 证据可信度评价　本研究共纳入从建库到 2022 年 10 月以来发表的 53 篇随机对照试验。检索中国知网(CNKI)、万方(Wanfang)、维普(VIP)、中国生物医学文献服务系统(SinoMed)、PubMed、Cochrane Library、EMbase、Web of Science 数据库。检索采用主题词与自由词相结合的方式,检索不受发表类型限制。样本量共计 4 891 例患者,其中试验组 2 449 例,对照组 2 442 例。纳入的研究对象有明确的诊断标准,干预措施为西医常规 + 中成药或使用其他中成药,对照措施为西医常规(包括生活干预、安慰剂等)。主要结局指标中炎症反应指标包括超敏 C 反应蛋白(hs-CRP)、TNF-α、IL-6;疗效指标包括临床总有效率、血肌酐(Scr)、尿素氮(BUN)、尿白蛋白排泄率(UAER)。因此本研究有明确的纳排标准,研究问题明确,数据库全面。通过 Endnote 文献管理软件对导入的文献进行查重并剔除,2 位研究者独立对文献进行筛选,严格按照制定的纳入、排除标准筛选文献,提取资料并交叉核对,如遇分歧,可通过互相讨论或依据第三方裁决。文献质量评价由 2 位研究者根据 Cochrane Reviewers Handbook 6.1.0 中的偏倚风险评估工具进行系统评价,以"low risk""high risk""unclear risk"对文献做出评估判断。综上所述,本篇网状 Meta 分析的可信度较高。

2. 结果是什么　30 项 RCTs 报道了临床总有效率,涉及 6 种中成药,通过对纳入研究进行网状 Meta 分析,共产生 18 个两两比较,结果显示:百令胶囊 + 西医常规、黄葵胶囊 + 西医常规、尿毒清颗粒 + 西医常规、金水宝胶囊 + 西医常规、雷公藤多苷片 + 西医常规及肾衰宁胶囊 / 颗粒 / 片 + 西医常规均优于西医常规,黄葵胶囊 + 西医常规优于雷公藤多苷片 + 西医常规。中成药联合西医常规方案降低临床总有效率方面,金水宝胶囊 + 西医常规可能是最有效的干预措施。53 项 RCTs 中,24 项报道了不良反应,其中 13 项报道有不同程度的胃肠道症状(恶心、腹痛、腹胀、腹泻)等,4 项报道试验组出现头晕,2 项报道试验组出现白细胞减少,2 项报道试验组出现 1 例皮疹,1 项报道试验组出现 1 例高钾血症。

3. 适用性评价　因系统综述中患者未设置年龄、性别、国籍以及病程等限制,所以与本例患者之间无法进行详细比较。基于该综述的目标人群不是很明确,联合另一篇综述(Efficacy and Safety of Jinshuibao Capsule in Diabetic Nephropathy:A Systematic Review and Meta-Analysis of Randomized Controlled Trials)综合判断,金水宝胶囊 + 西医常规应为目前该患者适用性最好的干预方案,总有效率好,不良反应少。

(五)实践与再评价

将以上综合判断的结果告知患者及其家属,如果患者与家属均同意,医生需要对其疗效以及潜在不良反应进行再评价,以便得到最优治疗方案。

(六)小结

糖尿病肾病发病机制复杂,近年来大量研究指出,有效阻断炎症反应,可延缓本病进程。在糖尿病肾病的治疗方案中,单纯使用西医常规药物已无法满足临床需求,中医药立足于整体观念,对于糖尿病肾病的临床症状进行辨证论治,可极大缓解临床症状,减少病情反复,降低不良反应的发生。因此,基于目前证据,中医药治疗糖尿病肾病,可有效改善患者的预后结局,提高生存质量。

(王瑾瑾)

复习思考题

1. 预后问题一般包括哪些问题?
2. 预后研究证据评价包括哪些方面?

ER-13-2

扫一扫
测一测

ER-14-1

PPT 课件

◆◆◆ **第十四章** ◆◆◆

病因问题的循证实践

1. 掌握病因和病因学的概念；
2. 熟悉病因学问题循证实践步骤；
3. 了解中医病因学研究的特点。

研究疾病发病的病因对有效预防和诊治疾病非常重要。首先,通过病因和危险因素的研究可以解释其发病的机制,了解疾病的转归,这有助于临床医师对患者进行正确的诊断和治疗。例如,结核分枝杆菌的发现在结核病的预防和控制中发挥了重要作用。其次,了解疾病的病因和危险因素后,可以通过对暴露于危险因素的人群进行干预,预防疾病的发生。例如,病因与危险因素研究显示高血压是脑血管意外发生的重要危险因素,通过对高血压人群进行高血压健康教育和高血压的药物控制,使脑血管意外的发生明显下降。因此,病因与危险因素的研究和评价是医学工作者必须具备的基本知识。

第一节 病因和危险因素概述

一、病因和病因学

病因是指外界客观存在的生物的、物理的、化学的、社会的等有害因素或人体自身的心理和遗传的缺陷,当其作用于人体,在一定条件下,可以产生致病效应,因而这类因素被称为病因或致病因素。致病因素作用于人体发生疾病是一个相当复杂的过程,取决于机体内的各种病理生理状况和免疫防卫机制,也受外界社会及自然环境的影响。因此,病因学是研究致病因素作用于人体,在内外环境综合影响下,导致人体发病及其发病机制的科学。

在致病因素方面,各种病因有着各自的特性。按照病因与疾病间的作用方式、作用程度等将病因进行分类。

1. **直接病因** 是指某些因素不需要中间环节直接引起疾病的发生,如化学烧伤、车祸等伤害事件。直接病因是最后引起疾病的病因。

2. **间接病因** 是指某些因素需要通过若干个环节才能导致疾病的发生,或者说与疾病发生有关的间接因素,它们的存在能促进发病,人类大多数疾病属于此类。因此,直接病因之前的病因都称为间接病因。

二、危险因素

危险因素是指与疾病发生及消长具有一定因果关系的因素,但目前尚无十分确切的证据证明该因素的致病效应。当该因素存在时,疾病的发生概率随之上升;当该因素消除时,疾病的发生概率也随之下降。危险因素的范围很广,包括遗传基因、理化因素、精神心理、社会环境和经济条件等。多种危险因素并存,各种因素又各有其前因后果,可能发生交互作用,从而使发病概率大大增高,这些危险因素就形成了所谓致病因素网。如低密度脂蛋白和胆固醇增高、高血压、糖尿病并存成"网"的患者,其发生冠心病的危险性远较没有这些因素或仅有一种者为大;然而,这并不意味着没有这些危险因素存在的个体,就不发生冠心病,只不过发病率低一些而已。

三、病因的致病效应

病因的致病效应是十分复杂的,既有单一病因引起一种疾病的情况,也有一种病因引起多种疾病的情况,还有多个病因的综合作用而引起一种疾病的情况。

1. 单一病因致病 疾病病因较明确,由单一的病因导致,如传染病。早在一百多年前Koch 提出了确立传染病病因的假设:①该可能的病原性微生物因子必须在每个所研究的病例中存在;②该微生物因子必须能从患该病个体身上分离获得,并能在体外取得纯培养;③当将该因子接种于易感动物时,能引起同样的特定疾病;④该因子必须在其后重新自该动物身上分离获得并得到鉴定。在单因性疾病的因果推论中,Koch 的假设对病因概念的确定和理解起了很大的作用。根据这一方法,发现了军团菌病是由革兰氏阴性杆菌引起,而获得性免疫缺陷综合征(AIDS)是由 HIV 病毒所致。近年来,许多生物医学的研究仍在应用 Koch 的假设以确定单因性病因。然而,现代病因理论认为,单因单果的病因关系几乎不存在,即使有必要病因的传染病,其病因也并不单一,因为除了病原体外,还需要宿主易感性等因素,疾病才能发生。

2. 多病因致病 许多慢性非传染性疾病往往是一种疾病多个原因或一种病因导致多种疾病。例如,吸烟可引起肺癌、慢性阻塞性肺病、胃溃疡、膀胱癌、冠心病等;冠心病可由吸烟、高血压、高胆固醇血症、遗传等多种因素的共同或顺次作用所致。又如基因突变、接触化学毒物或放射性物质及免疫功能紊乱等均容易导致肿瘤的发生。因此,病因推论就比较复杂,有时某一病因因素对形成某特定疾病是必需的(必要因素),即少了它该病不能发生,但单是它还不足以引起该病,尚需其他补充因素的参与,共同组成充分病因,才能引发该病,其中既有必要因素,也有多个组分病因(component cause)。一个充分病因可以由一个或多个组分组成,而且它们缺一不可,任何一个组分病因缺失,疾病就不会发生,这就是充分病因 - 组分病因模型(sufficient-component causal model)。

第二节 病因问题循证实践方法

病因学问题的循证实践过程是针对患者疾病病因学相关临床问题所进行的个体化决策过程,其分析和评价是进行循证诊治和疾病预防的前提。实践过程包括提出和构建临床问题、获取证据、评价证据和应用证据等具体步骤。

一、提出和构建临床问题

在拟开展某个疾病病因学循证研究前,需要将其构建成可回答的临床问题。通常在构建临床问题时参考 PICO 原则,需要注意的是病因学关注的重点在于暴露(exposure,E)而非干预,因此本节相应的调整为 PECO 原则。

P:具有某些特征的一类人群;

E:暴露因素;

C:不包含暴露因素;

O:事件发生情况。

二、获取最佳证据

病因和危险因素的研究方法通常有描述性研究、病例对照研究、队列研究、随机对照试验及来源于多个随机对照试验的系统评价。证据获取包括选择数据库、确定检索词和制定检索策略、文献筛选等步骤。

1. 确定检索数据库　常用的中文文献数据库有中国知网(CNKI)、中国生物医学文献数据库(CBM)、万方数据库和维普数据库(VIP)等。外文文献数据库数量大,种类繁多,一般最常用的是 Medline、PubMed、Embase、CENTRAL、Web of Science 及 Scopus 数据库。不同数据库收录的期刊和文献交叉重合,没有任何一种数据库能完全包含另外一种数据库的内容。为了保证检索的全面性,通常需要检索多个数据库,然后使用文献管理工具去除重复文献。对于中医病因学研究而言,中医经典古籍、医案、医话、教材和专家经验也是重要的证据来源。

2. 确定检索词和制定检索策略　检索词的确定主要依据是 PECO 原则对提出的临床问题进行分解,为了确保检索的全面性,常采用主题词和自由词结合的方法。

检索策略是指在解析相关问题基础上,明确检索目的和信息需求,选择恰当数据库,确定检索词。制定检索策略时常需要确定检索的灵敏度和特异度。如果发现检索结果不能满足需要,应分析原因,是数据库选择不当,或是检索词和检索策略制定不合理,还是该临床问题确实无相关研究证据,必要时应调整完善检索策略,再次检索,评估检索结果。

三、证据评价

病因学证据的评价主要从真实性、重要性、适用性三个维度进行评价。

(一)真实性评价

评价病因和危险因素研究证据的真实性主要依据研究的设计方法等原则。详见表 14-1。表中前三条最为重要。若研究证据不能满足前三条,说明结果的真实性较差,不能作为指导临床医疗实践的证据,应继续寻找其他文献。

表 14-1　评价病因和危险因素研究结果真实性的原则

序号	病因研究证据的真实性评价
1	病因证据是否采用了论证强度高的研究设计方法?
2	比较组的暴露因素、结局测量方法是否一致? 是否采用了盲法?
3	随访时间是否足够长? 是否随访了所有纳入的研究对象?
4	病因证据因果效应的先后顺序是否合理?
5	病因与疾病之间是否有剂量 - 效应关系?
6	病因和危险因素研究的结果是否符合流行病学规律?
7	病因致病的因果关系是否在不同的研究中反映一致?
8	危险病因致病效应的生物学依据是否充分?

1. 病因证据是否采用了论证强度高的研究设计方法 评价某一研究结果的真实性首先考虑暴露组与非暴露组间基线是否可比,即除暴露因素不同外,其他可能影响研究结果的相关因素、特征或环境在两组间是否相似可比。而基线是否可比,与研究是否采用了论证强度高的研究设计方法直接相关。病因研究方法按其论证强度高低排序依次分为多个随机对照试验的系统评价、单个随机对照试验、队列研究、病例对照研究和描述性研究。具体分析时,需要考虑研究是否在设计阶段采用限制、匹配,在结果分析阶段采用相应的统计方法如分层分析、多因素分析等,以校正混杂因素的影响。

2. 比较组的暴露因素、结局测量方法是否一致,是否采用了盲法 若同一研究对不同组间暴露因素和临床结局的测量方式一致,则该研究的结果可信。病例对照研究是在明确受试者处于病例组和对照组后回顾性调查其是否曾有暴露,因此应特别注意病例组和对照组间对暴露因素的测量方法是否相同。对随机对照试验或前瞻性队列研究,暴露组和非暴露组已事先确定,应特别注意测量结局指标的方法是否一致。若研究采用了盲法,即前瞻性研究中测量结局的人不知道暴露情况,或病例对照研究调查暴露情况的人或被调查者不知道研究假设和目的,研究结果的可信度更高。

3. 随访时间是否足够长,是否随访了所有纳入的研究对象 随访时间是否合适是影响研究结果真实性的重要因素之一。若随访时间太短容易得到假阴性结果,从而影响研究结果的真实性。随访时间太长,研究的可行性较差,容易受到混杂因素的影响。随访时间的确定与暴露因素导致结局发生的自然病程相关。随访过程中难以避免会出现失访,当失访对象过多,或者失访对象某些重要研究特征与随访到的病例差别很大,可能影响研究结论。失访比例直接影响研究结果的真实性,前瞻性队列研究或随机对照试验要考虑失访病例数对结局指标的影响,一般要求随访过程中丢失的病例数不大于总观察例数的 10%;一旦大于20%,结果很可能失去真实性。

4. 病因证据因果效应的先后顺序是否合理 研究危险因素时,若能明确暴露因素(即可疑的危险因素)的出现早于不良结局的发生,则研究结果的真实性高。但若暴露因素和结局同时被调查,因果关系的确定必须慎重。

5. 病因与疾病之间是否有剂量 - 效应关系 暴露因素(即可疑的危险因素)与不良结局间是否有剂量 - 效应关系指致病效应与暴露剂量或暴露时间是否有显著相关性。当暴露因素和不良结局呈现剂量 - 效应关系时,结果的真实性较高。

6. 病因和危险因素研究的结果是否符合流行病学规律 危险因素与不良结局事件之间具有时间和地域性的相关性,如危险因素高发的地区或时间段里,可能与之相关的不良结局事件也高发,则符合一定的流行病学规律。

7. 病因致病的因果关系是否在不同的研究中反映一致 对某暴露因素(即可疑的危险因素)与某种不良结局的研究,若不同地区、不同时间、不同研究者和不同设计方案的研究都获得一致结论,则这种病因学的因果效应较为可信。

8. 危险因素致病效应的生物学依据是否充分 如果病因学研究揭示的因果关系有生物学合理性(如存在可靠的病理生理学机制等),则可增加因果联系的证据,结果的真实性高。

(二)重要性评价
病因研究重要性评价原则包括两个方面,具体内容见表 14-2。

表 14-2 评价病因研究证据重要性的原则

序号	病因研究证据的重要性评价
1	暴露因素与结果之间的关联强度如何?
2	风险评估 / 效应量的精确度如何?

1. 暴露因素与结果之间的关联强度如何 不同研究设计类型,估计暴露和结局间联系强度的计算方法不同。在随机对照试验和前瞻性队列研究中,关联强度用暴露组相对非暴露组发生不良结局的危险性来确定,即相对危险度(relative risk, RR)。病例对照研究中,调查者是按照患病或不患病选择研究对象(而不是暴露与否),所以不能计算"发病率",只能用比值比(odds ratio, OR)来间接估计关联强度。

当 RR 或 $OR>1$,说明有暴露史的人发生该不良结局的危险性增加。若 RR 或 $OR=1$,则有暴露史的人发生不良结局的危险性和没有暴露史的人无差别。若 RR 或 $OR<1$,则暴露于可疑因素的人发生不良结局的危险性小于无暴露史的人,RR 或 OR 离 1 越远则关联越强。

RR 或 OR 虽可描述关联强度的大小,但在实际应用中需要把关联强度指标转换为病人和医师更易理解和使用的度量指标。"多发生 1 例不良结局所需要暴露的患者数(number needed to harm, NNH)",指暴露于某因素的人群,与对照组相比多发生 1 例不良结局所需暴露的人数。

2. 风险估计 / 效应量的精确度如何 除采用 RR 和 OR 值判断因果关系强度外,还需采用置信区间评价相关强度的精确度。常用方法是计算 RR 或 OR 的 95% 置信区间(confidence interval, CI),95% CI 范围越窄则其精密度越高。95% CI 不包含 1.0 时,表明结果有统计学意义。

(三)适用性评价

证据的适用性即考虑该证据能否用于当前患者,评价病因证据适用性的基本原则包括 5 个方面,具体内容见表 14-3。

表 14-3 评价病因证据适用性的基本原则

序号	病因证据的适用性评价
1	当前患者是否与病因证据研究对象特征类似?
2	患者可能接触到的暴露因素和研究中的暴露因素是否相似?
3	患者发生结果事件的风险大小?
4	终止接触危险因素对你的患者利弊权衡如何?
5	该患者的价值观和期望值如何?

1. 当前患者是否与病因证据研究对象特征类似 需要从可能影响结局发生的多方面评估研究中的对象和当前患者的相似性,包括性别、年龄和种族等人口学特征以及不良结局产生的危险程度、对暴露因素的反应等病理生理学特征以及社会学特征等。一般情况下,个体患者的临床特征极少与研究人群完全相同,总会存在或多或少的差异,需要重点考虑在某些重要临床特征方面二者是否相似。

2. 患者可能接触到的暴露因素和研究中的暴露因素是否相似 需要关注当前患者接触到的暴露因素和研究中的暴露因素是否有重要不同。若证据中的暴露因素在暴露剂量和持续时间等重要方面都与该患者不符,则证据不适用。

3. 患者发生结果事件的风险大小 针对单个患者的问题,需要根据研究证据提供信息,估计患者发病或发生该不良事件的危险性,即风险大小。一种方法是在文献中寻找与当前患者在各方面特征比较一致的亚组,参照该亚组的风险获益,但亚组的样本量常常较少,受随机误差的影响较大。另一种方法是需要评估患者与研究证据中研究对象相似程度及风险高低,估计出与间接证据人群相比发生不良结局事件的危险性大小分值,再根据分值和间接证据危险度为当前患者计算出一个合理的风险大小。

4. 终止接触危险因素对当前患者利弊权衡如何 当因果联系存在时,终止可疑的暴露因素给患者带来的利弊。因果关系推论强度涉及研究的真实程度、研究设计质量。若继续接触暴露因素,患者发生不良结局的风险有多大?若脱离暴露因素,是否也会给患者带来不良后果。若暴露因素的危险明确且巨大,决策也相对明确,即立即脱离暴露因素。若没有任何益处可以抵消与暴露相关的风险,且患者脱离暴露会导致更严重的不良后果,即考虑保持暴露。

5. 该患者的价值观和期望值如何 对同一种暴露因素可能产生的不良后果,不同人、不同患者有不同看法和选择,因为他们对生命及其疾病价值观和期望值不同。临床决策过程中将患者本人特别的期望和偏好考虑在内很关键。可以请患者自己评估潜在的不良结局和暴露因素在他心目中的重要性。

四、临床决策

在当前可获得的最佳证据基础上,临床决策还必须考虑医疗条件和患者的意愿。一个完整且合理的医学决策必须包括医师的临床经验与判断、当前可获得的最佳外部证据及患者的价值观,三要素缺一不可。

1. 医师的临床经验与判断 通过问诊、查体、实验室及辅助检查等综合分析,正确判断患者目前的主要问题,是进行循证临床决策的前提。医师依靠临床经验对具体患者深入了解,通过认真问诊、查体和实验室辅助检查搜集足够的资料,做出正确诊断,是实现正确的临床决策的基础。循证临床实践将医师的临床经验作为临床决策的三要素之一,可确保当前实践对象的内部证据与外部证据的高度契合。

2. 当前可获得的最佳外部证据 循证临床实践遵循的是证据,虽然期望针对每个临床问题都能找到可信的研究证据,但科学研究有自身的发展规律,常常不一定能提供理论上最佳的证据。例如,针对病因问题,一般没有大样本的随机对照试验、队列研究或病例对照研究被认为是可得的最佳证据。因此,我们强调根据具体的问题,当前可获得的最佳证据就是临床决策的基础。

3. 患者的价值观 医疗活动的主体除了医师,还有患者。不同国家和地区、不同宗教文化信仰的患者对同一问题的看法或价值取向可能相差甚远。临床医师若不考虑患者的价值取向,即使根据患者病情、医师临床经验及当前可获得的最佳证据,做出从医师角度来看完全合理的临床决策,但患者不一定满意。所以,临床医师在进行临床决策时,必须尊重患者的价值观和偏好,充分考虑患者的忧虑之处。

第三节 中医病因学循证实践

一、中医病因学研究的特点

1. 中医病因学重在疾病诊疗及预防 中医病因学研究与西医学病因研究的顶层框架

存在差异,西医学的病因研究的重点在于对疾病的一级预防,如明确吸烟与肺癌的因果关系,能够指导控制吸烟达到预防肺癌的目的。中医病因学研究的重点涵盖疾病的治疗和预防两个方面,其基本逻辑在于疾病诊疗时,通过"望、闻、问、切"收集到的信息,明确病因、病机、证候进而制订治疗方案,即所谓"审证求因,审因论治"。预防是在明确病因的基础上,结合中医"治未病"理论进行干预,进而达到"未病先防"的目的。顶层框架的差异造成了病因认知方法及证据价值体系等内容的不同,是造成中医病因学特殊性的主要原因。

2. 逻辑推理是中医病因学研究的主要方式　中医及西医学认知病因的方法不同,西医学的病因以能够直接测量的直观内容为主,如病毒、细菌、寄生虫、血栓等。而中医学的病因研究核心方法为"审证求因""取象比类",除饮食、虫兽、金刃等直观内容外,还有六淫、七情等需要逻辑推理得出的病因,该类病因属宏观抽象概念,往往无法通过微观的检测手段直接进行观察,如"风邪""湿邪"等。因此,直观的测量方法较难适用于抽象概念的检测,这也是中医病因学独特的地方。

3. 定性研究是中医药病因学的主要手段　中医与西医学证据价值体系存在一定的差异,西医学的病因学证据来源关注定量研究证据。其中临床证据主要包括随机对照试验、队列研究、病例对照研究、横断面研究和描述性研究,基础研究证据以相对标准的动物实验和细胞实验研究为主。而中医病因学证据除定量研究外,还有大量有价值的经验证据,如专家共识、人用经验、经典古籍、文献医案等。此类证据虽无法提供精确的病因与疾病关联强度,或精确的风险评估系数,但由于在中医临床实践中,通过定性的诊断即可进行有效的治疗,因而此类证据亦具有较高的临床价值。多来源、多维度、定性定量相结合的证据体系亦造成了中医病因学的特殊性。

4. 中医病因学研究具有主动性　直观与抽象结合、宏观与微观结合、定性与定量结合在造就中医病因学特殊性的同时,也赋予了其主动性的优势。在应对大规模的新发突发传染病时,能够通过专家共识等方式,基于中医理论及人用经验,迅速明确其中医病因,从宏观层面指导中医临床遣药组方,抢占治疗先机。在应对罕见病、疑难病时,由于患病人群的缺乏,病理机制不明,难以开展有效的人群病因学研究,亦可发挥中医病因学主动性的优势,审证求因,进而明确病机,制订针对性的防治方案。

二、中医病因学研究的探索和挑战

1. 中医病因学研究的模式探索　随着现代化科学研究方法在中医药研究中广泛使用,中医病因学研究的模式亦在发生变化,逐渐由单一的临床经验总结,转向多学科、多组学、多维度交叉融合的方向发展。

在国家科技部 973 计划的支持下,由陈可冀、刘平、任继学、周仲瑛、颜德馨、周学文等国内知名学者牵头开展了"重大疾病及难治病的中医病因病机创新研究"。其中包括肝硬化"虚损生积"的中医病因学研究、艾滋病中医病因病机研究、心血管血栓性疾病"瘀""毒"病因学的系统研究、愤怒和郁怒诱发情志病证发病机制及干预、基于临床的内毒损伤络脉创新病因学研究、"瘀热"病因在内科难治病发病中的机制及其分子基础研究、中医伏邪病因学说的整理与创新研究、基于"以痈论治"胃癌前状态性疾病(活动期)"毒热"病因创新研究、气血学说继承与创新的研究。涉及众多重大疾病和难治病种,包括肝硬化、AIDS、急性冠状动脉综合征、情志病、中风和癌前状态疾病。该项目促进了现代研究方法在中医病因研究中的应用,推进了中医病因学的传承和创新发展。

陈可冀院士团队结合血液流变学、基因组学和蛋白组学等方法对"血瘀"病因的科学内涵进行了进一步诠释,相关研究成果"血瘀证与活血化瘀研究"获评国家科技进步一等奖。

国医大师周仲瑛团队在临床观察及文献挖掘的基础上提出"瘀热"病因,系统构建了瘀热病机理论,阐述了瘀热的概念、形成、主要病理变化、病证特征、主要临床表现、分类和治疗原则,揭示了瘀热的分子生物学基础。

2. 中医病因学研究的挑战

(1)古代证据和现代证据的关系问题:应根据人群病因病机研究、基础研究、中医古籍和专家经验等证据的特点,构建相应的分类、分级规则。

(2)多源证据的评价问题:不同类型的证据存在各自的特点,队列研究的评价方法难以适用于中医古籍来源证据的评价,需要针对各类证据的特点形成相应的评价方法。

(3)古今病因差异的问题:部分病因具有较强的时代性,如古代生产力及公共卫生水平较低,饥饿、寄生虫是主要病因,而在现代,过食肥甘厚味、思虑过重逐渐成为主要病因。如何将古籍中对现今有价值的信息进行转化提取亦是需要解决的难题。

(4)病因测量及数据收集方法问题:不同类型的病因测量及数据收集方法不同,应针对不同的病因类别建立相应的方法选择标准,尤其是抽象病因信息的测量问题应着重解决。

(5)四诊信息的收集方法:现阶段中医通过四诊收集到的信息存在较强的主观性。由于中医师间的水平差异,学术源流的不同,不同中医师收集来自同一患者的信息往往存在差异,这一情况在舌象、脉象的收集中尤其明显,因此,需构建相应的四诊信息客观化采集方法。

第四节　应 用 案 例

为了有效地预防和诊治疾病,研究发病的原因和机制就显得非常重要。医疗过程中临床医师也经常需要回答某种危险因素是否与患者的疾病有关。例如某女性患者,64岁,体检发现低密度脂蛋白-胆固醇(LDL-C)升高(≥4.9mmol/L),问是否更容易患冠心病? 临床医师难以自己研究回答患者的每一个问题,常用的方法是在文献中寻找相关科学研究的证据,用他人的研究结果来回答提出的问题,即进行"循证医学"实践。

一、提出和构建临床问题

通常转化原始问题时使用PICO要素,但病因问题关注的重点是暴露而非干预,故将I换成E,将原始问题构建如下。

P:未达到冠心病诊断标准的成年人;

E:LDL-C≥4.9mmol/L;

C:LDL-C<4.9mmol/L;

O:冠心病发生率。

将患者提出的问题转化为可以回答的临床问题:低密度脂蛋白升高,高于4.9mmol/L时,冠心病发生的风险是否随之升高?

二、获取证据

循证临床实践时需要进行文献检索,获取最佳证据。首先检索最新循证实践指南,结果发现中华医学会心血管病学分会2020年发布《中国心血管病一级预防指南》,提出对18~75岁的成人,推荐采用基于我国人群长期队列研究建立的"中国成人心血管病一级预防风险评估流程"进行风险评估和危险分层。符合LDL-C≥4.9mmol/L或总胆固醇

笔记栏

（TC）≥7.2mmol/L，糖尿病（年龄≥40岁）或慢性肾脏病（CKD）3或4期直接列为高危；不符合上述高危条件者评估为动脉粥样硬化性心血管疾病和总心血管病10年发病风险；<55岁且10年风险为中危者应关注其心血管疾病发生风险（Ⅰ类推荐，B级证据）。

此外，《中国血脂管理指南（2023年）》于2023年发布，指出LDL-C是动脉粥样硬化性心血管疾病的致病性危险因素。基于大规模临床研究的结果，为了有效降低动脉粥样硬化性心血管疾病风险，该指南提出了不同风险等级个体LDL-C的目标值（表14-4）。

至此，本例临床问题检索到相关证据。

表14-4　降脂靶点的目标值

风险等级	LDL-C推荐目标值	推荐类别	证据等级
低危	<3.4mmol/L	Ⅱa	B
中、高危	<2.6mmol/L	Ⅰ	A
极高危	<1.8mmol/L，且较基线降低幅度>50%	Ⅰ	A
超高危	<1.4mmol/L，且较基线降低幅度>50%	Ⅰ	A

当无法检索到最新的循证实践指南时，还可以检索PubMed、Web of Science和CNKI等数据库。此处以Pubmed数据库为例进行介绍。以"coronary heart disease""etiology""low density lipoprotein"为主题词和关键词进行检索。检索式如下：（（coronary heart disease［MeSH terms］）OR（coronary heart disease［title/abstract］））AND（（etiology［MeSH terms］）OR（etiology［title/abstract］））AND（low density lipoprotein［title/abstract］），文章类型选择随机对照试验、临床试验、队列研究、病例对照研究、系统评价和Meta分析。

共检索到文献463篇（检索时间为2023年4月5日）。依次阅读文献的题目、摘要和全文，筛选相关的系统评价、随机对照试验、队列研究、病例对照研究、横断面研究等，进一步缩小纳入分析的研究的范围。最后找到1篇最相关的队列研究进行分析。

［1］Hilvo M，Dhar I，Lääperi M，et al.Primary cardiovascular risk prediction by LDL-cholesterol in Caucasian middle-aged and older adults：a joint analysis of three cohorts［J］.Eur J Prev Cardiol.2022，29（3）：e128-e137.

三、评价证据

主要从证据真实性、重要性和适用性三个方面进行证据评价。

1. 证据的真实性　本文献为前瞻性队列研究的病因或危险因素研究证据，对循证医学病因/危险因素实践有着十分重要的价值，真实性仅次于随机对照试验。纳入分析的研究为3个队列研究的综合分析，其论证强度更高。研究中暴露组和非暴露组的LDL-C测定方法和动脉粥样硬化性心血管疾病判定方法一致，相对客观。其中1项研究随访时间为13年左右，通过专业知识分析是合理的。由于是队列研究，研究者根据LDL-C的水平分组，观察动脉粥样硬化性心血管疾病的发生情况。因此，研究过程中LDL-C和动脉粥样硬化性心血管疾病发生的时相关系尚属确定。研究提及随着LDL-C升高，发生动脉粥样硬化性心血管疾病的危险性增高，提示可能存在剂量-效应关系。该队列研究未提及改善和终止可疑危险因素是否会伴随不良结局事件的发生下降或消失，或者当危险因素再次出现时，不良结局再次出现等流行病学规律。来自不同国家及不同研究者的多个研究都提示了相似的研究结果。LDL-C 与动脉粥样硬化性心血管疾病相关性的生物学合理性已被充分证实。

2. 证据的重要性　队列研究使用的统计学指标为风险比（hazard ratio，HR）。一般认为 *HR* 和 *RR* 意义一样，*HR* 也用于流行病学的队列研究。结果显示，随着 LDL-C 升高，冠心病的发生风险升高，调整混杂后 *HR* 为 1.25，95% *CI*：1.13~1.37。由于 95%*CI* 的可信区间未包含 1.0，结果有统计学意义。

3. 证据的适用性　由于研究是在芬兰、挪威和德国进行，年龄为 31~72 岁。临床医生在进行决策时需要考虑具体患者的个体情况，权衡利弊，结合患者的价值观和期望，考虑证据是否适用于该患者。

四、应用证据

医学决策的基本要素是正确确定病因及危险因素，但并非仅仅依靠文献资料中所提供的病因和不良结局的因果关系就能产生医学决策。根据医师的临床经验与判断，和当前可获得的最佳外部证据，结合患者的价值观进行综合临床决策。

该患者病情相对简单，危险因素较少，是仅有血脂偏高的中年女性。根据临床经验，她未来发展为冠心病的可能性确实高于 LDL-C 正常者。当前我们针对该临床问题所获得的最佳证据来自临床实践指南和高质量队列研究，结果均提示 LDL-C 是动脉粥样硬化性心血管疾病的危险因素。患者也明确表示了她对未来可能发生冠心病的担心。因此，我们需要告知患者，她未来发生冠心病的风险确实高于 LDL-C 正常者，可以采取措施控制 LDL-C 水平，甚至是服用降脂药进行冠心病的一级预防。

（张俊华）

复习思考题

1. 病因学循证实践的意义是什么？
2. 简述中西医病因学循证实践研究面临的挑战。

ER-14-2

扫一扫
测一测

第十五章

不良反应问题的循证实践

学习目标

1. 掌握不良反应问题循证实践的方法和步骤；
2. 熟悉不良反应的概念、分类、诊断要点；
3. 了解中医药不良反应问题的特点。

临床实践中的干预措施，在给干预对象带来有益治疗效果的同时，也可能会产生一些有害的后果，即不良反应（adverse reaction）。对不良反应进行研究，是综合评价干预措施临床效用（即有效性和安全性）的主要内容之一，也是科学实施临床干预的重要依据。本章对不良反应进行概述，并介绍循证医学原理在解决临床不良反应问题中的方法和应用。

第一节　不良反应概述

一、定义

任何干预措施，如药物、手术、器械、行为干预等，均有可能引起严重程度不等的不良反应，如异常症状体征、组织器官损害、功能丧失，甚至死亡。临床以药物不良反应（adverse drug reaction，ADR）最常见，以下对不良反应的介绍以药物不良反应为例。

根据世界卫生组织（WHO）国际药物监测合作中心的定义，药物不良反应是指正常剂量的药物用于预防、诊断、治疗疾病或调节生理功能时，所出现有害且与用药目的无关的反应。我国《药品不良反应报告和监测管理办法》（2011 版）中定义的药物不良反应，是指合格药物在正常用法用量下出现的与用药目的无关的有害反应。从定义可以看出，药物不良反应具备三个特点：首先是正常剂量和用法的情况下使用药物，排除了过量及不当使用药物引起的不良事件；其次是对机体造成了伤害，且伤害有一定的表现形式；最后，伤害是所用药物引起的，即用药与伤害之间存在因果关系。药物不良反应的临床表现主要包括副作用、毒性反应、变态反应、后遗效应、继发效应、特异性反应，以及致畸、致癌、致突变作用等。

临床实践和研究中还常用的和药物不良反应相关的几个概念，如副作用（side effect）和药物不良事件（adverse drug event，ADE）。副作用是和药物治疗作用相对的一个概念，指正常用药情况下出现的与用药目的无关的药理作用；副作用属于药物不良反应范畴，通常副作用引起的药物不良反应较轻微，多在停药后快速消失。药物不良事件是指在药物治疗过程中发生的任何不利事件，其中既包括与药物有因果关系的药物不良反应，也包括因果关系不明确的用药失误和护理、手术不当等。

二、产生原因

药物不良反应的成因比较复杂,大致和药物及人体两方面因素有关。

1. 药物因素 药物不良反应实质上是非预期的药理作用,因此药物的化学性质在其中起了关键作用,这表现在化学结构类似的药物其不良反应也类似,如芳香族(化学结构带有苯环)抗癫痫药卡马西平、拉莫三嗪等,都易引起皮疹,并出现交叉过敏现象。药物剂量(含累积剂量和剂量率)关系到药理作用强弱,通常化学剂量越大、单位时间释药越多、连续用药时间越长,不良反应发生的频率和严重程度也会增高。减药、停药也可能引起不良反应,如阿片类药物的戒断综合征。临床往往会多种药物联合使用,此时药物之间的相互作用,可能产生不良反应,如维生素C可酸化尿液,合用磺胺类药物会促使其在尿中析出结晶,造成肾功能损害。此外,药物载体、添加剂、包装材料,以及生产储运过程引入的污染杂质等,都可能成为诱发不良反应的因素。

2. 机体因素 药物不良反应发生有明显个体差异,患者种族和遗传特征、年龄、性别、生理病理状态等都是影响药物不良反应的重要因素。基因多态性研究显示,不同药物代谢表型人群对特定药物清除速度有较大差异,表现出不良反应的差异,如质子泵抑制剂奥美拉唑在日本人群中不良反应较多,β受体阻滞剂在白人和非洲人群中不良反应较多。女性病人在经期、孕期和哺乳期对药物的反应区别于正常生理状态,如月经期使用活血化瘀类中药可能导致出血过多,沙利度胺对孕妇胎儿有严重的致畸作用。此外,有报道显示血型、营养状态和饮食习惯等都可能对个体药物不良反应产生影响。

三、分类

药物不良反应通常从产生机制和临床重要性(严重程度和发生频率)等方面进行分类。

1. 根据药理作用分类 依照药物不良反应发生过程中不同的药理作用机制,可将药物不良反应分为 A~F 六型,分别是剂量相关(A型)、非剂量相关(B型)、剂量和时间相关(C型)、时间相关(D型)、撤药(E型)和未预料的治疗失败(F型),其中 A、B 两型最常见。A 型是由药物已知的药理作用引起,通常和剂量相关,并可以预见,在上市前研究中可以发现,如阿司匹林导致的胃肠道出血,A型致死率低,通过减少剂量或暂停用药可以有效处理。B 型是和正常预期的药理作用完全无关的一种异常反应,和剂量无关,难以预见,如青霉素过敏,B 型有较高的致死率,处理方式为停用并避免再次使用。

2. 根据严重程度分类 根据药物不良反应对人体的伤害程度,将其分为 1~6 级,严重程度依次递增,其中 1 级为轻度,2 级为中度,3 级(含)以上为重度。

1级:轻微不良反应,停药后很快好转,无需治疗;

2级:造成患者短暂损害,需要治疗或干预,但不需要住院或延长住院时间,易恢复;

3级:造成患者短暂损害,需要住院或延长住院时间(超过7天);

4级:造成患者永久性损害(系统或器官永久性损害、残疾);

5级:出现生命危殆状态(休克、窒息、昏迷、发绀等),需要急救;

6级:死亡。

3. 根据发生频率分类 国际医学科学组织委员会(CIOMS)推荐将药物不良反应按发生频率进行分类,依次为十分常见(发生频率≥10%)、常见(发生频率≥1%且<10%)、偶见(发生频率≥0.1%且<1%)、罕见(发生频率≥0.01%且<0.1%)和十分罕见(发生频率<0.01%)。

笔记栏

知识链接

反应停事件及影响

反应停事件是 20 世纪中叶发生的大规模药物不良反应事件。沙利度胺 (thalidomide) 最早作为镇静催眠剂被开发,后因其较好的改善孕妇妊娠反应作用而以商品名"反应停"在临床使用。反应停上市前,研发、生产和审批等各环节均未对其安全性,尤其是孕妇生殖毒性进行充分研究,这是导致该悲剧性事件的主要原因。1957—1961 年,反应停在 46 个国家上市销售,共导致约 1.2 万名婴儿产生先天缺陷,其中约 40% 在新生儿期死亡,幸存婴儿出现四肢、眼睛、耳朵、泌尿道和心脏等肢体和器官发育缺陷,典型的短肢畸形因形同海豹,被称为"海豹肢畸形"。反应停事件引起了国际社会对药物安全性的广泛关注,从此许多国家和国际组织相继建立不良反应报告制度,加强了药物监测和监管。1962 年,世界卫生大会责成 WHO 总干事研究防治药物灾难性事件的有效措施;1968 年 WHO 制订了国际药物监测合作计划,并于 1970 年正式设立国际药物监测合作中心作为具体执行合作计划的常设机构;1997 年 WHO 国际药物监测合作中心更名为乌普沙拉监测中心(Uppsala Monitoring Centre,UMC),我国于 1998 年加入该中心并成为正式成员国。

四、诊断

药物不良反应在没有进行因果关系评价(causality assessment)前统称为不良事件。当不良事件发生后,出于生命健康、经济、法律等方面原因,有必要对导致不良事件的相关因素进行研究,厘清其中的因果关系,以便后续处理。可以看出,不良反应诊断的主要内容就是明确干预措施和不良结果两者的因果关系,相关的研究实质上是病因学研究,此处的"因"是可能造成不良反应的治疗措施,"果"则是不良结果。目前,对于药物不良反应的因果关系评价主要有 Karch-Lasagna 法和 APS 量表法。

1. Karch-Lasagna 法(K-L 法) K-L 法是一种定性评估药物干预与不良反应关系的方法,分为因果关系判断的条件和结果两部分。判断条件包括:干预和结局是否存在时间先后关系、是否已知的药物不良反应、是否由患者状态或其他非药物干预因素(如放射疗法)引起的结局、是否撤药或减量效应、是否再次给药效应。判断结果包括肯定(definite)、很可能(probable)、可能(possible)、条件的(conditional,指需要更多信息确认)和无关(unrelated,或非 ADR),详见表 15-1。

表 15-1　药物不良反应判断表(Karch-Lasagna 法)

判断条件	条件	是否符合判断条件									
	干预和结局存在时间先后关系	N	Y	Y	Y	Y	Y	Y	Y	Y	Y
	已知的药物不良反应		N	N	Y	Y	Y	Y	Y	Y	Y
	患者状态或其他非药物干预因素引起的结局		Y	N	Y	Y	N	N	N	N	N
	是否撤药或减剂量						N	Y	Y	Y	Y
	撤药导致结局改善							N	Y	Y	Y
	是否再次给药								N	Y	Y
	再次给药导致结局重现				Y	N				N	Y

续表

判断结果	结果	是否满足对应列全部判断条件			
	肯定				是
	很可能	是	是	是	
	可能		是		是
	条件的	是			
	无关(非 ADR)	是	是		是

注:Y,符合;N,不符合;当对应列的全部判断条件均满足,标注为"是"的即为判断结果。

2. APS 量表(ADR probability scaling) Naranjo 在 1981 年提出一种药物不良反应可能性评价方法,该方法通过量表评分以评价因果关系是否存在及其等级。APS 量表包含 10 个问题,每个问题根据实际情况可能有是、否和不清楚三种回答,分别给以不同分值,最终计算总分,详见表 15-2。APS 量表总分值在 –4~13 之间,分值越高因果关系越肯定,当总分 ≥ 9 分时判断结果为肯定,5~8 分为很可能,1~4 分为可能,≤ 0 分为可疑(doubtful)。

表 15-2 APS 量表

问题	是	否	不清楚
1. 该反应是否已有报告?	1	0	0
2. 不良事件是否在使用可疑药物后发生?	2	–1	0
3. 停用药物或使用特异性拮抗剂后是否可改善不良反应?	1	0	0
4. 再次使用药物后,反应是否重现?	2	–1	0
5. 是否有其他原因(非药物)引起该反应?	–1	2	0
6. 使用安慰剂是否能再次引发该反应?	–1	1	0
7. 血浆或其他体液中的药物浓度是否达到已知的中毒浓度?	1	0	0
8. 增大药物剂量可加重反应,或减少剂量可减轻反应?	1	0	0
9. 患者以前使用相同或相似药物也出现过类似反应?	1	0	0
10. 该不良事件是否有客观证据证明?	1	0	0

第二节 不良反应循证实践

临床不良反应时有发生,当出现疑似事件时,临床医生可以通过上节所述的方法明确诊断,然后做相应处理。但更多临床用药安全问题,需要我们做出事前决策,即通过循证方法获得药物安全性证据,以指导临床安全用药,预防药物不良反应发生。不良反应的循证实践过程遵循一般的循证医学原则和方法,包含提出问题、检索文献、整合证据和临床决策四个步骤。以下结合案例 15-1 进行介绍。

案例 15-1

　　双氯芬酸钠缓释片(扶他林口服片)是一种常用的抗炎、镇痛非处方药,临床医生在为适应证患者推荐此药时,应该明确告知其可能出现的不良反应,并建议采取适当预防措施,以保证用药安全。为此,采用循证医学方法对双氯芬酸钠缓释片不良反应情况进行研究。

一、提出问题

　　临床不良反应问题,可以参照循证医学实践中常用的"PICO 原则"进行问题分解和构建,并在后续文献检索、证据整合、临床决策诸环节使用。

　　1. 目标人群(P)　不良反应发生的目标人群通常和干预药物临床使用人群重合,也可以根据特定研究目的,限制为其中的亚组人群,如老人、孕妇、合并症患者等。案例 15-1 中双氯芬酸钠缓释片的应用人群主要是骨关节疾病、软组织疾病等引起疼痛症状的成年患者,排除肝、肾功能严重不全者,不良反应人群即为治疗人群。

　　2. 干预措施(I)　不良反应的暴露因素,待研究的药物、疗法等,应注意不良反应的发生和药物剂型、剂量、给药方式等密切相关,必要时需要明确。案例 15-1 中干预措施为双氯芬酸钠缓释片(75mg 口服片剂),正常剂量和用法。

　　3. 对照措施(C)　多数情况下不良反应的循证研究不限制对照措施,如案例 15-1。当研究目的是比较不同干预措施的不良反应发生情况(频率、严重程度等)时,则应限定对照措施或安慰剂,同样要注意药物剂型、剂量、给药方式等因素。

　　4. 结局指标(O)　不良反应研究通常关注干预措施的全部不良结局发生情况,如异常症状、功能损害、住院时间延长、死亡等。当然,研究者也可以根据自身关注的重点,选择特定的结局指标,如常见的胃肠道反应(恶心、呕吐、腹泻、食欲减退等)、神经系统反应(头痛、头晕、失眠、感觉异常等),以及肝、肾功能损害。案例 15-1 中双氯芬酸钠可能对人体不同系统造成不同程度的损害,且发生频率也不尽相同,因此不对其结局指标进行限定。

二、检索文献

　　药物不良反应研究的证据主要通过文献检索获取,来源包括药物说明书、药物监管信息、药物手册或专著,以及收录临床研究内容的期刊文献等。

　　1. 药物说明书　根据有关规定,药品生产厂家应提供药物说明书,并在说明书中包含"不良反应"条目,内容按照系统器官分类,发生频率降序列出可能发生的不良反应。药物说明书由药品生产企业制作和维护,包含了研发过程及上市后的药物安全性证据,是获取不良反应信息的最直接来源。药物说明书的缺陷是其更新的滞后性,无法及时纳入最新的不良反应研究成果。案例 15-1,经查某厂家生产的双氯芬酸钠缓释片,随附药物说明书不良反应条目下,列出了涉及胃肠、肝胆、免疫、精神等 14 类系统或器官,共 80 余种不良反应症状或疾病。

　　2. 药物安全监管信息　出于对药物安全的重视,WHO 和多数国家均已形成成熟的药物安全监管机制,并建立相对完善的药物不良反应报告 - 监测 - 公告系统和数据平台。通过相关数据库和公告材料,可以及时获得区域性乃至全球的药物不良反应信息。

（1）国家药品监督管理局药品评价中心国家药品不良反应监测中心（https://www.cdr-adr.org.cn），通过公告、快讯、通报、年度报告等形式发布药物不良反应信息。

（2）WHO 国际药物监测计划——乌普萨拉监测中心（WHOPIDM-UMC，https://who-umc.org），主要数据资源有 WHO 全球药物潜在副作用报告数据库（VigiBase）等。

（3）美国食品药物监督管理局（https://www.fda.gov），主要数据资源包括 FDA 不良事件报告系统（FAERS）和医疗器械不良事件数据库 MAUDE（manufacturer and user facility device experience）等。

（4）欧洲药物管理局（EMA，https://www.ema.europa.eu/en），药物可疑不良反应信息管理和分析系统 EudraVigilance。

📖 知识链接

药物不良反应监测和药物警戒

药物不良反应监测（ADR monitoring）是指药物上市后发现、报告、评价和控制不良反应的过程，内容包括：①收集药物不良反应信息，调查药物不良反应的危害，及时向药物监督管理部门报告，提出药物安全管理的意见、建议；②向药物生产、经营企业、医疗预防保健机构和社会大众发布药物不良反应信息，预防控制药物不良反应的发生。

药物警戒（pharmacovigilance，PV）是发现、评估、理解和预防药物不良反应或其他与药物相关问题的科学活动。药物警戒是在药物不良反应监测基础上发展起来更系统、更科学的药物安全监管形式。不良反应监测是药物警戒的重要内容和基础性工作，但药物警戒还涉及与药物相关的更广泛问题，如药物滥用与误用、药物相关死亡率的评价等。药物不良反应监测对象是质量合格的药物，而药物警戒监管范围更大，包括传统药物、草药、血液制品、生物制品、医疗器械及疫苗等。从药物生命周期看，药物警戒覆盖了药物从研发直到上市使用的整个过程，而药物不良反应监测仅仅是指药物上市后的监测。

---

3. 药物手册或专著　各国出版的药典、药物百科全书、手册、年鉴和专著，包含大量药物不良反应的内容，此类出版物往往由专业人员精心编撰，内容翔实可靠，是获取药物不良反应证据的重要来源。较有影响的出版物包括《Meyler 药物副作用——国际药物不良反应和相互作用百科全书》《马丁代尔药物大典》等。

4. 期刊文献　各种生物医药期刊，收录发表药物不良反应的理论研究、动物实验、临床试验和循证研究等相关内容，兼具内容全面、报告及时的特点，是药物不良反应循证研究的主要证据来源。期刊文献证据通过常用文献数据库获取，如中国生物医学文献服务系统（SinoMed）、PubMed、Embase 和 Cochrane CENTRAL 等，检索策略和文献筛选方法同于一般循证检索，不再赘述。案例 15-1 以 "diclofenac sodium" "side effects" 为关键词在 PubMed 进行检索，可得到 5 000 余条初步结果。

此外，基于公开资料的药物不良反应公共数据库，如 SIDER（http://sideeffects.embl.de），为公众查询提供了便利，在其网站以 "diclofenac" 为检索词检索案例有关内容，可以获得更丰富的不良反应信息。目前有行业公司开发的不良反应商业数据库可供选择使用。临床大数据也为药物不良反应研究提供了潜在证据资源。

三、整合证据

通过上述步骤得到的药物不良反应信息,有一部分是经过整合后的结论性证据,可以直接使用,如药物说明书和药物手册都会采纳系统评价的结果。而对于不良反应监测系统报告的个案以及来源于期刊的临床研究文献,我们则采用循证医学方法对其进行整合,即系统评价。此时的系统评价可以根据研究条件和目的,采用经典的定性或定量评价方法,也可以是非经典场景下的系统评价再评价(overview)或概况性评价(scoping review)等。总体来讲,不良反应研究的系统评价方法和过程同于其他(如干预性)系统评价,但因研究目的和研究对象不同,在综合和评价此类证据时,会在效应量(effect measures)、质量评价和适用性评价等方面有所侧重。

1. 不良反应研究的效应量　不良反应前瞻性研究(随机对照试验或队列研究)和 Meta 分析常用相对危险度(relative risk,RR),RR 是暴露组和非暴露组不良反应发生率(不良反应人数 / 该组总人数)之比,反映药物与不良事件之间的关联强度,比值越大关联度越高,通常对于偏倚较大的队列研究,RR 需要大于 3 才认为其有实际意义。回顾性病例 - 对照研究无法计算发生率,此时使用比值比(odds ratio,OR),即不良反应组和无不良反应组暴露比(暴露人数 / 非暴露人数)之比,OR 同样反映药物与不良事件之间的关联强度,比值越大关联度越高,对于偏倚相对更大的病例 - 对照研究,OR 需要大于 4 才认为其有实际意义。RR 和 OR 都是不良反应研究中反映因果关系强度的统计量,但有时对于临床医生来说不够直观,因此,研究者还使用需要暴露人数(number needed to harm,NNH)表示发生不良反应的频率和风险。NNH 指多发生 1 例不良反应所需暴露(治疗)的患者数,当 NNH 越大时不良反应发生的风险越低,见表 15-3。

表 15-3　不良反应发生频率与需观察的病例数(95%CI)

发生频率	发生 1~3 例 ADR 分别需观察的病例数		
	1 例(NNH)	2 例	3 例
1/100	300	480	650
1/1 000	3 000	4 800	6 500
1/2 000	6 000	9 600	13 000
1/10 000	30 000	48 000	65 000

除了以上 RR、OR、NNH 等点估计效应量,通常还使用它们的 95% 置信区间(confidence interval,CI)作为结果精确性度量。

2. 不良反应证据的质量评价　研究的内部真实性反映证据质量,根据循证医学理论,不同研究类型其内部真实性也不同,系统评价和 Meta 分析证据质量最高,是循证实践中优先检索和制作的证据。受实际情况限制,临床较少开展不良反应的随机对照试验,而采用观察性研究(队列研究、病例 - 对照研究、横断面研究)和描述性研究(病例系列报告、个案报告)。通常将大样本、长观察期、前瞻性设计的队列研究视为不良反应研究的高级别证据;对于严重不良反应,如死亡、致畸等,可以参照全或无的证据形式进行评价,即使单病例报告也可视为有价值证据。表 15-4 比较了几种不良反应临床研究的优缺点和质量。

表 15-4　不良反应临床研究类型对比

研究类型	优点	缺点	证据质量
系统评价或 Meta 分析	合并多个同类试验的结果，减少偏倚	需要较多一次研究	+++++
随机对照试验	随机分组，组间可比性好	临床可行性差，很少使用	++++
队列研究	多为前瞻性，设有同期对照，可行性较好	无随机分组，影响内部真实性	+++
病例 - 对照研究	克服研究时间延迟，样本需要较少，可行性较好	回顾性，无随机分组，影响内部真实性	++
横断面研究	可行性好	无对照，无法得出因果关系；内部真实性低	+
病例报告	可行性好	无对照，无法得出因果关系；内部真实性低	+

注："+"数量越多表示证据质量越高。

各研究类型的证据质量可以选择对应的方法工具进行评价，如系统评价或 Meta 分析可以采用 AMSTAR Ⅱ、随机对照试验可以采用 Cochrane RoB2、观察性研究采用 STROBE 等。对于综合后的证据体也可以采用相应循证方法对其进行评价，如使用 GRADE 评价 Meta 分析各结局指标的证据质量和推荐强度，具体参见相关章节。案例 15-1 的检索结果中，包含一篇 Meta 分析文献，该研究显示双氯芬酸钠和安慰剂相比，可增加主要心血管事件风险（$RR=1.41,95\%CI:1.12\sim1.78,P=0.004$）、心衰风险（$RR=1.85,95\%CI:1.17\sim2.94,P=0.009$）和上消化道并发症风险（$RR=1.89,95\%CI:1.16\sim3.09,P=0.011$），且作为系统评价经评估其证据质量较高。

3. 不良反应证据的适用性评价　研究的外部真实性反映证据适用于临床具体情况的可能性。不良反应证据的适用性受到研究的人群特征（年龄、性别、种族、病程、所处环境等）和暴露因素（药物种类、批次、剂型、剂量、疗程等）影响，同时还必须考虑目标人群的关注，即患者希望从治疗中获得的主要受益。不良反应证据往往需要将研究的纳入 / 排除标准、暴露、结果等与实际患者情况进行对比，根据它们相似程度判断适用性。在临床应用中，当研究对象和不良反应产生的条件与实际情况存在较大差异时，即使证据的强度和质量均很高，也不一定适合作为决策依据。案例 15-1 中，医生在收集双氯芬酸钠缓释片不良反应证据的同时，对比现有证据研究条件和患者情况，根据它们的相似程度得出适用性评价结果。

四、临床决策

临床应用不良反应证据是将循证证据向决策依据转化并实施的过程，即临床循证决策。根据循证医学理论，这一过程至少涉及三方面的影响因素，即证据的效应和质量、医生的知识和经验，以及患者的个人情况和偏好。目前在干预性和诊断精确性研究领域，已经形成了一些证据转化应用的方法和工具，如 GRADE 工作组开发的 EtD（evidence to decision-making）框架，这些工具对于不良反应证据的转化应用具有较好的参考意义。

不良反应研究证据的转化应用（不良反应循证决策）相关因素可以分解为 4 类问题，即不良反应临床特点、循证证据情况、医生的判断、患者的意愿。医生通过对问题的综合判断，最终针对是否使用可能导致不良反应的药物（是否暴露）得出结论，包括使用（暴露或维持暴露）、有条件使用（有条件暴露）、不使用（终止暴露）、无法判断（表 15-5）。

1. 不良反应临床特点　不良反应的临床表现各异,它们的严重程度和出现频率决定了它们的临床重要性,通常重度和十分常见的不良反应得到更多的关注。需要注意的是,不良反应循证决策的对象是单个疾病、症状或体征(对应临床研究证据中的单个结局指标),一种药物可能会产生许多不同的不良反应,则每种不良反应需要单独进行判断。案例15-1中双氯芬酸钠缓释片的不良反应包括常见的恶心、呕吐、眩晕等轻度症状,也可能出现脑血管意外(十分罕见)、心肌梗死(罕见)等重度疾病,因此需要对每种不良反应分别获取证据并做出判断。

2. 循证证据情况　这里是指对应一个结局指标的整合后证据,包括证据的效应(暴露和不良反应是否存在因果关系,以及因果关系的强弱)、证据的质量(内部真实性)和证据的适用性(外部真实性)。

3. 医生的判断　医生是决策的主体,需要凭借自身的知识和经验,对患者、药物、证据等各因素综合评估,做出最有利于患者健康的决策。

4. 患者的意愿　患者是决策的对象,是利益攸关方,其个体情况、价值观、喜恶偏好等也应该在决策中得到尊重和体现。

表 15-5　不良反应循证决策表

项目	说明	结果
不良反应	不良反应表现的疾病、症状、体征等	
暴露因素	导致不良反应的药物或干预措施	
目标人群	决策对象人群	
严重程度	不良反应对人体造成的伤害程度,参见本章第一节	重度、中度、轻度
发生频率	不良反应发生的风险,参见本章第一节	十分常见、常见、偶见、罕见、十分罕见
证据效应	证据效应量大小	大、小、无统计学差异
证据质量	整体证据质量	高、中、低、极低
人群特征	证据来源的人群特征和决策对象符合程度(年龄、性别、病程、孕产、合并症等)	符合、基本符合、不符合、无法判断
干预方法	证据来源的干预方法和暴露因素符合程度(药物、剂型、剂量、给药方式、疗程等)	符合、基本符合、不符合、无法判断
风险/效益比	医生综合判断使用该药物或疗法对患者可能带来的伤害和疗效之比	低、相等、高、无法判断
替代方案	是否存在更小安全风险的替代药物或方案	有、有但风险不明确、无
患者意愿	患者在了解风险后对药物或干预措施的接受程度	接受、不接受、不清楚
结论	综合以上不良反应的判断结果,对是否使用药物做出结论	使用、有条件使用、不使用、无法判断

案例15-1中,医生通过上述过程获得了较全面的双氯芬酸钠缓释片不良反应信息,其中转氨酶升高为常见不良反应,在综合评判现有证据因素、患者状况和意愿后,医生根据自身经验,对临床关节疼痛合并肝功能不全患者的推荐意见是不使用双氯芬酸钠缓释片,或在短期、联用保肝药并严密监控肝功能的前提下有条件使用。

笔记栏

第三节 中医药不良反应

一、概述

祖国传统医学对中医药安全性的认识由来已久。《黄帝内经》对药物、针灸等临床安全问题均有开创性论述，如《素问·六元正纪大论》提出了影响深远的中药"毒-效"辩证观，"有故无殒""大积大聚，其可犯也，衰其大半而止，过者死"。《素问·刺要论》论针刺安全："病有浮沉，刺有浅深，各至其理，无过其道。"并在多篇中详述针刺的部位、操作、适应症禁忌，强调疗法安全性。《神农本草经》将中药分为上、中、下三品，下品多毒，不可久服，有些药物存在"相恶""相反"等不宜合用的情况。金元时期总结历代用药经验，概括出"十八反""十九畏"和妊娠用药禁忌等。近现代中医药发展出现了质的飞跃，尤其是新中国成立以后，将中医药纳入现代医药研究监管体系，中医药安全进入特色化科学发展时代。

人们在千百年的使用过程中，逐渐对中医药形成了相对安全的普遍认知，但实际临床上中医药安全性问题客观存在，其影响不容忽视。据统计，2021年国内共报告中药不良反应/事件约27万例次，占全部药品不良反应/事件的13.0%；严重中药不良反应/事件约1.4万例次，占全部严重不良反应/事件的5.1%。需要指出的是，有些中医药安全性问题包含理论、观念和认识偏差的因素，尤其是近年国际国内发生的一些所谓中药不良反应事件，其中不乏失实过当之处，对中医药的声誉和传播造成负面影响。如甘草的不良反应问题，甘草是十分常用的中药，性平味甘，擅长调和药性，被尊为"国老"。20世纪50年代开始，欧洲陆续出现甘草的急性中毒报道；1968年荷兰医学杂志报道大量食用甘草糖果导致的水肿和高血压；1974年前后，加拿大、新西兰、日本等国报道服用甘草导致的低钾血症、假性醛固酮症等。各国据此出台对甘草及含甘草制剂的使用限制，一时间"甘草有毒"之说闹得沸沸扬扬。深入分析会发现，多数报道对甘草的使用和中医理论相去甚远，如单药超量使用、长期服用、不对症使用等，以这些报道为依据做出"甘草有毒"的结论不符合循证原则。甘草"不良反应事件"一方面提醒我们要重视中医药安全性问题，另一方面也告诉我们遵循中医药理论开展诊疗活动是临床安全性的重要保证。

中医药不良反应包括中医疗法的不良反应和中药不良反应。常用中医疗法包括针灸、火罐、推拿等非药物干预手段，多数施法简便疗效快捷，但也存在一些不良反应的报道。以针刺为例，针具通过侵入性的物理机械刺激，对机体取得治疗效果同时，可能会造成生理和/或心理上的不良反应，如疼痛、恐惧、感觉异常、活动受限和晕针等。实际情况需要结合中医理论和特点来判断，有些患者的特殊体验属于"得气"，是正常针刺反应；另外诸如气胸、脏器刺伤、出血、交叉感染等临床不良事件，多是由于操作不当或消毒措施不严格导致，应和不良反应进行区分。总体来看，中医疗法不良反应的临床表现相对简单，可以参照中药不良反应进行研究。中药不良反应属于药物不良反应范畴，一般性概念理论方法参照前节，以下结合其特色简单论述。

二、产生原因

和所有药物不良反应一样，中药不良反应发生既有药物的原因也有机体的原因。

首先，药物本身的性质是不良反应发生的主要原因。部分中药固有毒性，如乌头、附子、蟾酥、朱砂等，应用不当可能造成严重后果。药材的产地、栽种环境、采收时机、药用部位等，不但影响药效也关乎其安全性。不同中药剂型其安全性表现也不同,如注射剂(肌内注射或静脉滴注)相比口服制剂和外用剂型发生的不良反应更频繁和严重。中药的农药残留、重金属污染及有害掺杂等,也是引起不良反应的重要原因。此外,中药来源复杂,同名异物现象多见,因误用混用造成的不良事件也屡有报道,如木通一名有木通(木通科)、川木通(毛莨科)和关木通(马兜铃科)三药,其中关木通证实有肾脏毒性和致癌作用,已禁止使用。

其次,药物加工、储存、使用不当造成不良反应。中药炮制加工既能增加药效也能减少毒副作用,如砂烫马钱子可以降低其毒性成分含量,炮制环节缺失则达不到预期的效果。动植物类中药储存、运输过程中容易霉变和被污染,增加了药物的安全性风险。中药配伍也能起到增效或减毒作用,如配伍不当不但减毒纠偏作用难以发挥,甚至出现有害的药物相互作用,这种现象在中西药合用情况下也会发生。错误的辨证论治、违反配伍禁忌、用量过大、连续服药时间过长以及煎煮服用方法不当等人为因素导致的安全问题,严格来说并不属于中药不良反应,但同样应引起我们的重视。

此外,患者个体情况不同也可造成不良反应的差异。不良反应发生还和患者身体状态、疾病进程等因素有关;老人、儿童、长期慢性病患者,以及经、孕、哺乳期妇女处于不同的病理生理状态,在药物选择、剂量控制等方面需小心对待;少数特殊体质人群容易发生过敏反应等 B 类药物不良反应。

此外,中药属于天然药物,组成复杂,活性成分众多,有些药理机制尚不明确,极少数情况下可能会产生无法预计的不良反应。

三、临床表现和特点

中药不良反应以轻症副作用为主,主要表现为消化系统食欲不振、恶心、呕吐、腹痛、腹胀、腹泻、便秘等,少数可引起肝功能损害,极少数发生急性中毒性肝炎;呼吸系统咳嗽、气促、咳血、急性肺水肿、呼吸衰竭等;神经系统头痛、眩晕、失眠、嗜睡、感觉异常、意识模糊、昏迷,甚至死亡,常见于含砷、铅等中药;泌尿系统水肿、尿量减少、尿量增多、肾区疼痛、急性肾衰竭、尿毒症等;循环系统胸闷、心悸、心率过快或过慢、血压下降或升高、心电图改变等,常见于含乌头生物碱和强心苷体类中药;血液系统出血、紫癜、贫血、白细胞减少、再生障碍性贫血等;其他如疲倦乏力、皮肤黏膜症状、耳鸣、视觉异常等情况也较常出现。

综合来看,当前中药不良反应表现出一些特点,如中药不良反应客观存在,以轻症为主,临床表现复杂多样;中药不良反应需要和临床辨证失误、操作不当等引起的不良事件相区别;有些症状是正常的治疗反应,如汗、吐、下法的出汗、催吐和泻下,不属于药物不良反应;单味中药、复方剂型和中成药的不良反应同样常见;中药给药途径以口服为主,但外敷、吸入等也可能引起不良反应,中药注射剂的不良反应问题相对突出;中药不良反应发生和剂量密切相关,中药质量也是不良反应发生的重要影响因素。

四、中药不良反应的循证实践

中药不良反应循证实践的方法和过程同上节,但需注意以下几点:①中药在临床多为复方使用且有随证加减的特点,不利于干预措施的界定;②中药制剂常和西药联合使用,注意此时无论疗效或安全性结论都不是针对单纯中药;③中成药不良反应数据较少,多数中成药说明书的不良反应条目下标注"尚不明确"或仅有简单说明;④中药饮片处方,缺少不良反应监测报告数据;⑤中药不良反应临床研究文献以个案报道为主;⑥中医辨证论治为决策结果提供了灵活的备选方案,即可以通过配伍加减消除或减轻不良反应症状。

总之,中药不良反应的发生具有多元性和复杂性,加之基础数据薄弱,临床前安全性研究较少,不良反应临床研究质量较低,缺少前瞻性对照试验和系统评价等高等级证据,不利于获得可靠的不良反应循证结果。针对这一局面,我们有必要加强中药药理、药效、药代等基础研究,充实中药研发安全性实验数据,提升中药不良反应临床研究水平,推动中药上市后监测及再评价工作,最终形成科学完善的中药安全保障体系,为中医药现代化发展服务。

(邓宏勇)

复习思考题

1. 简述药物不良反应的概念及特点。
2. 药物不良反应循证实践的步骤有哪些? 分别予以简述。
3. 中药不良反应有哪些特点?

ER-15-2

扫一扫
测一测

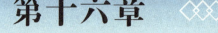

卫生经济问题的循证实践

1. 掌握卫生经济问题的循证实践步骤；
2. 熟悉如何提出和构建中医药领域常见的卫生经济问题；
3. 了解通过系统评价医疗卫生项目生产循证决策的经济学证据的过程。

　　资源稀缺性与需求无限性是任何一个国家或多或少都会面临的困境。全球医疗费用不断增长促使各国都在思考如何有效合理地配置有限的医药卫生资源来满足本国人民的卫生需求。目前，随着很多发达国家卫生技术评估专门机构的建立，经济学评价研究也逐渐制度化，有关药品、医疗器械、诊断技术和治疗方法等医药卫生干预成本与健康产出的经济学评价结果正逐渐被各国用于制定药品报销目录、拟定药品价格及新药评审等工作中。

　　但因经济学评价研究的范围广泛，数据来源千差万别，研究方法日益复杂，导致经济学评价转化为医疗决策行为受到各种实际条件制约。一方面经济学评估证据尤其是本土化证据量少质差；另一方面已有的大量研究结果尚未被决策者充分认识和利用。从国家层面，将卫生经济问题的循证评价纳入决策制定过程当中，有助于提高稀缺资源的配置合理性和配置效率，提高决策制定过程中考虑因素的完备性以及决策过程本身的科学性。从单位或地区层面，首先卫生经济问题的循证评价有助于遴选基本诊疗技术和药物，依据本地经济发展而达到诊疗技术和药物优质、高效和低耗地分配与使用；其次有利于促进医院补偿机制改革，为制定合理的医疗服务价格提供信息依据；第三，有利于促进规范医疗行为，促进临床医疗中的合理检查、合理用药和合理收费，改善医患关系。

　　本章重点阐述卫生经济问题的循证实践方法和具体步骤，为科学合理地开展中医药经济学评价研究提供参考，以期进一步提高卫生资源的配置和利用效率。

第一节　循证实践的方法与步骤

　　卫生经济问题的循证实践步骤与 RCT 的系统评价类似，全面收集针对某一疾病的某些干预措施的所有相关经济学研究，逐个进行质量评价和分析，从而得出经济学研究的综合结论。各种卫生经济学评价方法有不同的适用条件和计算指标，但无论成本 - 效果分析、成本 - 效益分析还是成本 - 效用分析，循证评价的方法和步骤一致，具体内容如下。

一、提出和构建卫生经济学问题

　　研究问题在经济学方面需要有重要意义，并与决策者面对的选择有关。卫生经济学分析与临床研究最大的不同是强调评价角度的选择。站在不同角度进行同一问题的评价,由于资源消耗等不同,可能导致具有明显差异的结果和结论。不同的经济学研究可能采用了不同的研究角度,如从患者、医疗卫生保健系统、医疗保险部门(或第三方)、政府或社会角度进行评价。为充分反映疾病的整个经济负担,同时考虑直接医疗成本和影响劳动生产力的间接成本,建议从全社会角度来评价。但由于间接成本收集困难,即使均从全社会角度进行经济学分析,其纳入的成本和成本事件仍可能存在差异。

可根据 PICO 原则确定纳入、排除标准。但由于卫生经济学研究的对照措施通常选用其他有效药物或常规治疗,评价结果指标需要同时考虑效果和成本,因此多以成本 - 效果比或增量成本 - 效果比表示结果。因此应注意卫生经济问题的对照措施和结局指标与 RCT 的系统评价 /Meta 分析的差异性。

(一) 提出问题

提出的经济问题一般涉及:①疾病干预的效果主体(如卫生政策决策者、患者、家庭、劳资方)所关注的经济负担是什么?②与对照相比,需增加哪些资源类型(如人员、设备、药品、住院医院、护理等方面)才可实施此项干预?③实施此项措施后,消耗了哪些资源?包括后续干预所消耗的资源有哪些(如并发症处理、后续治疗、门诊时间延长等)?④若干预措施改变了资源的消耗结构,额外增加的成本是什么(包括直接和间接医疗成本等)?⑤基于干预的利弊效果,其经济效益如何(如支付意愿或效用的测量)?⑥决定是否实施干预的关键点是什么?以药物为例,所提出的经济学问题具体包括:①对照药物是什么?②与对照药物相比,该药物主要有哪些优势?③用药后会产生哪些预期获益?④该药物应用前景如何?其潜在的适用对象有哪些?

提出的临床经济学问题应具体、明确、无歧义。而类似"药物 X 的成本效果大小如何"等经济学问题,就比较宽泛,不符合要求。与经典循证问题按 PICOS 五要素构建不同,临床经济学问题的构建还需进一步考虑数量大小、时间跨度、分析视角等要素。①数量大小:与对照措施相比,若按不同资源消耗或增量成本的大小进行排序,哪种资源或哪种成本在决策分析过程中的分量最重?②时间跨度:从成本投入或资源消耗到产生实际效果均有一定的时间跨度,时间因素要考虑。③分析视角:谁最有可能承担干预措施所产生的额外费用?谁将最终获益(患者、患者家属、卫生服务提供方、第三支付方、社会)?注意视角不同,一些成本的统计口径有所不同。如提供非常规医疗服务的成本,患者或社会角度应统计在内,但若以卫生服务系统的视角,则应排除在外。此外,不同视角下一些资源消耗或类别可能存在交叉、重复统计的问题。

(二) 构建卫生经济学问题

卫生经济问题的循证实践在于生产和创造经济学证据,而这些证据能否用于临床实践中的循证决策,就涉及临床经济学证据的评价问题。以降压药联合用药的经济学评价为例(见下述案例分析),阐述经济学证据的评价与应用。

《中国居民营养与慢性病状况报告(2015)》显示,2012 年我国 18 岁及以上居民高血压患病率为 25.2%。《中国居民营养与慢性病状况报告(2020 年)》显示,2020 年我国居民超重肥胖的形势严峻,成年居民超重率和肥胖率分别为 34.3% 和 16.4%,高血压患病率与 2015 年相比有所上升,高血压的防控与治疗形势不容乐观。与高血压相关的心肌梗死、脑卒中、冠心病、肾衰竭、尿毒症等发病率居高不下,终末期肾病和心脑血管疾病的死亡率不断上升。新型抗高血压药物不断推出,部分新药的价格高于目前临床上使用的某些药物价格近百倍。目前各类有关高血压的防治指南旨在提供原则性指导意见,改善患者预后,尚未正式考虑来自循证医学的经济学证据。在高血压治疗的研究中若忽视经济学评价,可能会造成卫生资源浪费,同时成本居高不下也对国民经济产生负面影响。如何针对高血压不同患病人群选择具有良好经济学效益的治疗药物是当前需要重视并解决的问题。

糖尿病已成为疾病负担较重的慢性疾病之一。2021 年,国际糖尿病联盟(IDF)发布了《IDF 世界糖尿病地图(第 10 版)》。数据显示,2021 年全球成年糖尿病患者人数达到 5.37 亿(10.5%)。相比 2019 年,糖尿病患者增加了 7 400 万,增幅达 16%,凸显出全球糖尿病患病率的惊人增长。据 IDF 推测,到 2045 年这一数字将达到 7.84 亿,46% 的增幅是同期估计人口增长(20%)的两倍多,成年人的患病比例可能达到 1/8。同年,由中国疾病预防控制中心慢性非传染性疾病预防控制中心和西安交通大学全球健康研究院共同牵头完成的 2013—2018 年我国糖尿病防治研究数据显示,2013—2018 年间我国成人糖尿病前期患病率也从 35.7% 上升到 38.1%。糖尿病及其并发症给个人、家庭、卫生系统和国家带来巨大的经济负担。自 1993 年以来,我国糖尿病医疗费用一直处于增长之中,从 1993 年的 22 亿元上升至 2007 年的 260 亿元左右,卫生总费用所占比例也从 1.96% 上升至 18.2%,2030 年预期将达到 472 亿元,可见糖尿病经济负担之重。寻找最佳经济学证据、开展循证医学实践,将有利于降低糖尿病的经济负担,提高卫生资源利用率。

二、证据的检索

证据的检索包括获取文献的途径、确定检索词和检索策略以及文献的筛选等。

(一) 获取卫生经济评价文献的途径

除检索 Pubmed、Embase 等常规医药卫生综合数据库之外,还应检索卫生经济学研究的专业数据库,如英国卫生服务部的经济学评价数据库(NHS economic evaluation database, NHS EDD)、塔夫茨医学中心健康价值和风险评价中心(Center for the Evaluation of Value and Risk in Health,Tufts Medical Center,https://cevr.tuftsmedicalcenter.org/)的成本效果分析注册库(CEA registry)等。

NHS EDD 全面收集并归类整理了与健康相关的卫生经济学研究,并对纳入的研究进行了严格的质量评价。为便于读者使用,NHS EDD 请卫生经济学家撰写了结构式摘要。该库可通过 Cochrane library 进入检索,亦可从英国 York 大学评价和传播中心(Centre for Reviews and Dissemination)的网站进入。

CEA registry 收集了来自 Medline、ealthSTAR、CancerLit、Current Contents 和 EconLit 数据库 1976 年以来发表的成本 - 效用分析研究。该数据库采用标化的数据收集表格提取数据,按统一标准对纳入的经济学研究的质量进行评分。为便于比较,将成本 - 效用比进行了贴现;为方便读者,将所有结果按疾病分类。该注册库目前仍然持续更新。

此外,为减少选择性偏倚,还应查询检索纳入文献的参考文献,联系该领域的专家等,以尽可能全面地获取相关经济学分析文献。

(二) 确定检索词和检索策略

可按照 PICO 原则确定主要的检索词和检索策略,但应注意增加检索经济学证据的主题词和自由词,如"economics""cost and cost analysis""economic value of life""economic medical""economic hospital""economic pharmaceutical""cost""cost analysis""cost-effec-tiveness analysis""cost-utility analysis""cost-benefit analysis"等。检索策略的制定是一个反复的过程,检索式的确定会随着检索的不断深入而不断修改。在卫生经济研究的系统评价中,检索者可以借鉴 NHS EED 的检索策略(https://www.york.ac.uk/crd/),以制定自己的检索策略。

(三) 经济评价文献的筛选

与诊疗、预后方面的文献一样,经济分析的文献也包括三方面的内容:结果是否正确,结果是什么,结果是否适用于当前患者。将检出文献导入文献管理器(如 EndNote、reference manager 等),方便文献筛选和后续管理。根据纳入标准和排除标准由两名评价人员经培训合格后独立筛选相关文献,通过协商或第三方仲裁解决分歧。

三、方法的评价

方法的评价包括文献质量的评价、文献数据的提取、文献资料的综合与评价。

(一) 文献质量的评价

卫生经济学研究文献的质量评价标准通常包括经济学研究的设计、数据收集和结果分析与解释几部分内容。目前较为常用的评价量表主要包括 Drummond 卫生经济学研究质量清单以及 Silvia Evers 卫生经济学研究质量量表。

Drummond 卫生经济学研究质量清单得到了 Cochrane 协作网的推荐,其全文版包含 36 个质量条目(表 16-1)。Silvia Evers 卫生经济学研究质量量表(表 16-2)是以 Silver Evers 为代表的包含 24 名国际专家组成的工作组,采用 Delphi 共识法,基于有效性研究质量条目所制定的卫生经济学研究方法学质量评估的清单。不同研究者评价时,可根据不同研究目的和需求,基于量表标准进行适当调整。

表 16-1　Drummond 卫生经济学研究质量清单

质量条目	评估			
	是	否	不清楚	不恰当
研究设计				
1. 陈述了研究问题				
2. 陈述了研究问题的经济学重要性				
3. 分析角度陈述明确且合理				
4. 陈述了替代项目与对照干预				
5. 清晰陈述利用与对比的替代干预				
6. 陈述了经济学评价模型				
7. 经济学评价模型与研究问题相关且合理				
数据收集				
8. 清晰陈述干预估计来源				
9. 报告了研究设计与有效性结果(若基于单项研究)				
10. 报告了数据合成方法或 Meta 分析估计值详细信息(若基于多个有效性研究结果数据合成)				
11. 清晰陈述用于经济学评价的主要研究结局				
12. 陈述了获益评价方法				
13. 陈述了获取价值信息来源的受试者详细信息				
14. 若纳入了生产力改变,单独予以报告				
15. 陈述了生产力改变与研究问题的相关性				
16. 从单位成本中单独报告了所耗费资源的数量				
17. 描述了估计资源数量与单位成本的方法				
18. 记录了货币和价格数据				
19. 报告了货币价格因通货膨胀而调整或货币兑换的详细信息				
20. 陈述了所使用的任何经济学模型				
21. 经济学模型及其依据的关键参数合理				

续表

质量条目	评估			
	是	否	不清楚	不恰当
结果分析与解释				
22. 陈述了时间范围的成本与收益				
23. 陈述了贴现率				
24. 选择贴现率方法合理				
25. 若成本与收益未能贴现,陈述了原因解释				
26. 陈述了数据的统计检验与置信区间详细信息				
27. 陈述了敏感分析方法				
28. 选择敏感分析参数合理				
29. 参数范围不同且合理				
30. 对相同的替代方法做出了对比				
31. 报告了增量分析				
32. 主要结局分别陈述同时以汇总表格呈现				
33. 陈述了研究问题答案				
34. 结论源于所报告的数据分析结果				
35. 结论附带有恰当的提醒信息				
外推性				
36. 陈述了外推性问题				

表 16-2 Silvia Evers 卫生经济学研究质量量表

质量条目	评估	
	是	否
是否清晰地陈述了研究人群		
是否清晰地陈述了竞争性的替代方案		
是否以可回答的问题格式提出了一个良好定义的研究问题		
经济学研究设计是否适用于研究目的		
所选择的时间范围是否适用于包括有关成本和效果		
所选择的实际角度是否恰当		
是否对每一项重要且相关的所有成本进行了鉴定		
以物理形式计算的所有成本是否恰当		
成本计算是否恰当		
是否对每一项重要且相关的所有结局进行了测量		
所有结局测量是否恰当		
结局测量值是否恰当		
是否对所实施的替代方案进行了成本与结局的增量分析		
预测成本与结局是否以恰当方式贴现		
所有价值不确定的重要变量是否适用于敏感性分析		
结论是否基于报告数据推导		
是否对结果可否外推至其他情形或患者/客户组进行了讨论		
研究是否陈述了研究者与资助方之间没有利益冲突		
是否恰当讨论了伦理与资源分配问题		

(二)文献数据的提取

根据研究问题、计划分析内容等制定文献资料提取表,由两名评价者独立提取文献数据,出现分歧经协商或由第三方仲裁解决。资料提取表不仅关注研究对象的特征、研究方法、研究质量、干预措施(包括干预和对照)、结局指标和主要研究结果,还应侧重对包括研究的角度、成本和效果数据的来源、测量与贴现、分析方法、增量成本效果分析、敏感度分析等经济学分析数据的收集。可先进行预提取,然后调整和完善资料提取表。

(三)文献资料的综合与评价

由于资源消耗、经济学研究角度、患者研究特征、成本和效果测量以及经济学分析方法不同等原因,常导致纳入经济学分析的数据种类变异较大,无法进行数据的合并。此种情况可采用同类比较的表格形式进行描述性分析。

针对不同经济学分析的结果,如果纳入的经济学研究能够提供原始资料,亦可借鉴CEA 注册库的方法进行标化,将标化后的不同研究结果用图示的方式展现出来。如采用统一的币值,用统一的贴现率贴现到同一时期,标化和重新计算成本和结果及增量成本效果等,以横坐标为增量效果,纵坐标为增量成本制作成本效果平面图(cost-effectiveness plane),则使结果更加直观。

也可探索采用决策树模型、回归模型、Markov 决策分析、Monte-Carlo 模型等经济学模型进行合并分析。但无论何种建模方法,均要对模型的假设条件、模型结构、特征和数据来源等进行详细的阐述。

四、结果的应用

最终的研究报告除了阐述本研究的主要结果、结论、意义及与其他类似研究的异同点之外,还应特别关注经济学证据的质量及其对结果的影响,关注研究质量/偏倚控制及该研究的局限性。注意分析评价结果的内部效度(真实性)和外部效度(外推性)。结果的真实性即该经济学研究的质量、干预措施的真实经济学价值。结果的外推性也称为可移植性、外部效度或外部质量。如何把经济学研究结果,尤其是来自不同经济学分析的综合结果,外推到使用者关注的人群和背景,整合进自己的决策过程,这是每个卫生经济学分析的使用者或决策者的目的所在,亦是经济学分析外推性的焦点。可用于比较干预效应证据与当地背景的适用程度,分析干预措施在当地实施的可行性及效度。

第二节 循证中医药卫生经济问题

2016 年 12 月 25 日,第十二届全国人民代表大会常务委员会第二十五次会议审议通过了《中华人民共和国中医药法》,自 2017 年 7 月 1 日施行。此法是目前我国中医药领域的首部基础性、制度性、纲领性的法律,它的出台把对我国传统中医药的弘扬与继承提升到了法律的层面。

中医临床评价是临床医生、患者以及卫生行政部门共同关心的问题,它关系到进一步的临床决策和卫生资源的合理分配,也关系到医疗质量改进和医生业务素质的提高。中医药行业根据中医药的发展规律与卫生经济学相结合形成了中医药卫生经济学科,也在不断地变化发展。卫生经济学的研究在我国发展较快,无论是在理论层面还是实践层面的研究都有所突破,但在中医药行业的卫生经济学的研究相对较少且质量良莠不齐,由此可见,中医药卫生经济学领域的循证研究具有非常重要的现实指导意义。

一、中医药的经济学价值

要分析中医药的经济学价值,就要明确中医药的特点和优势。2022 年 6 月,国务院办公厅印发《"十四五"中医药发展规划》,提出:到 2025 年,中医药健康服务能力明显增强,中医药高质量发展政策和体系进一步完善,中医药振兴发展取得积极成效,在健康中国建设中的独特优势得到充分发挥。

(一)中医药的特点和优势

中医通过"望、闻、问、切"作为临床诊断的依据,采用药物和非药物疗法,因人、因病、因地、因时而异,内治、外治结合,整体综合调节治疗,既治病又强身。

1. 整体的医学模式　早在《黄帝内经》中,我们的祖先就认识到人与自然的密切关系,认为人是自然界的产物,人的生命现象是自然现象的一部分,人体的机能要和自然界的变化保持一致才能维持生命,这就是"天人合一"的观点。中医学非常重视人体本身的统一性、完整性及其与自然界的相互关系,把人体内脏和体表各部组织、器官看成是一个有机的整体,认为人是一个有机的整体,构成人体的各个组成部分之间在结构上不可分割,在功能上相互协调、互相为用,在病理上则相互影响。中医主张将"患者"作为一个整体,而不是机械地将患者的"病"孤立开来。在治疗的过程中既要做到治病又要做到救人,标本同治,在祛邪的同时要做到扶正。通过调整机体功能,达到治病的目的。中医的整体医学模式,正是现代医学在新技术革命中追求的目标。

2. 独特的理论体系　在几千年临床实践中,中医药学逐渐形成了一整套独特的医学理论体系,其中包括阴阳、五行、八纲、四诊、六淫、七情、五运六气、精、神、津、液、气、血、五脏六腑、经络、子午流注、药物升降沉浮、四气(寒热温凉)五味(辛酸甘苦咸)、归脏归经等一系列学说,组成了一个完整的、独立的理论体系。

3. 灵活的辨证方法　中医治病,辨证的方法是多样化,既有六经辨证、卫气营血辨证和三焦辨证、综合辨证,又有八纲辨证和脏腑辨证,而且辨证处方的方法是十分灵活的。主要有病同证不同则方药不同、证同人不同则方药亦不同、人同时不同则方药亦不同、时同地不同则方药亦不同的特点,这种因证、因人、因时和因地制宜的灵活的辨证方法,也是中医药独具的特点和优势之一。

4. 特殊的治疗手段　中医治病,除了通过口服药物外,还常常采取针灸、推拿、气功、拔罐等特殊手段。古今临床上某些比较棘手的常见病、危重病和疑难病,采用中医的特殊手段治疗,每每能够取得满意的疗效。尤其是针灸和推拿,适应证广、疗效显著、操作方便、经济安全。

5. 科学的药物配伍　中医治病运用中药,其配伍有一定准则。例如《神农本草经·名例》指出药有七情,"有单行者,有相须者,有相使者,有相畏者,有相恶者,有相反者,有相杀者。凡此七情,合和视之,当用相须、相使者良,勿用相恶、相反者;若有毒宜制,可用相畏、相杀者;不尔,勿合用也"。我国许多中医药学家在与自然和疾病进行长期的反复的斗争中,根据中药具有的四气五味、升降沉浮、归脏归经等特点,逐渐总结了一整套如相须配伍、相使配伍、相畏配伍、相杀配伍、相反配伍、寒热配伍等药物配伍的理论和方法。

(二)中医药的经济学价值

1. 独具特色的诊断模式,可无创伤性获取病理信息　中医主要运用望、闻、问、切四种诊断方式来诊断疾病,意在依照人体的基本健康状况与相关健康信息来了解疾病的动态变化,分析与判断相应的治疗方法。中医"四诊"是医生直接接触和观察病情以获得感觉经验的方法,它在未借助任何精密探测仪器和化验方法的条件下,充分利用一切可能的渠道,无创伤性获取病理信息,作为分析判断的依据,运用逻辑思维进行分析综合,及时作出判断。

这种获取病情信息的方法,特别是察舌、切脉、望神、问症等具体诊察内容,及其对病证诊断价值的认识,是中医特有的长处和优势,既对患者无创伤,又不消耗医疗设备资源,有利于降低卫生成本,降低医疗费用。

2. 中医"治未病"理念，具有现代医学预防优势　"治未病"思想是中医防治理论的核心，对预防养生和临床救治具有重要的指导意义。《素问·四气调神大论》提及"是故圣人不治已病治未病，不治已乱治未乱"。《素问·八正神明论》进一步指出："上工救其萌芽……下工救其已成。""治未病"理论内涵广泛，主要包括：无病先防、已病早治、既病防变、瘥后防复，与现代医学主张的"病因预防""临床前预防""临床预防"三级预防理念不谋而合。

"治未病"思想是中医预防保健的理论基础，同时也是中医健康管理的优势，主要倡导的是一种采用早期干预的方式，来实现对于健康的有效维护以及防病治病的目标。在辨证论治的前提下，针对不同人的健康状况，可以建立不同的个性化方案；同时在"治未病"思想下，针对某些病因病症，可以做到未病先防以减少慢性病的发病率，逐渐完善中医药的健康干预措施，提升患者的生活质量。

3. 整体观念与调控手段，适宜慢病治疗与管理　中医整体观指的是对人自身整体的统一，人与自然、社会环境的统一。同时从社会医学学科的角度讲，自然界变化如季节、气候等可以间接影响人体的一些变化，人体从而适应变化而发生变化。社会环境中的社会因素如经济、政治、生活方式等也间接地影响着人体的健康状况，在很多情况下都可能形成慢性病的致病因子。中医防控慢性病在应用整体观念情况下，可以全面地把握患者的疾病信息，通过相关干预手段协调脏腑，注重人体恒动与自然、社会的平衡，形成一种整体调节的理论。中医的整体观与目前多学科分类预防以及重视一类慢性病的预防相比是一种理论上的创新，在慢性病防控的思想上存在优势，特别是在当前医疗缺乏有效诊断慢性病危险状态等方面有着更为明显的优势。

4. 中医体质辨识　最早出现中医体质学说的著作是《黄帝内经》，主要贯穿了生理病理、诊断治疗等多个方面，对中医诊断学的发展产生了极大的影响。体质主要指人身体存在的客观生命现象，其对于疾病的转归与发展方向有着重要的作用，人与人之间体质的不同也就导致了不同体质的人群对疾病的易感性不同，相应疾病的发展规律也有所不同，用药情况与反应也不同。体质差异是辨证论治思想的实践，在一定程度上体现了"治本"的原则。

5. 中医药材来源广，药品研发周期短　现代医学研发一种新药，从找到药源到动物试验，到用于临床，少则一年多则数年数十年，时间长研发成本高，导致药品价格昂贵。目前我国药用资源有 13 000 余种，主要蕴藏于大量的动物、植物、矿物之中，成本低廉。我国目前文献记载的药剂有 10 万多个，多数能直接用于治疗，也是新药开发的巨大资源。

二、中医药经济学研究

中医药在"治未病"、传染病防治、慢性病管理等方面较西医治疗具有独特优势和特点，如在 H7N9 的防治中，中医药第一时间介入，发挥明显效果，经过中西医结合治疗的人群，死亡率是 9.1%，远远低于纯西药治疗 30% 的死亡率；在四川、甘肃的多次地震、泥石流等自然灾害灾后防疫中，中药的大锅汤在大范围防治肠道传染病方面发挥了良好的作用；在防治新型冠状病毒感染过程中，中医理论和中医用药发挥了巨大作用。故中医药经济学研究的循证评价是必然趋势。

全世界有近 80 个国家制定了中医药法规，有 130 多个国家和地区建立了中医药医疗机构。近年来，越来越多的中医药经济学研究陆续涌现，利用循证医学的方法和步骤，提出和构建中医药卫生经济问题、检索卫生经济学证据、评价卫生经济学证据和临床实践更加必要。

国际经验表明，药物经济学研究评价在原研药、创新药中的评价作用巨大。我国真正具有自主知识产权的原研药、创新药极少。而建立在中医药理论基础上开发的中药，包括药材、方剂、中成药,是大量且最有可能获得自主知识产权的。因此,大力研究运用中医药评价对国家、对人民、对医药卫生事业是非常有价值的。

当前形势下,中医与现代科技的结合越来越密切,而我国的药品市场也正由传统中药向现代中药转变。中药在质量控制技术方面已取得突飞猛进的发展,其质量控制方法也在不断革新,中药质量标准也由传统的单成分、单指标向多成分、多指标、复合化转变。对于我国中医药的迅猛发展,药物经济学提供了新的参照体系并起到了至关重要的作用。从成本收益的角度来研究中医药,将会不断适应市场经济规律,进一步推进我国中医药的发展。

目前,中医药领域的卫生经济学评价还存在一些不完善的地方,比如中医临床疗效评价不太成熟的方法影响卫生经济学评价结果,卫生经济学评价的方法还局限在成本效果分析,评价过程中成本的涵盖范围主要是直接成本,而直接非医疗成本(交通费、营养费、陪住费等)、间接成本(因病死或病残而造成的成本)未纳入总成本的计算,隐形成本(因疾病而遭受的痛苦、悲伤等因素而产生的成本)未记入总成本等。

中医药卫生领域的经济学评价是世界关注的话题,循证医学的引入使得中医药临床研究水平有了很大的提高。但中医药有自身的优势和特色,中医"整体观念、辨证论治"与现代科研方法相结合,相信随着研究的深入,中医药领域的卫生经济学评价会日趋深入、日渐完善,在不远的将来肯定能探索出一套非常完善的方法来体现传统医学在人类健康方面做出的伟大贡献。

第三节　应用案例

本章案例应用循证方法来解决问题,包括以下步骤:提出问题、证据检索、证据评价、应用证据和后效评价。

一、提出问题

复杂问题可以依照 PICO 原则提炼其研究的核心方向,结合本案例提出问题,即慢性乙型肝炎患者各种抗病毒治疗药物的相对成本 - 效用如何?

核苷类似物和干扰素(常规或聚乙二醇化)均为慢性乙型肝炎一线抗病毒药物。经国家药品监督管理局批准用于抗 HBV 治疗的核苷类似物主要为拉米夫定(lamivudine,LAM)、阿德福韦酯(adefovir dipivoxil,ADV)、恩替卡韦(entecavir,ETV)、替比夫定(telbivudine,LdT)、富马酸替诺福韦酯(tenofovir disoproxil fumarate,TDF)和富马酸丙酚替诺福韦(tenofovir alafenamide fumarate,TAF)。干扰素治疗慢性乙型肝炎效果明确,但有严重的不良反应,在临床实践中的使用往往受到限制;而核苷类药物治疗抗药性较低,不良反应轻微,适用于慢性乙型肝炎患者的长期治疗,近年来逐渐成为临床乙肝病毒治疗的首选药物。不同国家或地区都有关于抗病毒药物治疗慢性乙型肝炎的经济学研究证据发表,但研究结果有差异。因此需要通过循证评价的方法,对类似研究进行系统分析,为临床决策提供科学依据。

二、证据检索

以"hepatitis B""cost-effectiveness"以及"economic evaluation"等关键词检索相关数据库,同时对纳入文献的参考文献进行追溯。根据制定的纳入标准共得到 27 项相关原始研究,分别来自美国、欧洲、澳大利亚、加拿大、巴西、泰国以及中国。经文献质量评价,15 篇为高质量的研究。在 15 项高质量原始研究中,8 项研究对恩替卡韦与富马酸替诺福韦酯进行了比较,其余 7 项研究分别比较两者与其他口服抗病毒药物(拉米夫定或阿德福韦酯)之间的成本 - 效用。

现以恩替卡韦与富马酸替诺福韦酯的直接比较为例。得到的 8 项研究,研究对象包括 HBeAg 阳性和 HBeAg 阴性的患者。8 项研究治疗均超过 6 个月,其中一项为终生研究。临床终点指标包括 HBV-DNA 抑制效果、e 抗原发生血清学转换(e 抗原消失、e 抗体出现)等。

治疗 6 个月后,在结局指标上,各项研究恩替卡韦和富马酸替诺福韦酯之间没有统计学显著性差别,大多数患者没有产生抗药性,两种药物的不良反应事件发生率基本无区别。结合药物人均消费,恩替卡韦组要优于富马酸替诺福韦酯组,各研究两者成本 - 效用差异有统计学意义。

三、证据评价

1. 明确该评价是否为卫生经济学的全面评价 纳入研究中大部分采用 QALY 作为研究的结局指标,比较不同核苷(酸)类抗病毒药物治疗慢性乙型肝炎增加的 QALY 的成本和效果。QALY 是一个效用的指标,因此该研究的本质为成本 - 效用分析。在临床指标的选择上不仅仅包含有间接的结局指标(HBV-DNA 抑制水平、e 抗原发生血清学转换等),同时也包括终点指标,如病死率。但在使用间接临床指标进行效用分析时,QALY 可能存在偏倚。

2. 是否比较了所有的备选方案 本案例分析仅包括临床上常用的一线核苷(酸)类药物,未涵盖其他类一线抗病毒药物的备选方案。此外由于证据的限制,未充分比较各种药物之间混合治疗的效果,因此备选方案并不完备。

3. 经济评价的角度 所有研究均从医疗付款人的角度出发,成本计算仅包括直接医疗成本。纳入的 27 篇文献中,超过半数的研究受到医药公司的赞助,考虑可能存在利益关系。但经过严格的效度分析,15 篇为高质量文献,在一定程度上能弥补证据的可信度。

4. 针对提出的卫生问题,所使用的研究分析方法是否恰当 研究的目的是比较慢性乙型肝炎一线抗病毒治疗药物的 QALY 的成本与效果,使用的成本分析方法是恰当的,同时提供增量成本效果比进行评价,为决策者提供更多可供参考的信息。

5. 研究是否使用可靠和准确的测量方法评价了所有备选方案 纳入的 15 项研究均详细报告了使用的测量方法,并对所有备选方案的成本和效果进行了测量。不同的研究根据数据特征采用不同的模型(9 项研究采用 Markov 模型,6 项研究采用决策树模型)进行经济学评价。抗病毒药物的评价是基于随机对照试验,因此结果是可靠的。但考虑到计算成本 - 效用指标多为替代结局的指标,且成本计算只考虑直接医疗成本,因此可能存在一些偏倚。

6. 对发生在将来的效果和成本是否进行贴现计算 纳入的研究中,15 篇对效果与成本两者均进行了贴现计算,贴现率为 0~5% 不等。研究持续时间较长,考虑到通货膨胀或收缩等问题,进行贴现率调整能更加客观地反映两种药物成本 - 效用的优劣。

7. 判断研究结果的外推性 从各研究信息来看,纳入的均为适合药物治疗的慢性乙型肝炎患者。大部分研究对患者的特征信息进行详细描述。结果外推时应考虑各个地区社会经济等因素所造成的成本差异。

8. 是否进行了敏感性分析 大多数研究均对结果采用不同的模型进行了敏感性分析,提供了稳健的结果。

四、应用证据

1. 选择的措施是否为最优方案 根据上述结果,恩替卡韦与替诺福韦在治疗慢性乙型肝炎的疗效上无统计学显著性,但恩替卡韦的增量效果比(即每增加一个 QALY)所耗费的成本均低于替诺福韦。在恩替卡韦与替诺福韦两项措施中,前者更优。

2. 获得的成本和效果是否具有足够的临床意义 根据对纳入研究的分析,在适合抗病毒治疗的慢性乙型肝炎患者中,从疗效而言,恩替卡韦和替诺福韦均为可推荐的治疗药物,但考虑到成本,恩替卡韦要优于替诺福韦。

3. 获得成本和收益的稳定性 由于各研究间异质性较大,无法对数据进行定量合并,但单项研究均详细描述了敏感性分析的方法,经济学分析的结果有一定的稳定性。然而,考虑到药物价格、患者的支付意愿等变化,成本和收益的分析也会发生变化。

4. 患者的适用性 恩替卡韦是我国治疗慢性乙型肝炎的常用药物。纳入的 15 篇文献中有 4 篇来自中国的研究,其研究结果的方向与总体结果一致,提示我国患者对恩替卡韦的疗效应当与证据相似。同时,考虑到治疗成本的差异,患者的支付意愿可能不同,在将结果外推到患者时仍需谨慎。

五、后效评价

慢性乙型肝炎发病机制复杂,疾病进程长且多变,个体间差异较大,患者的治疗受多种因素的影响,因此效果是难于预测的,需要通过长期随访才能确定药物的治疗效果。

后效评价是基于疗程结束后结局指标是否达到预期的目标来加以判断。如果未达到预期的治疗效果,则提示该类药物可能不适用于当前的患者,此时可以考虑调整治疗方案。

知识链接

Cochrane 协作网先后成立了 11 个方法学组作为 CSR(Cochrane systematic review, CSR)的技术支撑和质量保证。1993—1994 年协作网先后举办了 2 次卫生经济评价研讨会,为系统评价者就卫生经济评价问题提供指导意见。卫生经济评价方法学组(Campbell-Cochrane Health Economics Methods Group,HEMG)于 1998 年注册成立。2004年注册为 Campbell 和 Cochrane 协作网联合方法学组。工作组设在英国,有来自英国、美国、加拿大、澳大利亚等 10 余个国家的 100 余名经济学家、专业人员及研究者积极参与工作。

Campbell-Cochrane 协作网的主要目的是制作、保存、传播卫生保健方面的系统评价证据,促进并改善卫生保健的效果。然而,面对资源缺乏,决策者不仅要考虑防治措施的健康结局,而且要考虑结局的价值、效用及其所需要的资源,确定如何应用 CSR 证据。为此,需要发展经济学评价方法,对日益增多的系统评价中有关卫生经济学内容和卫生经济评价质量进行评估。目前,若干卫生经济学家已参与到 Cochrane 系统评价工作组,对评价中出现的卫生经济学问题提供帮助。

Campbell-Cochrane 协作网的主要工作内容是评估系统评价中临床试验和防治措施效果的有关卫生经济问题,提供并传播卫生经济评估方法。为 CSR 提供有关卫生经济评价讨论的平台,与其他方法学组建立学术联系;提供与国际卫生评价协会、有关网络数据库和相关文献的链接;举办与 Cochrane 协作网目标一致的卫生经济评价培训班和研讨会。

(李雨璘)

复习思考题

1. 简述获取卫生经济评价文献的途径。
2. 卫生经济学方法的评价内容有哪些?
3. 如何对卫生经济学研究进行科学性评价?
4. 简述循证实践卫生经济问题的基本步骤。

◇◇◇ **第十七章** ◇◇◇

实施科学与循证实践

> ✎ **学习目标**
>
> 1. 掌握实施科学的概念;
> 2. 掌握实施性研究的主要步骤;
> 3. 了解实施科学产生的背景。

　　随着循证医学的发展,针对临床干预措施的评价质量提高,越来越多高质量研究证据产出,大量干预措施的有效性和安全性得到确证。然而截至目前,许多高质量的证据却没有充分在临床实践和决策中运用,因此实施科学应运而生用于转化应用高质量证据。实施科学是循证医学的进一步延伸,强调将循证医学产生的高质量证据采用科学的方法进行实施,促进循证实践,提升卫生医疗服务的质量与效果。

第一节　基本概念与起源发展

一、基本概念

　　实施科学(implementation science,IS),是运用一系列策略将基于证据、促进公共健康的干预措施整合到实践环境中的研究方法。实施科学包含研究和实践两个层次,实施性研究(implementation research)探索将研究成果转化到真实世界的有效方法,而实施性实践(implementation practice)则着重于在不同的医疗环境中运用并调整实施性研究建立的方法。

　　IS 能够促进循证实践(evidence-based practice,EBP)融入医疗和卫生的常规工作中,提高卫生服务的质量和有效性。IS 强调科学、实践与政策的整合,不同于临床试验和循证实践,实施性研究的目的并非评价干预措施的疗效,而是找寻影响有效干预措施"实施"的因素,这些因素决定了在特定的医疗保健或公共卫生环境中,采用或不采用具有循证证据支持的干预手段的原因,并利用这些信息制定和检测实施策略的效果,以提高证据在实践中转化的速度、数量和质量,缩小证据与实践之间的差距。

二、起源与发展

　　Glasziou 等人的研究数据显示,每年约有 85% 的医学研究,1 700 亿美元的研究经费被浪费,其中 50% 是由于发表的研究成果无法被应用。早期临床研究成果的实施主要是经验驱动的,缺乏系统的理论和策略,使得临床研究成果难以转化并推广到临床实践。例如,一项 2003 年的回顾研究中发现,只有 10% 的指南提供了明确的实施策略,大多数临床研究结果在运用到临床实践的过程中是缺乏理论基础和理论框架指导的,因而导致研究者难以解释临床研究成果在临床实施中成功或失败的原因,阻碍了临床研究成果的转化。

随着循证医学的发展,大量的高质量研究证据出现,但却缺乏有效的实施和推广,在此背景下,越来越多的学术组织开始组建起来从事实施科学研究,如国际实施学会(Global Implementation Society)、实施性研究合作协会(Society for Implementation Research Collaboration)、欧洲实施联盟(European Implementation Collaborative)。2002 年,美国国立健康研究院(National Institute of Health,NIH)开始专项支持实施性研究,2006 年,Eccles MP 最早在 *Implementation Science* 期刊中正式提出实施科学的定义,2009 年 NIH 将实施性研究列为优先资助领域,2010 年起世界卫生组织(World Health Organization,WHO)开始了实施性研究的专项资助项目,在各地区陆续开展了相关的研究实践,并于 2013 年发表了《健康领域实施性研究的实践指南》,其中对实施性研究理念描述为在实施过程中,明确哪些干预措施有效、实施成功或失败的原因、实施成功的方法,相同的干预内容需根据不同的实践环境制定不同的实施策略,最终产生不同的实施效果,这是实施性研究的特殊性所在。我国于 2016 年在国家自然科学基金中增设实施科学的课题,Cochrane 从 2017 年开始制定一系列政策措施推动其系统评价证据的转化。*Implementation Science* 是目前发表实施科学相关研究最多的国际期刊,同时还提供实施科学相关的学术资讯。

实施科学不仅运用了循证医学相关知识理论,它还融合了心理学、社会学、组织行为学、管理学、政策科学、经济学等多个学科。经过十余年的发展,在理论研究方面,国内外学者已经开发了百余种理论/模型/框架用于实施性研究,其中包括社会认知理论,行为变化跨理论模型,健康信念模型等。在实施性研究的设计方面,为了减少研究设计的障碍因素对研究结果的负面影响,各类严谨的设计方法被引入实施性研究中,如中断时间序列设计(interrupted time series design)、阶梯试验设计(stepped wedge trial design)、断点回归设计(regression discontinuity design)等。实施性研究的报告规范(standards for reporting implementation studies,StaRI)也已经制定出来并翻译成了中文版本,推动了实施性研究报告的规范化和透明度。

第二节　实施科学理论

实施者可以借助实施科学理论确定实施过程中的困境,发现影响 EBP 应用和推广的因素,并制定应对策略,协助 EBP 在各种医疗情境下得以高效推广。

实施科学理论可归纳为"三类五条目"(图 17-1)。三类:即实施科学的三个主要内容,①描述将研究成果转化为临床实践的过程;②解释影响实施结果的因素;③评估实施效果。五条目:即实施科学中主要有五种类型的理论/模型/框架,包括过程模型、决定因素框架、经典理论、实施理论、评估框架。

在三类五条目的框架下,各国学者已经开发出百余种实施模型,为实施性研究的开展提供范例。表 17-1 中,按照"五条目"分类,列举了一些范例模型。

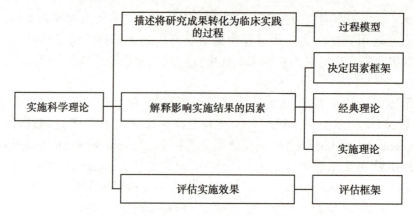

图 17-1 实施科学理论"三类五条目"

表 17-1 五条目模型及范例

条目	范例模型
过程模型	知识到行动框架（knowledge-to-action model，KTA）
	质量实施框架（quality implementation framework，QIF）
决定因素框架	实施性研究综合框架（consolidated framework for implementation research，CFIR）
经典理论	社会认知理论、人际行为理论、认知续线理论
实施理论	常态化过程理论（normalization process theory）
评估框架	实施结局指标（implementation outcome）
	RE-AIM 框架

（一）过程模型

过程模型，即针对 EBP 转为常态医疗的过程建立实施模型。即如何将 EBP 从建立者有效传递到使用者。例如，知识到行动框架（KTA），阐述了将知识转化为行动的过程，充分认识知与行之间的差异，通过过程模型的梳理与研究，探索"知行合一"的实施方案（图 17-2）。该模型包含知识生成 3 个环节和行动转化 7 个环节。知识生成 3 个环节：知识获取、知识综合、知识工具与产品（如指南）开发。行动转化 7 个环节：确认问题与选择知识、使知识适用于当前环境、评估知识或研究证据运用到当前环境的阻碍和驱动因素、选择并定制实施方案、监控实施过程、评价实施效果、将评估有效的措施持续应用到日常工作。

（二）决定因素框架

决定因素框架归纳总结了可能影响实施结果的决定性因素类型。每种类型的决定因素都包含多个要素，可指导我们分析实施所受到的多维度、多层次的影响，从而更有针对性地制定实施策略。例如，实施性研究综合框架（CFIR）将干预方案的实施分为不同的类别及构成要素，可用来指导干预方案实施中的形成性评价。形成性评价是一个严格的评价过程，它的主要目的是明确对实施的进展和有效性产生影响的潜在因素和实际因素。CFIR 包含 5 个类别 39 个要素，5 个类别分别为：干预方案的特征、外部因素、内部因素、个体特征、过程。

（三）经典理论

经典理论源于其他领域的研究，并未明确提出"实施"概念，也未提出可执行的实施研

232

究方法,但它们讨论了多种与实施有关的问题,因而被实施科学研究者广泛使用。例如,社会认知理论探讨人如何影响环境与环境如何塑造人,人际行为理论认为人的行为是由人的意图、习惯和环境条件共同促成的,认知续线理论认为人的决策是直觉过程和分析过程共同作用的结果。

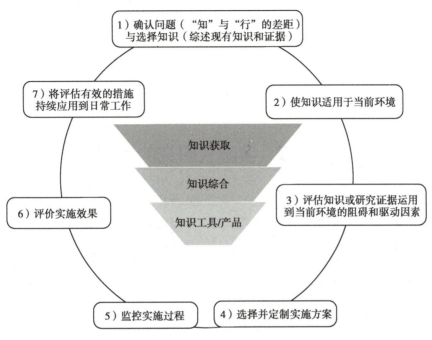

图 17-2　知识到行动框架

(四) 实施理论

是一类解释性理论,是对实施环境、组织、行为改变、可持续性的分析,用于解释纷繁复杂的实施决定因素间的关系。例如,常态化过程理论(NPT),“常态化”即措施的推广与日常化。可借助四种机制实现:梳理整合、认知性参与、集体行动、反馈性监控。EBP 的常态化需要代理人通过多种手段持续投入。

(五) 评估框架

评估框架为评估实施结局指标而设计的,例如,实施结局指标模型(表 17-2)和 RE-AIM框架。RE-AIM 框架包含五个结局维度:覆盖、效果、落实、实施、维持(reach,effectiveness,adoption,implementation,maintenance)。

表 17-2　实施结局指标模型

结局变量	定义	相关术语
接受度	利益相关者(例如消费者,服务提供者,管理者,决策者)认为干预是可以接受的程度	舒适度,相对优势,可信度
采用率	尝试采纳新的干预的意愿、初步决策或行动	使用,吸收,试用意向
适宜性	一种干预在特定环境中,或对于特定目标受众(例如提供者或消费者),与特定主题的契合度或相关性	相关性,感知匹配度,兼容性,适用性
可行性	在特定环境或组织中实施干预的程度和范围	实用性,实际适合度,效用,适合日常使用

续表

结局变量	定义	相关术语
保真度	干预是否可以达到方案、计划或政策设计中的实施标准	依从性,按计划开展,完整性,项目交付质量
实施成本	实施策略的增量成本(例如,如何在特定环境中提供服务)。干预措施的成本也会被计算到实施成本当中	边际成本,成本效用、成本效益
覆盖范围	目标人群中有多少比例可以从干预中实际获益	渗透率,占有份额
可持续性	在既定条件下,能够维持或制度化该干预	维护、延续、耐久性、制度化、程序化、整合

第三节 实施性研究的步骤

实施性研究不是一个单项研究,是一个有序的、循环的研究过程。首先要明确干预中存在的问题,并与关键的利益相关者进行合作,进而提出待研究的科学问题。通过这种合作模式,建立跨学科研究团队,整合多学科相关的技能和背景,制订更详细的研究方案、充分调动资源并执行研究。依据这种步骤开展的实施性研究,更有利于医疗卫生系统内的规划者和决策者吸收和运用。WHO 在其开发的实施性研究工具书中将实施性研究过程归纳为六个步骤的循环(图 17-3)。

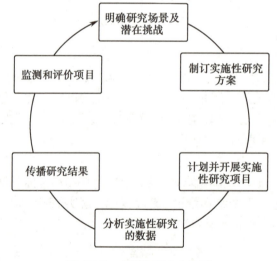

图 17-3 实施性研究六步骤

(一) 明确研究场景及潜在挑战

不同于有严格控制的临床试验,实施性研究是在真实世界及常规医疗卫生系统中开展的,因此,环境因素对研究的影响至关重要,例如研究所在地的物质条件、社会经济、卫生系统、利益相关者、制度和文化等。因此,组建多学科团队,对研究场景进行综合分析,识别环境因素对干预措施的规划、实施、监测和评价等方面的影响,进而依据具体的研究场景,对干预措施提前进行科学调整,可以为实施性研究的顺利开展打下基础。

(二) 制订实施性研究方案

研究方案包括:①标题;②摘要;③背景;④文献综述;⑤研究的必要性;⑥研究目的;

⑦方法学／研究设计，包括研究将如何进行，将遵循什么程序和标准的描述，所需收集的数据及其类型，负责的团队成员等；⑧伦理问题；⑨预算及经费来源；⑩参考文献。

实施性研究的方案不同于其他临床研究设计，在提出研究问题的过程中有独特之处。即在提出研究问题时，需要重点考虑"环境"因素的影响，因而在研究开始，就需要邀请利益相关者参与研究设计，研究方案应尽可能地达成如下目标：推动健康照护、促进研究成果的转化、项目实施的过程具有可推广性、可以运用到不同的环境或情境中。

（三）计划并开展实施性研究项目

包括提交伦理审查，规划和开展项目实施。项目开展包括一系列活动：实施和开展拟定的项目计划，适时地更新和修订项目方案，还包括组建项目实施团队，任务分配，研究场所的确定，研究的时间规划，数据收集的过程等等。可以从以下几方面推动实施性研究严谨规范地开展：实施过程记录，实践者的培训，数据收集工具的信效度检验，数据管理等。

（四）分析实施性研究的数据

在实施性研究中，数据管理和分析是一个持续不间断的过程（如利益相关者分析、SWOT 分析和结局评价等）。在这个过程的每一个阶段，收集的定性或定量的数据，必须采用标准化的程序进行分析。研究人员不能独立地完成这项数据分析工作，而是需要利益相关者的参与，使得他们在生成这些结果之后能使用这些结果。

（五）传播研究结果

实施性研究不同于临床试验，不能等到项目"完成"以后才进行传播，而是需要适时地分享阶段性成果。

在临床研究中，政策制定者和临床医师常常抱怨研究者未能提供可推广的临床研究成果，而研究者也常因研究成果未被临床采纳推广而感到沮丧。研究者与政策制定者和临床医生仿佛处于"平行世界"当中。为了解决如上问题，在实施性研究过程中，实施者和利益相关者在研究开始就作为项目的一个重要组成部分，参与到研究当中。在项目设计中制定全面的传播策略，根据目标受众的不同及时调整传播策略。另外可以通过多种形式例如研究报告、同行评议文章、会议报告等途径进行研究结果的传播。

（六）监测和评价项目

项目监测和评估计划的关键要素包括：这个项目想要改变什么？为实现这一改变而设计的具体目标是什么？指标是什么，将如何衡量？如何收集和分析数据？制订监测和评估计划的关键步骤包括：利益相关者协商和参与；制订监测和评估计划；确立研究方法；分配实践任务；制定目标；明确如何报告结局，传播和使用结果。实施监测和评估计划的四个阶段包括：监测和评估进展；分析情境；对新事件、机遇或问题做出应对策略；调整或更新监测和评估计划。

（孙　瑾）

复习思考题

1. 简述实施科学的概念。
2. 实施性研究的主要步骤是什么？

ER-17-2

扫一扫
测一测

◈◈◈ 主要参考文献 ◈◈◈

［1］ Witt C M, Aickin M, Cherkin D, et al. Effectiveness guidance document (EGD) for Chinese medicine trials: a consensus document [J]. Trials, 2014, 15: 169.

［2］ Saeki H, Ohya Y, Furuta J, et al. English version of clinical practice guidelines for the management of atopic dermatitis 2021 [J]. J Dermatol, 2022, 49 (10): e315-e375.

［3］ Yao X, Vella E T, Sussman J. More thoughts than answers: what distinguishes evidence-based clinical practice guidelines from non-evidence-based clinical practice guidelines？[J]. J Gen Intern Med, 2021, 36 (1): 207-208.

［4］ D'Souza R, Shah P S, Sander B. Clinical decision analysis in perinatology [J]. Acta Obstet Gynecol Scand, 2018, 97 (4): 491-499.

［5］ D'Souza R, Bonasia K, Shah P S, et al. Clinical decision analysis and model-based economic evaluation studies in perinatology: A systematic review [J]. Acta Obstet Gynecol Scand, 2019, 98 (8): 967-975.

［6］ Neugebauer M, Ebert M, Vogelmann R. A clinical decision support system improves antibiotic therapy for upper urinary tract infection in a randomized single-blinded study [J]. BMC Health Serv Res, 2020, 20 (1): 185.

［7］ Antoniou G A, Bastos Gonçalves F, Björck M, et al. Editor's choice-european society for vascular surgery clinical practice guideline development scheme: an overview of evidence quality assessment methods, evidence to decision frameworks, and reporting standards in guideline development [J]. Eur J Vasc Endovasc Surg, 2022, 63 (6): 791-799.

［8］ Liu S, Reese T J, Kawamoto K, et al. A theory-based meta-regression of factors influencing clinical decision support adoption and implementation [J]. J Am Med Inform Assoc, 2021, 28 (11): 2514-2522.

［9］ Dobler C C, Guyatt G H, Wang Z, et al. Users' guide to medical decision analysis [J]. Mayo Clin Proc, 2021, 96 (8): 2205-2217.

［10］ Schünemann F, Meerpohl J J, Schwingshackl L, et al. Guidelines 2. 0: systematic development of a comprehensive checklist for a successful guideline enterprise [J]. Z Evid Fortbild Qual Gesundhwes, 2021, 163: 76-84.

［11］ 孙鑫, 杨克虎 . 循证医学 [M]. 2 版 . 北京 : 人民卫生出版社 , 2021.

［12］ 刘续宝, 孙业桓 . 临床流行病学与循证医学 [M]. 5 版 . 北京 : 人民卫生出版社 , 2021.

［13］ 肖铭, 许林杰, 杨春伟 . 中医诊断与现代医学疾病诊断方法相结合的优势分析 [J]. 中医药管理杂志 , 2022, 30 (15): 170-172.

［14］ 别玉龙, 赵福海, 史大卓 . 浅论中西医现代临床 "病证结合" 思维模式 [J]. 中西医结合心脑血管病杂志 , 2022, 20 (3): 561-562.

［15］ 陈可冀, 宋军 . 病证结合的临床研究是中西医结合研究的重要模式 [J]. 世界科学技术 , 2006 (2): 1-5.

［16］ 王阶, 熊兴江, 张兰凤 . 病证结合模式及临床运用探索 [J]. 中国中西医结合杂志 , 2012, 32 (3): 297-299.

［17］ 谢金洲 . 药物不良反应与监测 [M]. 北京 : 中国医药科技出版社 , 2004.

［18］ 王吉耀 . 循证医学与临床实践 [M]. 4 版 . 北京 : 科学出版社 , 2019.

［19］ 李幼平, 李静 . 循证医学 [M]. 4 版 . 北京 : 高等教育出版社 , 2020.

［20］ 王家良 . 循证医学 [M]. 3 版 . 北京 : 人民卫生出版社 , 2016.

复习思考题
答案要点

模拟试卷